陽虛、陰虛、血虛、氣虛、濕虛，
調養五虛體質。

補身體的虛

暢銷紀念版

中國中醫科學院教授
著名中醫學家
楊力——著

野人

PART 3 辯證施治，有效補虛

PART 4 如何補最對症？中醫師教你這樣做

PART 1

改善「濕」和「虛」，扭轉易病體質

在中醫所謂「風、寒、暑、濕、燥、火」這六大致病「淫邪」中，濕邪是最難祛除的，因此有「千寒易除，一濕難去」之說。而現代人受到濕邪的困擾與威脅越發嚴重，也引起人們普遍的關注與重視。

與此同時，體虛也是影響現代人健康由來已久的一個大問題。而當濕邪與體虛結合在一起時，又會給人體健康帶來什麼樣的害處呢？

在詳說這些之前，我們還是先確定一下自己的身體內是否有濕邪，又是否體質虛弱吧。

濕、虛是百病之源，讀懂身體的求救信號

濕邪滯留於體內，即成病源

中醫理論有外濕、內濕之分。外濕比較好理解，就是指氣候潮濕，或涉水淋雨、居住環境潮濕等外在濕邪侵襲人體。內濕則多由人體自身的臟腑功能協調失衡所生，最常見的是脾虛失其健運功能，水濕停聚體內後形成內濕。內濕常見於素體肥胖（素：平時、向來）、痰濕過剩之人，或貪食生冷，過食酒肉，損傷脾胃。

濕邪侵犯人體不同部位，產生各種疾病

濕邪侵犯人體上部，易出現胸悶咳嗽、晨起咳痰、頭蒙不清醒等症狀，當空氣中濕度變大時，各種症狀表現會更明顯，甚至加重。

濕邪侵犯人體中部，則易出現腹脹、食慾不振、消化不良等脾胃不適，同時還

可能出現口膩、口甜、舌苔厚膩等不舒服的表現。

濕氣停滯在人體下部，就易出現腹瀉、大便黏膩不爽，不易沖洗；同時還可能因濕氣重而不想喝水，出現小便短赤而黃等泌尿方面的不適。

濕氣在肌膚表層泛濫，則易引發濕疹、皮膚炎、痤瘡（青春痘）等皮膚病症。

女性濕氣重，易得四種婦科疾病

濕氣對女性的傷害更大，最易引發四大婦科病症。

月經病：女性因久居濕地或淋雨涉水等情況受外濕侵犯，易導致月經前後肢體疲倦、疼痛，或經前腹瀉，或是月經不調、痛經、閉經甚至不孕等經期不適症狀。

帶下病：「濕土之氣同類相召」，內外濕相合，濕困脾土致使脾虛運化失職，水濕泛濫，在盆腔停滯，犯及女性生殖系統，易導致白帶失調，出現白帶增多，或是使白帶出現青、黃、赤、白、黑等病理狀態。《傅青主女科》云：「夫帶下者俱是濕證。」

妊娠病：水濕內停，氣化（氣的運動變化）不利，會使女性在妊娠早期的反應加重，易出現頭悶嘔噁、胸悶納呆（胃的受納功能呆滯）、嘔吐不欲食等不適表現。

產後病：女性產後本就處於氣血雙虧的狀態，同時脾胃功能也受到一定影響，如果保養不善，最易被濕邪侵犯，進而出現產後吐瀉、水腫、惡露不行（胎兒娩出後，胞宮內的瘀血和濁液留滯不下，或雖下甚少）、肢體痠疼等不適症狀。

濕入臟腑，肺、脾、腎的功能都會失調

在人體的五臟六腑中，濕邪與肺、脾、腎三種臟器的關係最大，因為身體的水分代謝是透過肺的通調水道、脾的運化轉輸和腎的溫化蒸動等生理功能協調下完成的，若這三臟的功能受到影響，則濕邪對人體的危害會更大。

肺能通調水道，若宣降功能失調則水津不布

臨床症狀：眼瞼或顏面浮腫，或者四肢及全身皆腫，膚色光亮，按之凹陷即起，多半是突然發生，常伴隨惡風發熱、肢節痠楚、舌苔薄白、脈浮或緊（緊脈：脈來緊張有力，應指繃急，如轉繩索）。如水腫較嚴重，也可能出現沉脈（浮脈是

脈位浮於表面，輕按可得，重按則減。沉脈跟浮脈相反，脈位輕按而不得）。

治療原則：補衛固表，宣肺行水。

脾能運化水濕，脾氣虛弱則生濕，水濕不運則泛溢肌膚

臨床症狀：面部或肢體浮腫，容易肥胖，頭昏沉，像戴了帽子或裹了濕毛巾，午後疲倦怠惰嗜睡，臉色偏黃，食物不易消化，容易脹氣、腸鳴、大便稀軟或黏滯排不乾淨；女性常見分泌物多，經期腹瀉，經行量多或延後、色淡質稀，或有多囊性卵巢。舌淡胖，苔白膩，脈濡弱。

治療原則：健脾益氣，利濕消腫。

腎主水，腎虛則水泛

臨床症狀：面浮身腫，腰部以下比較嚴重，小便不利，腰痛痠重，腿軟無力，心悸氣短，頭暈目眩，四肢冰冷，怕冷，容易疲倦，舌質胖淡，苔白，脈沉遲。

治療原則：溫腎助陽，利水祛濕。

風寒濕邪最易乘「虛」而入

常言道：體虛多病，體弱多病。中醫認為，虛為百病之源。現代的生活節奏

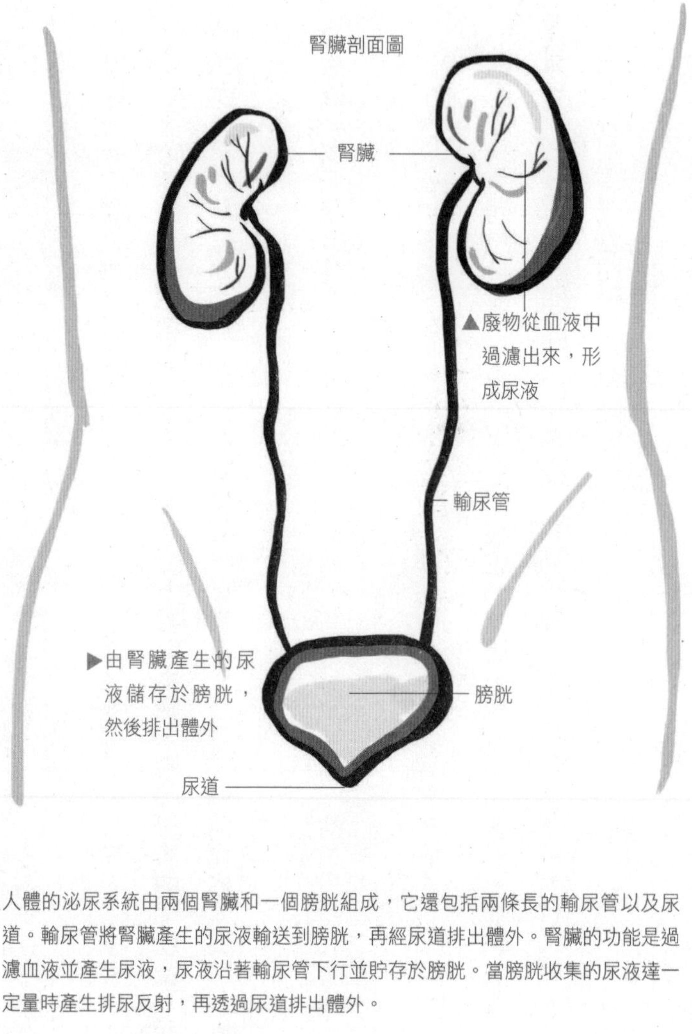

腎臟剖面圖
腎臟
▲廢物從血液中
過濾出來，形
成尿液
輸尿管
▶由腎臟產生的尿
液儲存於膀胱，
然後排出體外
膀胱
尿道

▲人體的泌尿系統由兩個腎臟和一個膀胱組成，它還包括兩條長的輸尿管以及尿道。輸尿管將腎臟產生的尿液輸送到膀胱，再經尿道排出體外。腎臟的功能是過濾血液並產生尿液，尿液沿著輸尿管下行並貯存於膀胱。當膀胱收集的尿液達一定量時產生排尿反射，再透過尿道排出體外。

快，過大的壓力使人們的身體長期處於疲勞狀態，時日一長，就容易變虛，抵抗力也會減退。身體發虛，人就失去抵抗外邪的能力，這樣一來，風、寒、濕等邪氣就容易侵犯人體，從而引起疾病的發生。

體虛的原因：五勞七傷

人為什麼會體質虛弱呢？除先天因素外，主要取決於人的心理情緒、飲食、行為與生活習慣，對此，中醫早有「五勞七傷」的總結。

五勞：即久視傷血，久臥傷氣，久坐傷肉，久立傷骨，久行傷筋。

七傷：即大飽傷脾，大怒氣逆傷肝，強力舉重、久坐濕地傷腎，形寒飲冷傷肺，形勞意損傷神，風雨寒暑傷形，恐懼不節傷志。

哪些現象是體虛的表現？

體質虛弱的人往往特別怕風、怕冷、怕涼、怕寒，接觸風寒，身體就會不舒服；挑食、食慾差，吃一點不適應的東西，即便稀、便水、便未消化的穀物。總之，這些人防衛疾病的能力低，比別人容易生病。

虛弱的人為什麼常常生病？

體質虛弱的人對自然界春夏秋冬中的「風寒暑濕火燥」等氣候常常不能適應，所以天氣稍有變化就容易生病；對食、住、行不習慣也會生病；抵抗力差，一旦有傳染性疾病流行，他們總是比別人容易染上，所以生病也就成了家常便飯。

體質虛弱的人該如何調理養生？

中醫認為，做好兩大方面就是養生：在飲食上，注意酸、甜、苦、辣、鹹的適量，不可偏食；在生活起居上，要按季節的交替、冷暖，適時增減衣服，適當鍛鍊，勞逸結合，順乎自然。正如歐陽修所云：「以自然之道，養自然之身。」

濕熱病青睞體虛的人

因為濕性黏濁，又容易與其他外邪勾結，所以是外邪傷身的重要因素之一。當濕與熱串連在一起時，就形成了濕熱。濕熱是諸多疾病的直接或間接原因，涉及身體十二經脈和全身四肢百骸。濕熱總是「青睞」體虛的人，當身體發虛，不能把體外的濕和熱排出去時，就會引起濕熱內停，進而疾病上身。

皮膚病大部分原因是濕熱

脾胃濕熱久積體內，使得五臟六腑之氣血津液（人體正常水液的總稱）被灼熱，超出身體所需要的溫度，就會造成熱傷肌膚的各種病理現象，如青春痘、濕疹、黃褐斑、牛皮癬等疾病，都需要從濕熱去調理。

肝膽病也常是濕熱引起

黃疸、肝炎、膽囊炎是常見的疾病，它們都和濕熱有關。當脾胃濕熱時間太長，必然傷及肝膽，使肝膽功能失常。因此，像各種急慢性肝炎、肝硬化、腹水、膽囊炎、膽結石、急慢性胰臟炎等大多與濕熱有關，調理當以除濕熱為主。

泌尿和生殖系統疾病也由濕熱導致

中醫常說「濕熱下注」，其實這是濕熱傳導的一種現象。濕熱源於中焦，首傷上焦，終於下焦，所以只要人體有濕熱必會傷下焦。下焦是腎、膀胱、大小腸，以及生殖器官所在之處，當濕熱下注到下焦時，人就容易生病。所以，泌尿和生殖系統疾病很多時候的發病原因也是濕熱，調理應以濕熱論治。

陳皮：除濕熱的佳品

陳皮性溫，味辛、味苦，入脾經、胃經、肺經，能理氣健脾、祛濕、化痰。用陳皮來調味或是當茶飲配料，對防治濕熱是很有益處的。

濕氣最容易滲透人體各部位

千寒易除，一濕難去

風、寒、暑、濕、燥、火是中醫總結的致病「六淫邪氣」，其中最可怕的莫過於「濕邪」。有一句俗話形容得甚是貼切：「千寒易除，一濕難去。濕性黏濁，如油入麵。」濕，是最容易滲透的，也喜歡與其他邪氣狼狽為奸。

濕氣遇寒則成為寒濕

南方的冬天比北方溫暖，但比北方攝氏零下十幾度的乾冷更令人難以忍受，除了沒有暖氣之外，最大的原因就在於那種寒風刺骨的濕冷。寒濕非常容易損傷人體的陽氣，會阻滯陽氣的運行，使血流不暢、肌肉疼痛、關節痙攣等。

濕氣遇熱則為濕熱，遇暑則為暑濕

夏季桑拿天（指「三伏天」又悶又熱，令人渾身汗水外浸的天氣）裡的平均氣溫，比晴朗的酷夏還要低一些，但卻悶得讓人喘不過氣來更難受，其中的原因在於濕氣的存在。又熱又濕，全身汗涔涔，衣服黏在身上，倒不如烈日當空的乾熱來得痛快。暑濕最容易損傷脾胃，引發嘔吐、腹瀉等症狀。

濕氣遇風則成為風濕

防風防寒，我們可以多穿點衣服；受風受寒後，我們可以喝些薑湯、泡個熱水澡來驅除。一旦成了風濕，往往就會引起手足關節疼痛等慢性疾病，是很難治癒的。

川湘菜的盛行與濕氣

川湘菜是中國西南地區的兩大菜系，由於其地處盆地中心，天氣總是陰陰的，導致當地的空氣濕度很大，夏季屬於悶熱潮濕，冬季則是濕冷異常，人長期在此處生活，極易得風濕，所以當地飲食喜歡用除濕的調味料，以辛香麻辣化解體內的濕氣。

為什麼偏居一隅的川湘菜開始風靡中國呢？原因就是現代人的生活方式導致體

內普遍都有濕氣，需要找尋一種方式來化解，川湘菜的流行也就不足為奇了。

四種方式檢驗體內濕氣

看大便

大便與身體健康有直接關係，體內是否有濕，觀察一下大便就可知道。

1. 大便顏色發青，不成形，形似溏泥，長期便溏，必然體內有濕。其中，大便稀溏、味輕，為脾虛生濕；大便稀水或帶泡沫，為受風寒濕。

2. 大便雖成形，但解完之後總會有一些黏在馬桶上，很難沖下去，臭味重，也意味著體內有濕，是濕濁內阻化熱的表現，因為濕氣有黏膩的特點。

3. 若大便不成形的同時還伴有便祕，說明體內的濕氣已經很重了。此外，還可以透過使用衛生紙的情況來判斷是否體濕：一般來說，正常情況下，每次用一兩張就夠了，如果三五張反覆擦也擦不乾淨，同樣說明體內有濕。

看舌苔

「舌為心之苗，又為脾之外候。」透過觀察舌頭和舌苔，也能快速了解身體的健康狀況。

健康的舌頭淡紅而潤澤，舌面有一層舌苔，薄白而清淨，乾濕適中，不滑不燥。若舌苔黃中帶膩，則是體內有濕的表現，黃得越厲害，或膩得越厲害，說明濕邪越嚴重。

如果舌苔白厚，且滑而濕潤，則說明體內有寒；如果舌苔粗糙或很厚、發黃發膩，則說明體內有濕熱；如果舌質赤紅無苔，則說明體內已經熱到一定的程度，傷陰了。

睡不夠

睡眠的情況也能顯示出一個人體內是否有濕。

即使睡足了六～八個小時，早上醒來後仍然覺得很困倦、頭昏、四肢沉重、賴床，甚至覺得頭上有東西裹著、包著，讓人提不起精神，完全不想動彈，也是體內有濕氣的一大表現。正如中醫裡「濕重如裹」、「因於濕，首如裹」之說，這種感覺就是身體對濕氣的感受。

食慾差

該吃飯了，卻沒有一點兒餓的感覺；稍吃點東西，胃裡就脹脹的，甚至還隱隱有些噁心感，尤其是夏季時，這種感覺更多見。其中的原因就是體內濕氣過重，導致脾胃功能較弱而造成的。

導致體內生濕的十大不良習慣

人體中，水液所占比例約為七十~八十%。身體的臟腑、經絡和細胞組織的活動都離不開水分的攝取、運行和代謝，任何一個環節運行不利都會產生水濕。同時，外部環境對人體水濕的產生也有很大的影響，不少人認為陰冷潮濕的地方或者夏季的桑拿天才有濕氣，其實不然，只要找到機會，乾燥的秋冬季，濕氣同樣容易「發威」。

不良的生活習慣會讓濕氣乘虛而入，或是加重濕氣的產生。以下列出易於出現體濕的不良生活習慣，建議大家在日常生活中多加注意。

口味重

腸胃功能直接影響體內的營養及水液代謝，嗜食油膩、過鹹、過甜等肥甘厚味的食物，會增加脾胃負擔，並易造成腸胃悶脹、發炎，使水液代謝受到影響，水液代謝不利則易出現體濕。

貪冷涼

中醫認為，生冷食物會加重脾運化濕的負擔，或讓腸胃消化吸收功能停滯，讓外邪有入侵的機會。因此，不宜長期過量食用。如吃素，最好在烹調蔬菜時加入一些薑、辣椒、花椒等熱性調味料，以減弱蔬菜的寒涼性質。

愛喝酒

酒助濕邪，尤其啤酒更是加重「濕邪」的一個重要因素，因此酒精要少碰，夏季喜歡在戶外喝冰啤酒、吃燒烤的消暑方式要儘量節制，借酒澆愁就更不可取了。

吹冷氣

從外面一身汗回來或者在運動後，對著冷氣享受那一陣陣涼風，濕氣會藉機順著張開的毛孔進入人體，損傷陽氣。現在冬天很少見到著涼感冒的病人，反而夏天比比皆是，就是因為使用冷氣，導致汗液揮發不出來，淤積體內所導致。

濕髮入睡

有些人洗完頭髮喜歡自然風乾，或是濕漉漉的就坐在冷氣房裡，甚至還沒吹乾就睡覺，這種做法最易使濕邪侵入體內。

熬夜

經常熬夜的人，睡眠不好，很容易導致脾虛，使消化功能變差，水濕運化受到影響，必然會導致體內生濕。

穿得少

「只要風度，不要溫度」，也是開大門讓濕邪侵入身體的做法，特別是秋冬季節，濕氣容易與寒結合成寒濕，侵入人體危害更大，更難清除。

不通風

不注意房間的通風，濕氣自然加重，長時間待在這樣的空間裡也容易被濕邪入侵。平時要經常開窗透透氣，尤其是房間內濕氣重時。

久坐不動

久坐會使大腦供血不足，也就是氧氣和營養物質減少，加重體乏、失眠、記憶力下降等情況，還易引發肌肉痠痛、肩頸僵硬及頭疼、頭暈等症狀。

運動少

運動少，人體的經絡氣血就不暢，體內的水液不易排出，水濕內停；且越是不愛運動，體內淤積的濕氣就越多，造成身體沉重、四肢無力，時間長了，還會罹患多種疾病。

此外，居住在水鄉、常涉水淋雨、喜歡坐在地板上玩耍、直接睡地板、洗澡水太涼等情況也會導致體內濕氣加重，而多思多慮、憤怒生氣等精神因素也會增加濕氣入侵的機會，這就需要我們在平時加以留意。

「濕」的特性是什麼？

中醫認為，濕邪性重濁、趨下而黏膩，還會阻滯氣的流動，損傷人的陽氣。了解濕邪的特點後，不僅有助於我們判斷自己的身體是否為濕邪所困，和困在哪裡，同時也便於尋求排除濕邪的方法。

濕性重濁

濕邪是「六淫」邪氣中最有「重量」者。人為濕邪所纏，則會感覺頭重身困，好像頭上裹了個什麼東西似的，正如《黃帝內經》所云：「因於濕，首如裹。」

濕邪為病，常常表現在排泄物和分泌物等穢濁不清，這稱為濕性之「濁」。例如，濕邪在頭部，則臉上易出油，舌苔厚膩黃；濕邪在皮膚上，則易患濕疹；若下焦（腸道和生殖器官等）為濕邪所困，則容易出現小便混濁、不爽，或大便溏泄，或下痢膿血等症狀，女性還易出現帶下黏稠、腥穢等不適。

濕性趨下

濕是水的一種，其性也似水，有趨下的特性，因而易傷及人體的陰位，即四肢等下部。

濕性黏滯

黏滯，也是濕邪的主要特點之一。「黏」即黏膩，「滯」即停滯。人體一旦為濕邪所纏，感覺就是不痛快，主要表現為兩點：一是症狀上的，如大便不爽、小便淋瀝不暢、痰多黏膩。二是病程較長，纏綿難癒，且易反覆發作，因為難以化解，如各種風濕病、關節疼痛，無一不是需要長期忍受的病痛；再如便溏、大便稀軟，不但不好治，也一時很難治好。

損傷陽氣

濕邪，因水氣化失常而生，有「濕為水之散，水為濕之聚」之說。水性寒涼，濕性與之相似，屬陰邪。濕邪侵犯人體，易黏滯，沉著於臟腑、經絡之中，會阻礙人體陽氣的升降通達，經絡阻滯不暢。如濕困頭目，則易出現頭昏、眼睜不開等症狀。

濕邪易傷陽氣，多傷及脾陽。因脾為陰土，喜燥惡濕，主要負責運化水濕，也最易受濕邪的侵犯。一般被濕邪所困者，陽氣都不旺，往往面色淡白、精力不濟，有「濕勝陽微」之說。

脾主運化，健脾是祛濕的關鍵

中醫認為，脾主運化，而內濕主要是與脾的功能失常有關，對此，《黃帝內經》早有認識：「諸濕腫滿，皆屬於脾。」

脾主運化

運，即運送、布散；化，則是變化、消化、生成。脾主運化，即脾負責將食物消化成精微物質，並將其運輸、布散到全身，同時代謝產物的排泄也要借助脾的運化。這些功能並不是只靠脾本身來實現，而是需要胃、小腸等多個器官配合完成的一個複雜性的生理活動，其中脾擔任主導作用。

運化水穀和水濕

脾的運化功能分為兩個部分，即運化水穀和運化水濕。其中，水穀即日常的食物，水濕則指人體內的水液。

脾氣健運，則水穀的消化、吸收以及精微物質的運輸、布散等功能才會旺盛，水液的輸布、排泄才能正常，亦即保持相對的平衡狀態；反之，若脾失健運，則易出現腹脹、便溏（大便不成形）、倦怠等症狀，甚至引起水液代謝失常，出現浮腫、痰飲（體內水液不得輸化，停聚在某些部位而形成的一類病證）等不適。

脾的運化功能好，則攝入體內的水液，可正常輸布於心肺，再透過心肺布達周身臟腑器官，發揮其濡養、滋潤作用；同時，多餘的水液也能及時輸送到相應的器官（如肺、腎、膀胱、皮膚等），變成汗和尿液排出體外。反之，則是水濕內停。

健脾化濕

脾胃的陽氣是運化水濕的原動力，如果脾陽虛，人體就易為水濕所困。健脾，除了要適當運動，平時還要多吃一些補益脾臟的食物，如大米、玉米、地瓜、牛肉、雞肉、豬肚、烏骨雞、蓮藕、栗子、山藥、扁豆、胡蘿蔔、馬鈴薯、洋蔥、平菇（秀珍菇）、葡萄、紅棗、桃等。

少吃或忌吃性寒涼、易損傷脾氣的食物，忌吃味厚滋膩、易阻礙脾氣運化的食物，如苦瓜、冬瓜、海帶、螃蟹、鴨肉等。

※大米就是我們平常吃的白米，包括粳米（蓬萊米）和秈米（在來米），粳米偏圓短，秈米較瘦長。

善用七大「排濕口」，祛濕事半功倍

人體有七個「排濕口」，找到並善用它們，排除身體的濕氣則有事半功倍的效果。

一、腋下

腋下是人體重要的保健區之一，其皮膚層不僅有許多汗腺及淋巴組織，還擔負著血液輸送的任務。其上的極泉穴更是心經的重要穴位，經常自我按揉腋窩，可提高機體代謝能力，還有理氣活血、通經活絡的作用。

二、肘窩

肘關節活動較為頻繁，其上的曲池穴是經脈氣血極易瘀滯的所在。經常按摩這裡，對調整人體的消化系統、血液循環系統、內分泌系統等都有較明顯的作用。每週一次，連續拍打五~十分鐘，以痠脹為度，有助於排出此處聚集的濕邪。

三、膝窩

膝窩中心點上有膀胱經的一個重要穴位——委中穴。膀胱經是人體最大的排毒

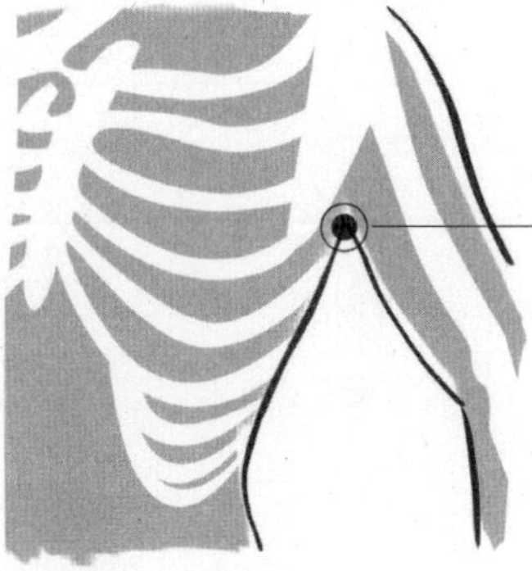

極泉穴

位於腋窩正中頂點，腋動脈搏動處。

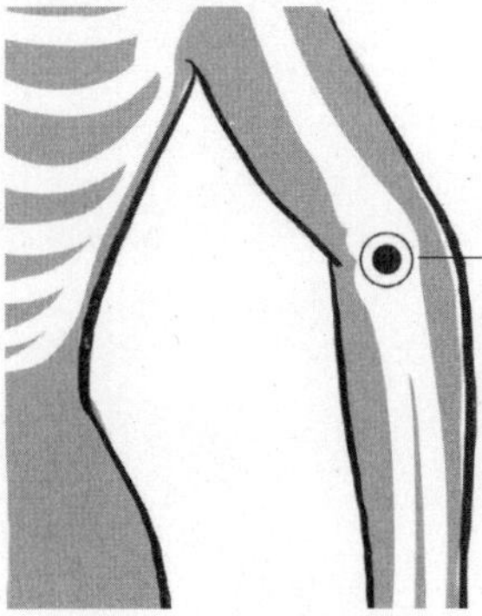

曲池穴

在肘橫紋外側端，屈肘，尺澤與肱骨外上髁連線中點。

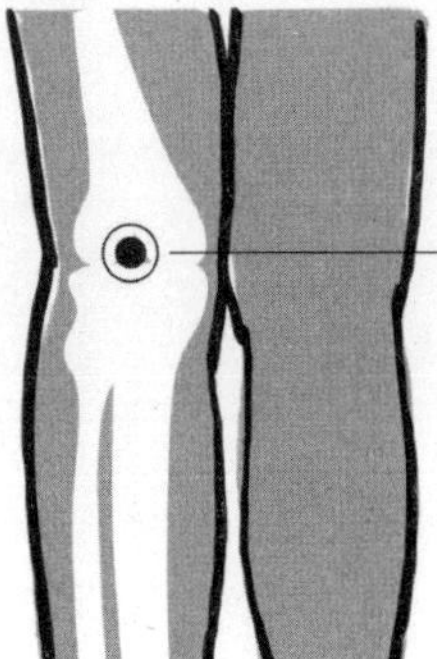

委中穴

人體的膕橫紋中點，股二頭肌腱與半腱肌肌腱的中間。

祛濕通道，委中穴則是這個通道上的排汗口之一，膀胱經膝下部各穴上行的水濕之氣在此聚集，此處若不通暢，濕氣排不出去，可能會導致關節炎。經常按揉拍打此穴，每一～二周一次，每次五～十分鐘，以痠脹為度，有分清降濁的作用，使濕氣順利排出。

四、陰陵泉

陰陵泉，是脾經的合穴（多位於肘膝關節附近，似江河入海，經氣充盛入合於臟腑），位於膝蓋下方的小腿內側，經常用手指按揉此穴，每天十分鐘以上，有健脾除濕的功效。

五、足三里

足三里是足陽明胃經的主要穴位之一，有調理脾胃、通經活絡、疏風化濕、扶正祛邪的作用，不僅是治脾健胃的第一穴，也是祛濕的要穴。平時經常按揉或睡前艾灸，都有很好的祛濕效果。

六、承山穴

承山穴屬於足太陽膀胱經，是祛除人體濕氣最有效的穴位之一，刺激它可振奮膀胱經的陽氣，從而促進人體濕氣的排出。

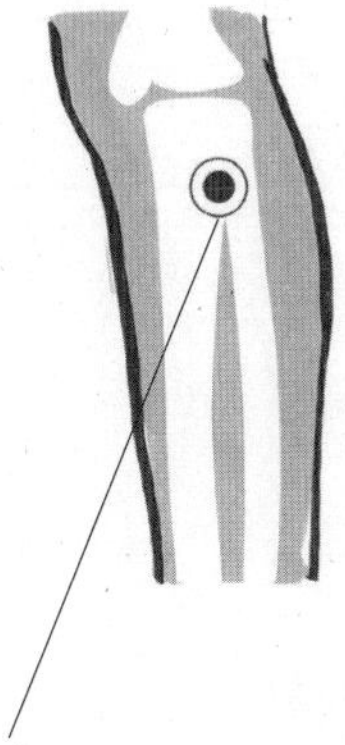

陰陵泉穴

在小腿內側，脛骨內側髁後下方凹陷處。

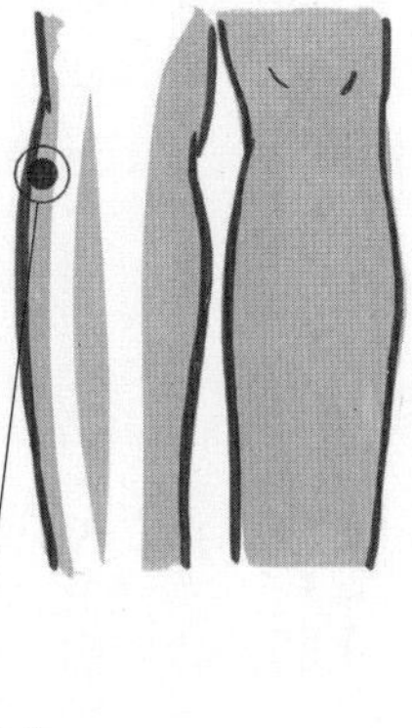

足三里穴

位於膝蓋下方凹陷約二橫指寬的地方，左右各一。

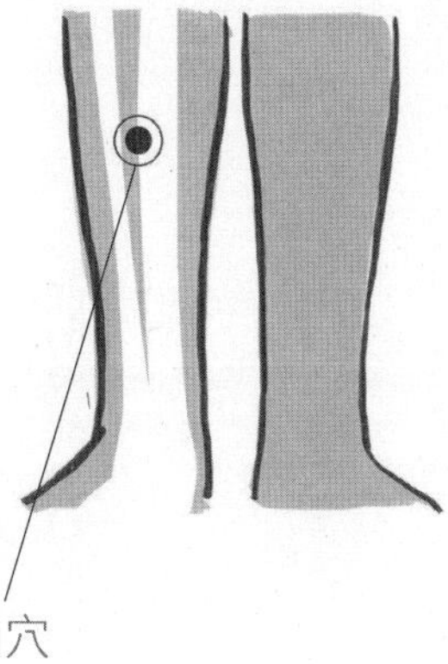

承山穴

在小腿後面正中，當伸直小腿或足跟上提時肌肉浮起，尾端出現的三角形凹陷處。

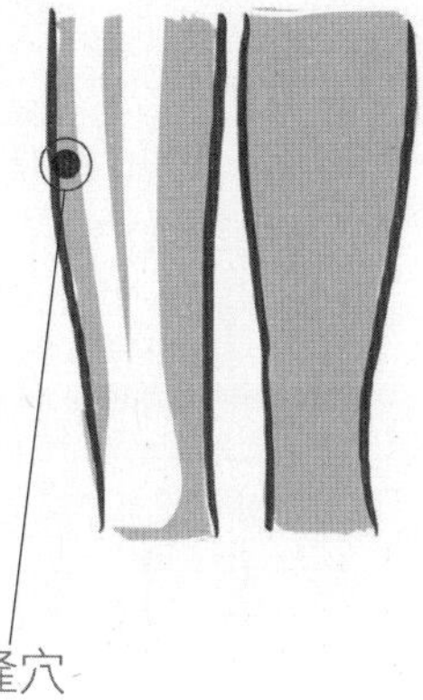

豐隆穴

在小腿外側，外踝尖上八寸，脛骨前緣外二橫指處。

七、豐隆穴

豐，豐滿；隆，隆盛。胃經穀氣隆盛，至此處豐滿溢出於大絡。該穴有和胃氣、化痰濕等功效。配合足三里按摩此穴，每天三分鐘，長期堅持，可把脾胃上的濕濁快速排出。

和緩運動出輕汗，幫你改善體濕

中醫認為，對於濕氣重的人來說，適當增加運動量是改善體濕的一個重要方法。

運動加速濕氣的排出

運動是最健康與最簡單的祛濕方法。運動能夠帶動人體氣機的運行，而氣機的通行可疏通經絡，讓氣血循環流暢，進而增加水分代謝，達到祛濕化濕的目的；同時，運動還能促進身體各個器官的正常運作，尤其是脾的運化功能正常，對於加速濕氣的排出是非常有利的。

在運動方式上，慢跑、健走、游泳、瑜伽、太極等「有點喘、會流汗」的類別都是不錯的選擇。

運動以和緩微出汗最好

運動時幅度不宜過大，最好避免大汗淋漓的劇烈運動，尤其夏天本身出汗就多，大量流汗會使人體正氣隨汗津外泄，反而容易損耗，不但達不到排濕的目的，反而易招惹甚至使濕氣在體內停滯。

運動最好在戶外進行

運動最好到戶外去，在感受大自然的新鮮空氣下展開。室內的空氣流通性較差，在人多的健身房則品質更差，不利於身心健康；同時，運動過程中，毛孔會張開，散發熱量，若在室內吹冷氣，會使皮膚腠理（泛指皮膚、肌肉、臟腑的紋理及皮膚、肌肉間隙交接處的結締組織）收縮，汗孔閉塞，使人體的汗液排出受阻，反而「留濕」，從而引起濕氣內停。

越懶越要動

現代上班一族，普遍都動腦多，體力消耗少，加上長期待在密閉的冷氣辦公室裡，體內普遍有濕氣存在。而濕氣的存在就會使人的身體沉重、四肢無力，更加懶得動；但越不動，體內淤積的濕氣就越多，久而久之，不僅形成惡性循環，還易引發多種疾病。因此，建議都市宅男宅女應儘量增加一些運動，適當出汗。

什麼是體虛？

快速判斷身體是否「虛」了

你的身體是否虛了？按氣、血、陰、陽四個方面，可以對照下面的圖表加以判斷。

	主要表現	調養對策
氣虛	少氣懶言、全身疲倦乏力、聲音低沉、動則氣短、易出汗、頭暈心悸、面色萎黃、食慾不振、虛熱、自汗，舌淡而胖、舌邊有齒痕、脈弱等	宜用人參、黃芪、黨參等藥物補氣 人參 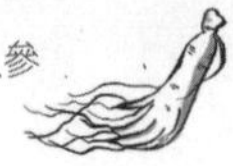 黃芪 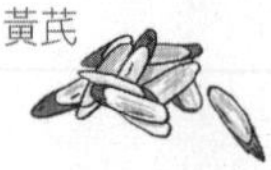 黨參 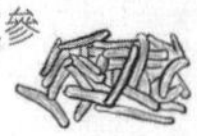
血虛	面色萎黃蒼白、唇爪淡白、頭暈乏力、眼花心悸、失眠多夢、大便乾燥，月經延期或量少色淡、舌質淡、苔滑少津、脈細弱等	注意補血、養血、生血，可選用當歸、阿膠、熟地、桑葚等補血藥物 當歸 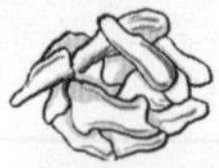 阿膠 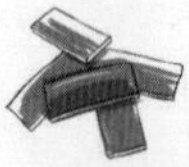 熟地 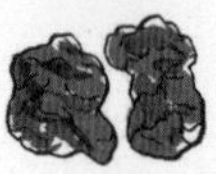 桑葚 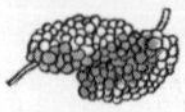

	主要表現	調養對策
陽虛	怕冷、喜熱飲、四肢不溫、體溫常偏低、腰痠腿軟、乏力、陽痿早洩、小腹冷痛、小便不利、舌質淡薄、苔白、脈沉細等	注意補陽、益陽、溫陽，宜用紅參、鹿茸、杜仲、蟲草、肉桂等補陽藥物 鹿茸 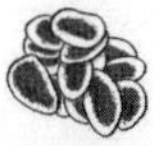 杜仲 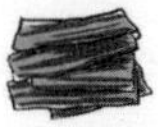 蟲草 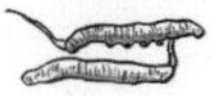 肉桂 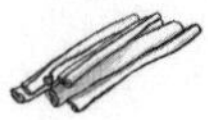
陰虛	怕熱、易怒、面頰升火、口乾咽痛、舌少津液、大便乾燥、小便短赤或黃、五心（兩隻手心、兩隻腳心與胸心）煩熱、盜汗、腰痠背痛、夢遺滑精、舌質紅、苔薄或光剝、脈細數等	注意補陰、滋陰、養陰，宜用生地、麥冬、玉竹、珍珠粉、銀耳、蟲草、石斛等補陰藥物 麥冬 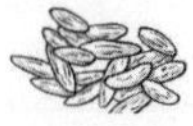 珍珠粉 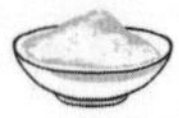 銀耳 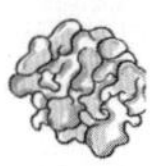 石斛 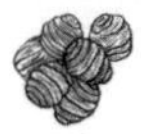

虛是身體機能的衰退

很多人會將「虛」掛在嘴邊，但「虛」到底是怎麼回事呢？很多人都不是非常清楚。其實用一句話就可以解釋——虛，就是身體某些機能衰退了。體虛不等於患病，但會導致新陳代謝變慢，機體活力減弱，若不及時補養、調節和調理，任其進一步發展，就會對健康不利。

體虛會導致身體哪些機能的衰退呢？一般來說，主要有以下幾個方面：

脾胃虛弱，消化功能就會減退

脾胃在人體中，專門負責食物、水液的消化、運化，以及老舊廢物的轉運。日常生活中，人若屢屢暴飲暴食，或是過食生冷、油膩、刺激性的食物，使脾胃受傷，那麼它所擔任的消化、運化工作就可能受到弱化。

脾胃負責供養五臟，若脾胃功能出現問題，其他臟腑的濡養也會受到影響，長期下來，甚至慢慢變虛。

肺虛，則抵禦外邪的能力下降

肺為「五臟六腑之華蓋」，它覆蓋於五臟六腑之上，又能宣發衛氣於體表，有保護諸臟免受外邪侵襲的作用。肺居胸中，處於五臟之高位，諸邪入侵，必先犯肺，所以肺又被稱為「嬌臟」。「肺在體合皮，其華在毛」，肺能輸布津液給皮毛，使皮膚潤澤，抵禦外邪的能力增強，若肺氣不能宣散精微至皮毛，人容易感冒，抵抗力降低。

腎虛，抵抗力會下降

中醫認為，腎為「先天之本」，是主宰身體所有動力的源泉，決定著人一生

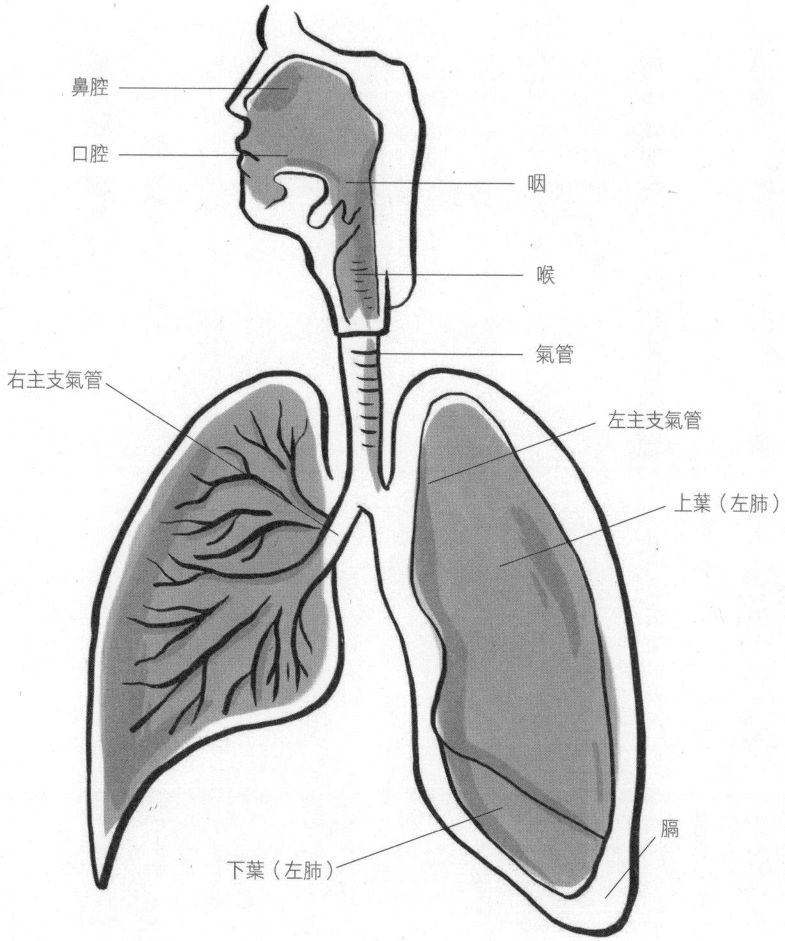

▲不同於西醫中肺只是一個單獨的器官，中醫裡的肺是包括鼻腔、口腔、皮膚、毛孔、氣管等在內的一個系統。

的生長發育、生殖力、遺傳能力、水液代謝、呼吸功能調節等等。腎臟一旦虛虧，則上述諸多系統的功能協調就可能失常，導致人體出現不適。

氣血虛，臟都虛

氣在人體有推動、溫煦、防禦、固攝、氣化等重要作用，即具有推動血液、津液的生成與運行，及推動臟腑組織各種生理活動的作用。

血液是生命之本，對組織器官擔負營養和滋潤的作用，失去了血液的循環補給，機體就會枯竭。

身體若出現氣虛、血虛或是氣血雙虛，五臟都可能出現虧虛，對身體健康的影響極大。

陽氣是原動力，陰陽失衡是萬病之根

陽氣是人體物質代謝和生理功能的原動力，是生殖、生長、發育、衰老和死亡的決定因素。陽氣有溫暖肢體、臟腑的作用，如果陽虛，則心、脾、肺、腎等器官功能都可能出現衰退，容易表現出虛寒的徵象。

陰虛由於陰液不足，不能滋潤，不能制陽，其所引起的一系列病理變化及證候，可見於心、肺、脾、胃、腎等臟器系統組織的病變。

中醫認為，人之所以生病，不是因為「陽」，就是導源「陰」，也就是陰陽有虧虛，出現失衡所致。

四種體虛怎麼調補更有效？

中醫認為，氣虛、血虛、陰虛、陽虛四種體虛類型，透過食療調養，可以讓機體達到或恢復「平衡」的狀態。

一、氣虛

宜食

性平味甘甜、營養豐富、易消化的食物：肉類，如牛肉、雞肉、兔肉、鵪鶉等；水產類，如鯉魚、鰱魚、鱔魚、青魚（台灣稱烏鰡）、章魚等；五穀類，如大米、糯米、小米、玉米、扁豆、黃豆（含豆腐、豆漿）等；蔬果類，如南瓜、胡蘿蔔、紅棗、花生、櫻桃、葡萄等。

少食或忌食

生冷性涼、油膩、口味重、辛辣的食物，如柚子、柑橘、柳丁、荸薺、蘿蔔、芥菜、檳榔、薄荷、茶葉和菸酒等。地瓜、馬鈴薯等產氣食物要限量食用。

二、**血虛**

宜食

高鐵、高蛋白、維生素豐富的食物，促進補血：肉蛋類，如豬、牛、羊肉及動物肝臟、烏骨雞、雞蛋、鵪鶉蛋；水產類，如鯉魚、鱔魚、青魚、墨魚、海參等；奶、豆類，如牛奶、黃豆（含豆腐、豆漿）等；蔬果類，如紅棗、花生、葡萄、桂圓肉、桑葚、蓮藕、黑芝麻、菠菜、莧菜等。

少食或忌食

生冷性涼的食物，如荸薺、薄荷、菊花、檳榔以及蘿蔔。紅棗、桂圓肉等熱量高、易上火的食物，常有口腔潰瘍或面部痤瘡的人要少吃。

三、**陰虛**

宜食

清補、甘涼性質、纖維素含量高的瓜果蔬菜：蔬果類，如菠菜、青江菜、梨、香蕉、西瓜、柚子、草莓、葡萄、甘蔗、桑葚、番茄、銀耳、各種菇類；肉類，如鴨肉、豬肉等；蛋奶類，如雞蛋、牛奶、優酪乳等；水產類，如甲魚、干貝、海參、墨魚等；五穀類，如糯米等。

少食或忌食

辛辣刺激、溫熱香燥、性熱上火的食物：肉類，如羊肉等；魚類，如鱔魚、鰱魚等；蔬果類，如韭菜、桂圓肉等；調味料類，如胡椒、肉桂、辣椒、花椒、茴香等；其他類，如鍋巴、炒花生、瓜子、爆米花等。

四、陽虛

宜食

宜溫補忌清補，忌吃性寒生冷之物，可多食溫熱之性的食物：蔬果類，如荔枝、榴槤、櫻桃、紅棗、核桃、腰果、生薑、韭菜、辣椒、南瓜、胡蘿蔔、山藥、黃豆芽等；肉類，如羊肉、牛肉、雞肉等；五穀類，如大米等。

少食或忌食

性質寒涼、易傷陽氣或滋膩味厚難消化的食物：五穀類，如蕎麥、蓧麥（裸燕麥）等；肉類，如鱉肉、鴨肉等；蔬果類，如黑木耳、苦瓜、茭白筍、芹菜、冬瓜、茄子、空心菜、菠菜、香蕉等。

睡懶覺也易導致體虛

平時工作忙，很多人一到周末假日就喜歡賴在床上睡懶覺，殊不知這也是導致體虛的一大原因。

打亂人體生理時鐘

人體正常的內分泌及各種臟器的活動，有一定的晝夜規律，使人在白天精力充沛，夜裡睡眠安穩。如果平時生活規律而一到假期就睡懶覺，會擾亂體內生理時鐘，使內分泌激素出現異常。長期以往，會影響臟腑與大腦等多方面的生理功能，導致這些器官的虛弱。

影響腸胃道功能

早餐一般在七點鐘左右進食，此時昨天的晚餐也已差不多消化完，愛睡懶覺的人寧願餓肚子也不願早起按時吃飯，腸胃會因饑餓而引起收縮，打亂了胃液分泌規律，時間久了，不僅會影響消化功能，使脾胃虛衰，甚至會導致消化不良、慢性胃炎或潰瘍等疾病。

妨礙心臟正常的工作

人在活動時心跳加快，心肌收縮力加強，心臟排血量增加；休息時，則心跳、收縮力、排血量相對下降。長時間睡眠，會使心臟休息和運動的規律被破壞，一歇再歇的心臟便會收縮乏力，稍一活動便心慌，只好再停下休息，惡性循環，慢慢會導致心臟虛弱。

使肌肉疲乏無力

經過一夜的休息，早晨肌肉較放鬆。醒後按時起床活動，可使肌張力增加，肌肉血液循環加劇，增加供血量，從而有利於肌肉纖維的強韌；同時，還會將夜間堆積在肌肉中的代謝產物消除。

反之，睡懶覺的人，因肌肉組織錯過了活動良機，長時間處於鬆緩狀態，肌肉修復能力差，代謝物未及時排除，起床後常感到腿痠軟無力，腰部不適，甚至全身無力。

任何疾病都是從無到有一步一步發展來的，體虛也不例外。睡懶覺，看似是一件很平常的小事，但對身體正常機能的影響卻是不可忽視的。

調理脾胃是補虛的最好方法

胃與脾，一個負責納入和腐熟（即消化之意）食物，一個負責運化，兩者共同完成食物的消化、吸收以及營養的輸送和布散。脾胃在防病和養生方面有重要意義，李東垣於《脾胃論》中說：「內傷脾胃，百病由生。」這就說明只要脾胃傷了，各種疾患就會找上門。

脾氣和則肌肉壯

肌肉的營養來自於脾對水穀精微的消化和輸布。如果脾氣健旺，運化功能正常，營養充足，人的肌肉就會豐滿壯實；反之，如果脾氣不和，供給營養不足，肌肉就會消瘦、萎軟，在實現收縮運動功能時，也會表現無力。

脾胃→加工食物→生成營養精微→供給肌肉→實現收縮運動功能。

脾胃虛導致肺氣虛

中醫認為，脾與肺是母子關係，肺屬金，脾屬土，脾土能生肺金。如果脾土出現了問題，不能養肺金，就會導致肺氣不足，皮毛不固，身體就容易受外邪侵犯而感冒、咳嗽。

肺主呼吸之氣，又主一身之氣，而脾胃是氣血化生之源，脾胃將吃進肚子裡的食物化成氣血。所以一身之氣足不足全靠脾肺。

脾虛導致腎虛

腎藏精，是先天之本。脾主運化水穀精微，是氣血生化之源，為後天之本。脾氣的健運需要依靠腎陽的溫煦，而腎精也需要脾所運化的水穀精微不斷補充。

如果脾虛，時間一長就會導致腎虛，出現手腳發冷、水腫等症狀。如果腎陽不足，同樣會讓脾陽虧虛，出現食穀不化、五更瀉（黎明時出現腹痛、腸鳴、瀉泄之症）等毛病。

五穀最養人，補虛必吃五穀

中醫認為，五穀為養，五果為助，五畜為益，五菜為充。五穀是最養人的，現在很多人減肥，不吃主食，只吃菜，認為這才是王道，實際上卻是大錯特錯，最易造成脾虛；反之，平常在飲食上注意五穀的攝入，則是對脾胃最好的調養。脾胃不虛了，人才會受補，體虛也慢慢得以改善。

避陷四大錯誤迷思，以免越補越虛

身體虛了要補，但是補虛也要防止某些似是而非的陷阱，否則不但達不到進補目的，反而會使身體虛上加虛。進補要注意以下四點：

不能盲目進補

即使體虛，也不能盲目進補。身體虛有很多種，每一種虛證，都有針對性的補方補藥，不對證，不但無效無益，反有副作用。

老一輩中醫的用藥是十分嚴謹的，即使是現成的補藥或補膏，也要觀其處方成分然後辨證使用。所以，應當在醫師診斷和指導下，根據各人的身體體質和機能狀況，進補、調理，服用更為合適、收效更大的補品。

補品不能代替一日三餐

人體對營養的攝取，主要是靠一日三餐，而絕不能僅僅依靠補品。《黃帝內經》就明確指出，補品只能用於調養虛弱的體質，機體的營養供給，還得依賴五穀、五果、五畜、五菜等日常生活所必需的飲食。現代營養學證明，只有一日三餐飲食均衡，才能使你的營養充足。

進補不能代替運動

醫學專家對人們提出忠告：「要活就要動，有運動的輔助，營養補品才能發揮更好的作用。」

無論是日常營養的攝取，還是營養補品的吸收和利用，都必須仰賴人體健全的消化功能。有些人缺乏運動，體質虛弱，胃腸消化功能差，代謝利用率低，吃下了營養補品，也無法完整消化吸收，甚至會因體質虛弱或進補不當而產生副作用或反作用。

補品價錢不代表效果

高價補品大多是加了一些價格昂貴的中藥材，如鹿茸、龜板、鱉甲、藏紅花、蟲草等。然而，沒有針對性的用藥，一般不會顯出特殊效果。況且，補藥中能有幾兩鱉甲？所以說，藥價高低並不完全代表療效的優劣。

濕、虛總是難分難解、互為因果

調補氣血陰陽，身體不虛，濕氣不找

中醫認為，人體只要氣血陰陽平衡，就是健康，就能遠離體虛的問題。與此同時，身體不虛，體內的濕氣和各種代謝廢物運化順暢，就不會有多餘的濕邪在體內停滯，反過來也就不會對身體的氣血陰陽平衡造成不利影響。

防體虛濕盛，要調補氣血

中醫認為：「（人）所以得全其性命者，氣與血也……血氣者，人身之根本乎！」也就是說，氣血是人的根本，其他的東西都是圍繞這個根本運行的。

氣血不足，即中醫學裡的氣虛和血虛，會導致臟腑功能的減退，引起早衰。氣虛即臟腑功能衰退，抗病能力差；血虛指血液虧虛，會使臟腑、經絡、形體失養。

氣可以推動血液運行，血可以運載氣，氣血相互資生，氣虛則血少，血少則氣虛。

防體虛濕盛，還要平衡陰陽

《黃帝內經》認為：「夫邪之生也，或生於陰，或生於陽，其生於陽者，得之風雨寒暑；其生於陰者，得之飲食居處，陰陽喜怒。」這句話告訴我們，外邪之所以會侵入人體，不是得於「陽」，就是得於「陰」，也就是陰陽失衡。

一句話，陰陽平衡則人健康，陰陽失衡則人易患病。陰陽失衡是臟腑、經絡、氣血等相互關係的失調，以及表裡出入、上下升降等氣機運動的失常。

陰陽失衡一般分為陰虛和陽虛兩種。陽虛者有陽虛者易患的疾病，陰虛者有陰虛者易患的疾病，因此陽虛者平時以助陽溫熱進行保健，陰虛者則要以滋陰去火來養生。只有達到陰陽平衡，才是健康的保證。

按按穴位，調氣血陰陽

經絡就像一條條鐵路，內連五臟六腑，外連四肢百骸，穴位是這些鐵路線上的車站，它們的主要作用是為列車加油，增加動力。在人體諸多穴位中，有一些是補氣養血、調補陰陽最佳的穴位：

最佳補氣穴位：氣海、關元、膻中、湧泉、百會

最佳養血穴位：血海、天樞、足三里、隱白

最佳補陰穴位：三陰交、太溪、照海、然谷、魚際、少海

最佳補陽穴位：陽池、腎俞、百會、合谷、命門

運動補氣血調陰陽

運動也是調養氣血陰陽必不可少的一個環節，平時可練習瑜伽、太極拳、保健氣功等舒緩運動。傳統中醫有「久視傷血」之說，長時間看電視或在電腦前工作的人應特別注意眼睛的休息和保養，以免用眼過度而耗傷身體的氣血。

中藥調養補氣血

中藥調養也是一種很不錯的補氣血方法，常用的補氣血中藥有當歸、川芎、紅花、熟地、桑葚、黨參、黃芪、何首烏、枸杞、山藥、阿膠、丹參、玫瑰花等，用這些中藥和家常食物一起做成可口的藥膳，補益氣血的效果會加倍。

肥胖的形成：虛為內因，濕在表裡

現代人肥胖的比率越來越高，人們往往將肥胖的原因歸之於生活水準提高，飲食豐富了，其實它的根本原因在於體虛，再加上濕邪的乘機入侵，導致垃圾越積越多，身體自然就胖了。

體虛是導致肥胖的根本原因

俗話說，十個胖子九個虛。身體肥胖的人，十有八九都是體質虛弱者，且這種虛大多數以陽虛、氣虛、脾胃虛為主。因為當人體的陽氣不足時，體內環境處於一種寒冷的狀態，脾胃等臟腑功能也因缺乏「陽火」與推動力而減弱虛衰，導致新陳代謝變慢，機體活力減弱，一方面降低營養的消耗能力，另一方面，垃圾的運送排泄能力也差，導致多餘的營養和垃圾堆積在體內，人當然會胖。

贅肉，其實就是濕邪凝聚體內垃圾而成

脾虛濕滯。脾虛氣化無力而大便不暢，清陽不升而頭暈，濕邪代謝不出去聚而成痰，肥肉相當於痰邪。

體內的濕氣過重，身體容易怕冷，就會選擇用更多的脂肪來保溫，濕氣重造成氣血不足，沒有足夠的能量將廢物排出體外，這些排不出去的垃圾就堆積在身體內部的間隙，隨著體內垃圾逐漸增加，不胖也難。

減肥三大招：健脾胃、補陽虛、祛濕氣

體內濕氣重，易出現水腫型肥胖，排出濕氣才能形成不易發胖的體質。

正常情況下，食物入胃會經過初步消化，然後精微營養部分被脾帶走，上輸給肺。肺朝百脈，透過血液將精微潤養五臟六腑。如果脾出現了問題，就會失去健運，營養物質全部堆積在體內，形成肥胖。要解決肥胖，一定要先健脾益氣，改變陽虛。常見的中藥材有薏米、紅麴、代代花等。

PART 2

濕邪最傷陽氣，預防大病必先除濕

中醫把體濕分為「痰濕、濕熱、寒濕、風濕」四種類型，不同的類型有不同的表現與防治方法，本章對此分別做了詳細說明。

此外，本章還將體濕與體虛結合在一起，添加了「虛濕」一節，並介紹了相應的防治方法。

痰濕：體胖且略顯浮腫，口中黏膩

痰濕是如何形成的？

什麼是痰濕？

中醫將痰分為「有形之痰」和「無形之痰」兩種。其中，「有形之痰」也稱為「外痰」，主要存在於肺部，即肺部和支氣管分泌出來的黏液，也是我們平常咳嗽時吐出的痰。健康的人一般痰很少，只是身體為了保持呼吸道的濕潤而分泌少量的黏液；一旦人有不適，呼吸道出現炎症，或是主呼吸的肺出了問題，痰量就會增加，痰的性質也會隨之發生變化，由黏痰變成黃膿痰。

「無形之痰」則廣泛存在於我們身體的各個組織、臟器、經絡、血液之內，是肉眼看不到的。當人體臟腑陰陽失調，再加上致病因素的影響，致使氣血津液等水液停滯不運化，失去了正常的運行功能，逐步停蓄凝結成為一種黏稠狀、有害的液體，即為「痰濕」。

「無形之痰」更可怕

這種「痰」看不見，也咳不出來，往往容易忽視其存在，但它們卻長期留在體內，成為很多疾病的發生誘因和基礎，若無形之痰積聚在胃部，可能會引起胃脹、噁心、嘔吐等不適；積聚在心腦，可能會引發心悸氣短、心神失常、精神錯亂等症狀。

同時，「痰隨氣行，無處不到」，它還會隨著氣血的運行，在我們全身上下流竄，影響血脈經絡和五臟六腑，所以才有「怪病多痰」、「百病皆因痰作祟」等說法。

痰濕的形成與肺、脾、腎密切相關

中醫認為，氣鬱、脾虛、腎虛都會生痰，痰濕的產生與肺、脾、腎三臟的功能有密切的關係，其中尤以脾的功能最為重要。

脾為生痰之源：脾主運化，機體攝入的營養都是透過脾的功能來運送至五臟六腑、四肢百骸，脾的運化功能健旺，則臟腑氣血充和；反之，若脾的運化功能不健，則營養物質不能運送到全身，剩餘的垃圾和代謝廢物無法運送出去，就易與體內水液混合凝聚成痰。

肺為貯痰之器：肺的生理功能以「宣發」和「肅降」為主，掌管體內的氣與水液之調控。同時，「肺為嬌臟」，其功能易受周遭環境變化所產生的外邪，或是人體內在機能障礙的傷害，造成「肺氣不宣」（喘、咳、悶、脹、堵塞感等）和「肺失肅降」（氣逆、咳、嘔等）的病理現象。肺失宣降，則津液輸布失常，就可能聚集而生痰。

腎為生痰之本：腎，五行屬水，開竅於耳和二陰（尿道和肛門）。腎為水臟，主津液，主要負責體內津液的輸布、排泄以及代謝的平衡，特別是尿液的生成和排泄，腎精的蒸騰氣化作用很關鍵。若腎虛不能制水，體內水液泛濫而易形成為痰。

體內痰濕過盛，就容易罹患冠心病、高血壓、高脂血症、糖尿病等；痰濕還易造成瘀血，兩者結合，體內也易產生如腫塊、乳核（乳中結核，相當於西醫的乳腺

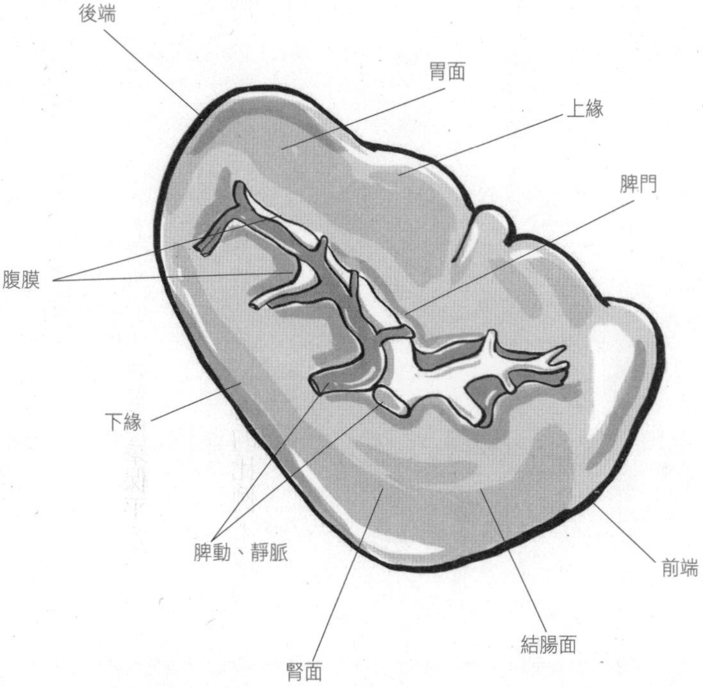

脾的臟面

▲脾臟位於人體左上腹內，深居於肋弓之後，與胃脾韌帶、脾腎韌帶、膈脾韌帶和脾結腸韌帶等相鄰。脾臟是一個顏色暗紅、質地柔軟的網狀內皮細胞器官，成年人的脾長10～12公分，寬6～8公分，厚3～4公分，重110～200克，大約有巴掌那麼大，由幾條韌帶將其「懸掛」在上腹部。

纖維腺瘤）、炎症性腫塊等，甚至演變成腫瘤，危及生命。

肉生痰，適當吃素可避濕邪傷肺

俗話說得好：「魚生火，肉生痰，蘿蔔白菜保平安。」

現代人生活水準提高，飲食中肉類所占的比例不斷增加，但從養生的角度來看，過食肉類其實是不利的。

為什麼肉會生痰？

「肉生痰」，並不是說肉吃多了，人就容易咳嗽生痰，而是說食用肉類過多，易導致人體內津液代謝失常，導致痰濁的產生。原因何在呢？

因為肉類中含有大量的脂肪，過度攝取後，帶給脾胃、肺及其他器官負擔，一旦身體水液代謝失衡，人體血液中的脂肪和黏稠度就會隨之升高，從中醫理論來說，正是痰瘀互結、濕邪堆積的一種客觀表現，也是「肉生痰」的外在反映。

更何況現在的豬肉、雞鴨肉、魚肉等大多是在養殖場經各種激素飼養長大的，再加上製作過程中添加的各種人工調味料，其所帶來的已經不僅僅是意義上的「生痰」了，傷害會更大。

因此，建議大家要少吃肉，適當吃素，給身體一個緩解濕邪的時間與機會。

如何適當吃素呢？

首先，要限制每天的吃肉量，成人一天食用畜禽肉類的量最好控制在五十～七十五克或以下，魚蝦類則為五十～一〇〇克以內。

同時要多吃一些利水滲濕的食物，以健脾和胃，使脾的升降運化功能得以恢復。

痰濕體質者平時適合吃的蔬菜有：山藥、韭菜、金針、木耳、南瓜、冬瓜、絲瓜、黃瓜、芹菜、莧菜、蘿蔔、胡蘿蔔、蓮藕、茼蒿、茄子、洋蔥、辣椒、蔥、薑、蒜等。

體內痰濕多，先排除肺部因素

正常人早晨起來時會有一點兒痰，但有的人一天到晚都在吐痰，這說明有痰毒。痰從哪裡來？一是飲食導致，二是肺不好。所以一旦有痰，就要先檢查肺是否有毛病。如果有，得馬上解決，治療這些產生痰的地方。

痰多時，除了藥物治療外，飲食上也要多加注意。尤其是肺部無病症，只是飲食所致者，就不妨吃些化痰的食物，如蘿蔔，吃法也很簡單，生蘿蔔洗淨切成絲或薄片，加入香醋涼拌食用即可。

此外，若是肺或氣管有不適，可用下面兩個祛濕化痰的方法：

【祛痰名方：二陳湯】

材料：茯苓、法半夏、陳皮各十克，甘草六克。

做法：上述幾味藥一起加清水一〇〇〇毫升，煮至六〇〇毫升，去渣飲用即可。

一般連用十天即可見效。

功效：燥濕化痰，理氣和中。

按摩合谷穴

按摩原理：可促進血液循環與痰濕排出，保養肺臟，預防肺部疾病。

精準取穴：手背第一、二掌骨間，第二掌骨橈側的中點處（將拇指、食指併攏，肌肉隆起的最高點即為合谷穴）。

做法：用左手的大拇指和食指上下揉動右手的合谷穴二〇〇下，再用右手的大拇指和食指上下揉動左手的合谷穴二〇〇下，每天一次。

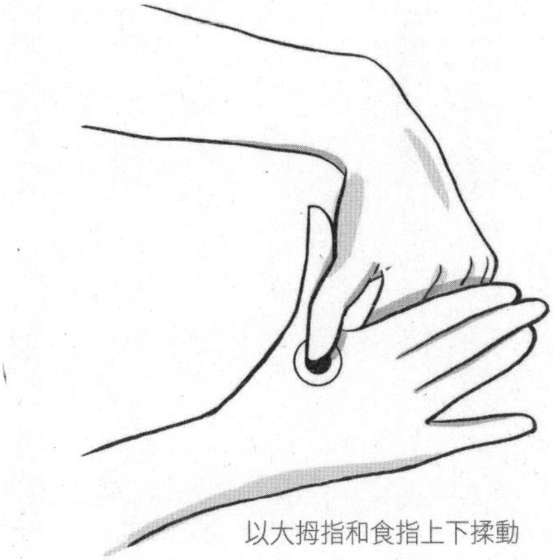
以大拇指和食指上下揉動

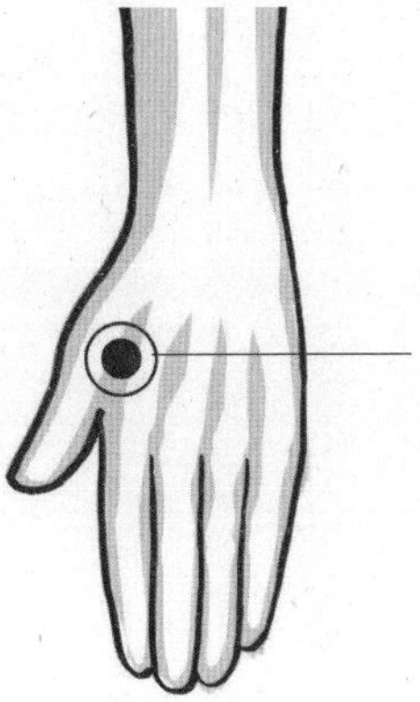

循肺經按摩，祛痰養肺最簡便

肺經，全名手太陰肺經，是人體非常重要的一條經脈，它始於胃部，向下聯絡於大腸，然後回來沿著胃的上口穿過膈肌，入屬肺臟；再從肺系（氣管、喉嚨）橫出腋下，沿上臂內側下行至肘中，又沿前臂內側上向大魚際部，最後出大指末端。

肺經的主要作用是維持肺的功能。調理好肺經，對改善肺的功能，和祛痰養肺有很大的幫助，而調理肺經最簡單的辦法就是沿肺經按摩。

了解肺經的穴位

肺經上共有十一個穴位：中府、雲門、天府、俠白、尺澤、孔最、列缺、經渠、太淵、魚際、少商。其中九個穴位分布於上肢，兩個穴位在前胸上部，首穴中府，末穴少商。

按摩雲門穴通肺氣

雲門穴位於胸前壁外上方，肩胛骨喙突上方，鎖骨下窩凹陷處。距正中線六寸，鎖骨外三分之一折點下方一橫指，中府上一寸。「雲」指雲霧，「門」指門

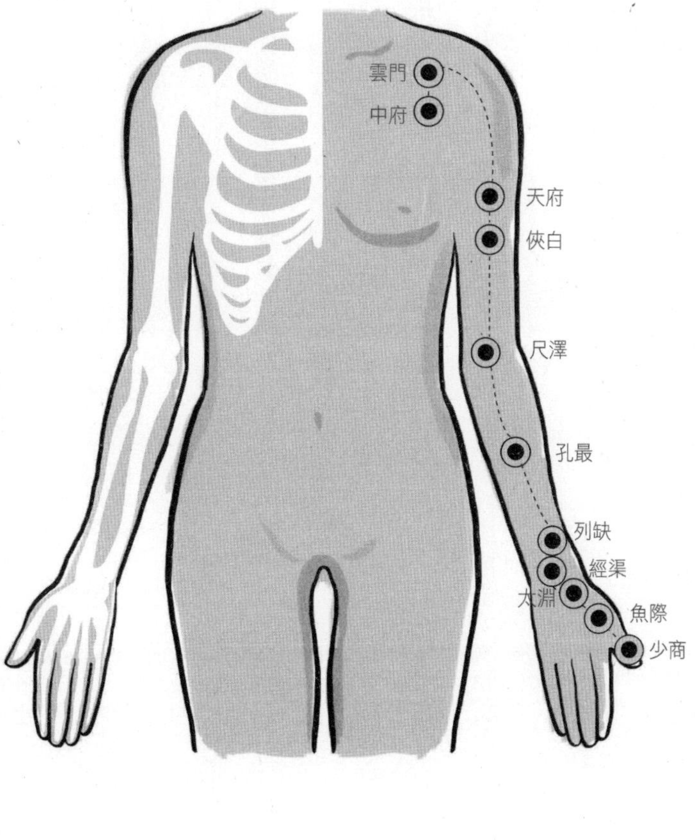
雲門
中府
天府
俠白
尺澤
孔最
列缺
經渠
太淵
魚際
少商

戶。人體氣血，似天氣雲霧一樣，能滋生萬物，而其首出之處即稱為雲門。我們兩手叉腰直立，胸廓上部鎖骨外側端下緣的三角形凹窩正中處即是本穴。雲門穴的功能有清肺除煩、止咳平喘、通利關節；並調理胸中熱、胸中煩滿、咳嗽、氣喘、肩臂痛、上肢不舉等症狀。

輕拍肺經補肺氣

除了按摩外，日常看電視、等車等空閒時，用手掌輕拍肺經所循行的穴位，每穴一～三分鐘即可，也是補益肺氣的一個好辦法。拍打時，可以重點拍打尺澤穴、孔最穴和太淵穴三個穴位，尤其是太淵穴，為肺經原穴，補氣效果尤佳。

但是要注意，力度一定要輕，用力過度就不是補肺氣，而是瀉肺氣了。同時，也要注意儘量不要選擇在寅時（早上三～五點）拍打或按摩，以免影響睡眠品質，造成精力下降。

祛痰寶穴——豐隆，按揉可化痰祛濕

豐隆穴，位於小腿前外側，是足陽明胃經的絡穴(十二經脈在四肢部各分出絡脈，並有一絡穴，溝通表裡兩經的聯繫）又聯絡於足太陰脾經，可調治脾和胃兩大臟腑，自古便是各派醫家除濕祛痰的大寶穴。

豐，即豐滿；隆，即凸起。足陽明胃經多氣多血，氣血於本穴匯聚而隆起，肉漸豐厚，故得名。

《黃帝內經・靈樞・經脈篇》中最早記載了豐隆穴的作用，說其有調和胃氣、祛濕化痰、通經活絡、補益氣血、醒腦安神等功效。元代醫家王國瑞在《玉龍歌》中也有「痰多宜向豐隆尋」的說法。明代醫家樓英在《醫學綱目》指出：「風痰頭痛，豐隆五分，灸亦得。諸痰為病，頭風喘嗽，一切痰飲，取豐隆、中脘。」《備急千金方》云「豐隆主狂妄行，登高而歌，棄衣而走」等等，均指出豐隆穴為治痰之要穴。

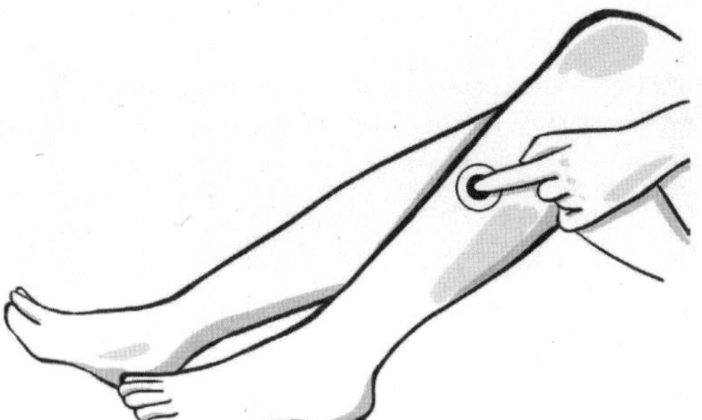

◀豐隆，象聲詞，即轟隆打雷聲。醫家認為，按摩此穴能把脾胃上的濁濕像打雷下雨一樣排出去，因而又有「化痰穴」之稱。時常在豐隆穴上按揉三～五分鐘，可以化痰祛濕。

按摩豐隆穴

取穴：外踝尖上八寸，條口穴外一寸，脛骨前緣外二橫指處。在附近按壓，最感痠麻沉重或者痛感明顯的地方，就是豐隆穴。

做法：豐隆穴的穴肉厚而硬，點揉時可用按摩棒，或用食指指節重按才行，每天按壓三分鐘左右。

提示：找穴時可在經穴四周點按試探，最敏感點即為穴位所在。尤其是有痰吐不出時，豐隆穴會比平時更敏感。

配伍甘草，祛痰效果更佳

豐隆穴按摩後，也可取一些甘草搗爛，外敷在穴位上，用醫用紗布和醫用膠布固定好，十二個小時後取下，休息十二個小時再貼一次。

百病皆由痰作祟，所以凡與痰有關的病症都可取豐隆穴治療。

艾灸祛痰祛濕，首選四大穴位

中醫認為，艾灸有很好的補陽祛濕作用，尤其是選對穴位後進行艾灸，不僅能夠有效祛除身體裡的濕邪，同時還有預防疾病的功效。下面介紹四個可以有效化痰祛濕的艾灸穴位：

一、中脘穴

精準取穴：腹部的正中線，也就是肚臍上約四寸左右的位置。

做法：使用艾灸條進行，時間應該控制在十～十五分鐘；用艾罐則需要二十～三十分鐘。

功效：可有效緩解胃部所出現的各種疾病及症狀，如腹瀉以及胃潰瘍等。

二、關元穴

精準取穴：肚臍下面大約三寸的位置。

做法：使用艾灸條進行，時間應控制在十～十五分鐘；如果是用艾灸盒，時間可稍長，約二十～三十分鐘。

功效：強身健體，可有效調理氣血，且對補腎固精也具有很好的效果。

三、豐隆穴

精準取穴：小腿前外側，即距外踝尖上約八寸的位置。

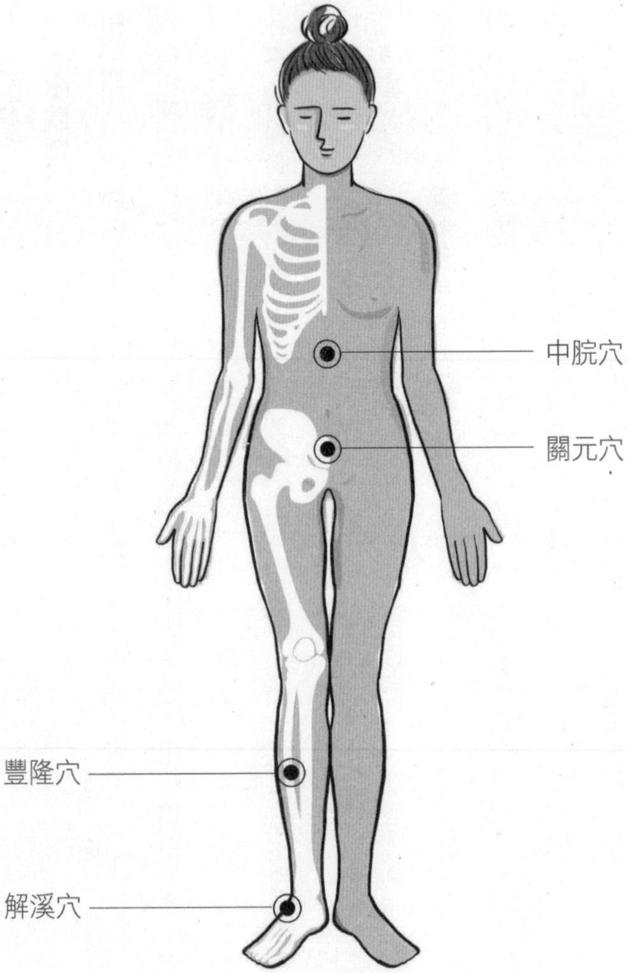
中脘穴
關元穴
豐隆穴
解溪穴

做法：每天使用艾灸條進行艾灸大約十五分鐘。
功效：健脾化痰除濕。

四、解溪穴

精準取穴：位於足背和小腿交界處，橫紋中間的凹陷位置。
做法：每天進行艾灸十五分鐘左右。
功效：祛痰祛濕的重要穴位，可有效解決下半身水腫的問題。

適當運動化痰濕，划划「龍舟」通利筋脈

痰濕形成的一大原因在於缺乏運動，往往身體沉重、四肢無力，而痰濕濁氣滯留在體內，會使人更形肥體胖，且神倦意懶。

反之，長期堅持適度的運動，身體的氣機調暢，體內津液的運行與代謝順暢，有利於陽氣慢慢地恢復，使濕氣逐漸散去，是化痰祛濕的關鍵。

每天適當做一些有氧運動，如爬山、散步、快走、慢跑等，時間保持在三十～六十分鐘之間。這樣一方面可以促進體內的新陳代謝，將多餘的水分以汗水的形式

排出體外，改善身體的痰濕狀況；另一方面可以增強肌肉的力量，加快血液循環，將體內的各種垃圾毒素更快地代謝出去，使痰濕難以在體內留滯。

下面介紹一種徒手「划龍舟」的簡單運動。

「划龍舟」可鍛鍊腰背肌肉

做法：取坐位，可坐在椅子上，也可坐在地墊上，雙腿屈膝，兩臂抬起，右手放於眼睛前方，左手放於腰部前方，兩臂同時用力向後劃去，反覆十～二十次，換方向重複十～二十次。

功效：人體腰背部有很多穴位，徒手練習「划龍舟」運動可直接刺激這些穴位，準確地鍛鍊人體腰背部的肌力，並可有效改善腰背部肌肉和覆蓋肌肉之上結締組織的生理活性，使人「如釋重負」。

注意：運動開始的前五分鐘，速度要由慢到快，划行的力度以小、中、大為順序，以保證腰背部充分活動而不受傷。

主動咳嗽與深呼吸，巧避痰濕傷肺

肺是人體內最易積存毒素的器官之一。每天透過呼吸的交換，大約有一〇〇〇公升的空氣進入肺中，隨同空氣一起進入的，還有許多細菌、病毒、粉塵等有害物質。現代城市中，空氣嚴重汙染的霧霾天已成為一種常態，雖然出門戴口罩能避免一些有害物質進入呼吸道，日常的呼氣也能排出部分的毒素和體內代謝的廢氣，但作用畢竟有限，肺部受到的傷害還是處於日益嚴重的趨勢。

長期下來，各種毒素在肺部不斷沉積，不僅會損害肺臟本身，引起支氣管、肺泡炎症，甚至中毒、癌變等病症，還可能慢慢潛入血液而「殃及全身」。

如何降低這種傷害呢？這就需要我們積極幫助肺進行排毒，沒事時主動咳嗽幾聲，並常做深呼吸，皆是清理肺臟、養護肺部的好方法。

養成主動咳嗽和深呼吸的習慣

一說到咳嗽，很多人就會想是不是病了。其實，咳嗽是呼吸道黏膜受刺激引起的一種防禦性生理反射動作，是呼吸系統出現不適或疾病後的一種保護性反應。咳嗽使呼吸道產生巨大氣流，可以及時清除氣管與支氣管內的分泌物，將有害的氣體和汙物排出體外，對於保持呼吸道的通暢有重要的作用。因此，建議大家平時最好養成主動咳嗽和深呼吸的習慣。

時間：每天早上起床後、中午吃完午飯後、晚上睡覺前。

地點：陽台、窗戶邊、戶外、公園等空氣清新的地方。

做法：首先深吸氣，同時緩緩地展開雙臂，然後突然咳嗽，並迅速將雙臂垂下，使氣流從口鼻噴出。整套動作做完後，正常呼吸幾次，然後再重複五～十遍即可。

注意：為使咳嗽更有效，可先喝一杯溫開水，以稀釋痰液。每套動作間歇期一定要做幾次正常呼吸，以防過度換氣。此外，患有慢性阻塞性肺病、支氣管哮喘、肋骨骨折的人及身體虛弱的老年人是不適合主動咳嗽的。

生薑陳皮飲，溫肺化痰的好飲品

陳皮和生薑是我們常見的藥食兩用食材，但很多人可能不知道它們也是化痰的良藥。

陳皮，燥濕化痰的常用藥

陳皮，又名橘皮，是由橘子果皮乾燥而成，也是一種常見的中藥。

中醫認為陳皮性溫，味辛、苦，入脾、肺經，氣味芳香，長於理氣，能入脾肺，有很好的降逆止嘔、燥濕化痰的功效。現代研究發現其中的揮發油可促進消化液分泌，排除腸內積氣和刺激性祛痰作用。

陳皮之所以得名，是說橘子皮陳得越久越好，一般隔年後才可以使用。著名醫學家陶弘景提出：「橘皮用陳久者良。」這是因為其中的揮發油（含量過大對腸胃的刺激大於作用）大為減少，而黃酮類化合物的含量相對增加，這時陳皮的藥用價值才能充分發揮出來。

生薑

生薑，性溫味辛，有散寒發汗、化痰止咳、和胃、止嘔等多種功效，中醫上有「嘔家聖藥」之稱。

生薑，可刺激唾液、胃液和消化液的分泌，有增加胃腸蠕動的作用；其中的主要成分——薑烯，還有保護胃黏膜細胞的功能，是健胃藥的有效成分之一。

【生薑陳皮飲：健脾，燥濕，化痰】

做法：陳皮五克，生薑兩片，用沸水沖泡後代茶飲即可，一次一杯，一天二到三次即可。

功效：陳皮有理氣健脾、燥濕化痰的功效；生薑可止吐，能開胃驅寒、增加食慾；兩者經常一起飲用，可養胃健脾，溫肺化痰。

注意：喜甜味者可加適量蜂蜜或紅糖一起飲用，尤其是女性經期，加些紅糖不僅暖胃，且能補血，促進血液循環。

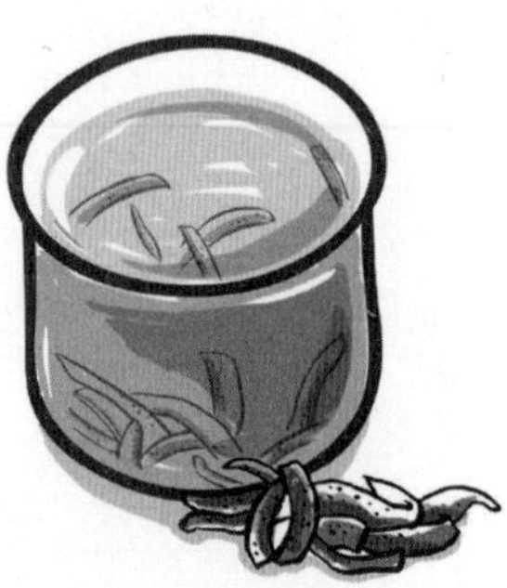

茯苓健脾利濕，加速痰濕的運排

茯苓，又名茯靈、茯零、雲苓、松苓，是一種多寄生在松科植物，如赤松或馬尾松等樹根上的真菌菌核。

中醫認為茯苓性平、味甘淡，歸心、肺、脾、腎經，有利水滲濕、健脾寧心的作用，適用於水腫尿少、痰飲眩悸、脾虛食少、便溏泄瀉、心神不安等症狀。且功效非常廣泛，不分四季，將它與各種藥物配伍，不管寒、溫、風、濕諸疾，都能發揮其獨特功效。

茯苓一味，為治痰主藥

茯苓始載於《神農本草經》，列為上品。李時珍在《本草綱目》稱其為「四時良藥」。《世補齋醫書》曰：「茯苓一味，為治痰主藥。痰之本，水也，茯苓可以行水；痰之動，濕也，茯苓又可行濕。」

現代研究發現，茯苓可增加水腫患者的尿液排出，對腎炎水腫患者有利尿消腫作用，還有降血糖的好處。凡是水腫，無須辨別寒熱虛實，均可用茯苓來治療。

茯苓的部位或種類不同，作用各有區別。它的黑褐色外皮稱茯苓皮，用於利水消腫；內部淡紅色者稱赤茯苓，用於清熱利濕；內部白色者稱白茯苓，用於健脾滲濕；抱附松根生者稱茯神，用於安神助眠。

茯苓的吃法、用法有很多，可以直接煎水喝，也可以打成粉後沖服，或是煮粥吃，抑或在睡前用白醋調勻後，敷在脾俞、心俞、三陰交、陰陵泉等穴位上，有改善脾胃功能、治療心悸失眠、減輕水腫等不同的作用。

【茯苓白朮湯，利尿祛濕】

做法：茯苓十克，白朮十克。兩者一起煮水服用即可。

功效：透過排尿的方法排出體內多餘的濕，適用於大多數身體有濕的人。

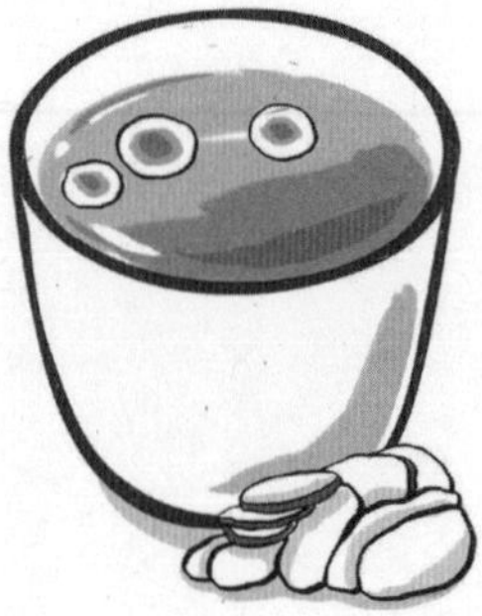

春季吃些馬齒莧粥，清肺祛痰火

馬齒莧（俗稱豬母奶），一種生命力非常頑強的雜草，散見於菜園、農田、郊野、路邊及庭園廢墟等向陽處，國內各地均有分布。其實，馬齒莧也是一種藥食兩用的植物。

天然抗生素，消炎殺菌

中醫認為馬齒莧味酸、性寒，入心、肝、脾、大腸經，全草藥用，有清熱解毒、利水祛濕、散血消腫、止血涼血等功效，李時珍在其醫書中曾認為，以馬齒莧入藥，主要取其「散血消腫」的功效。

現代研究發現，馬齒莧中含有非常豐富的鉀，進入人體後能排出多餘的水分，不但可消腫，還有降壓、消炎、殺菌的作用，有「天然抗生素」的稱號。

馬齒莧也是被慢慢重視的健康野菜，生食、烹煮均可：它柔軟的莖可像菠菜一樣烹調；而莖頂部的葉子較軟，可以像豆瓣菜（也稱西洋菜、水田芥）一樣煮食，用來做湯、涼拌或燉菜皆宜。

因此，不妨在春季馬齒莧旺盛的季節多吃一些，這個時節本來就是養肺的好時機，對清肺祛痰除濕很有用處。

【馬齒莧粥，健脾清熱】

材料：新鮮馬齒莧一〇〇克，大米五十克。

做法：1.新鮮馬齒莧揀去雜質，洗淨，切碎後盛入碗中，備用。

2.大米淘洗乾淨，放入砂鍋中加適量水，大火煮沸後，改用小火煨煮三十分鐘，加切碎的新鮮馬齒莧，拌和均勻，繼續煨煮至大米爛熟即可。

功效：健脾和胃，清熱解毒。

注意：馬齒莧性寒，孕婦忌食，脾胃虛寒、腹瀉者要慎食，同時也不宜長期食用。

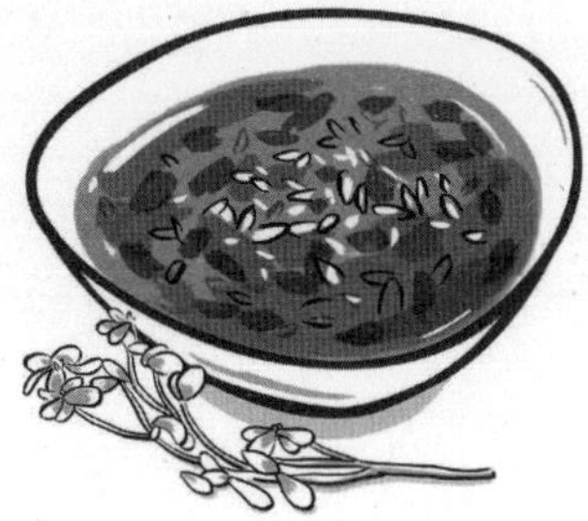

濕熱：小疙瘩冒不完的根源

濕熱困在體內出不來，自然只有痘痘出來

長痘痘是濕熱體質最常見的問題

夏季，當濕與熱糾結在體內，就會表現這些症狀：面部油膩膩，特別是T字區油光發亮，而且容易長痘，還不容易好，反反覆覆徒增困擾。

長痘痘是濕熱體質最常見的問題之一，濕熱體質者還易出現口臭、小便發黃、腹脹、大便黏膩不爽等症狀。

濕熱淤積出不來就會長痘痘

從現代醫學的角度來說，長痘痘是因為內分泌失調、皮脂分泌過多，以及毛囊內皮脂腺導管堵塞，引起微生物感染和發炎反應所致。它好發於青少年，就是

因為發育期的人群中內分泌雄性激素較高，尤其是睪固酮。

從中醫來說，人是整體，皮疹發於外在而根源在身體內部失調，如果先天陰陽平衡失調，腎陰不足，陽火過旺；後天多食肥膩與膏粱厚味，或情緒不良等因素影響，使肺胃濕熱上蒸，淤積於頭面部，就會形成粉刺、丘疹、膿疱。

透過飲食來治痘

痘痘處於早期時可以清肺為主，宜適當多吃梨、枇杷等清肺的食物；至中期，可選用陳皮、半夏煮水。防治痘痘，飲食上要少吃或不吃辛辣、刺激、油膩食物，及羊肉等熱性肉類，而應多吃一些水果蔬菜，但荔枝、榴槤等熱性水果要少吃。

需要注意的是，痘痘的治療也是全身健康調理的過

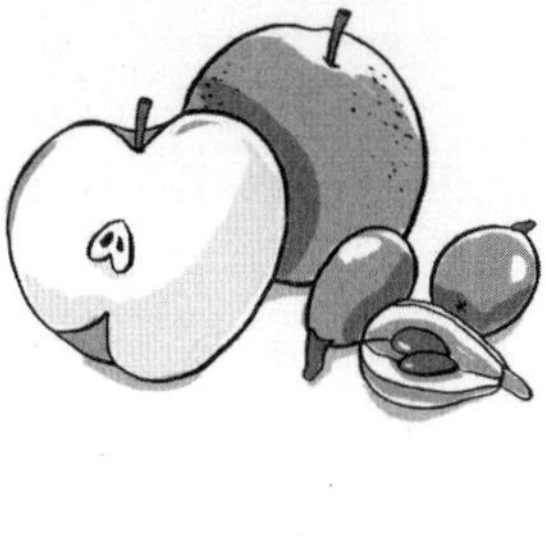

◀濕熱體質者，平時除了多吃一些水果蔬菜外，還可以適當吃一些梨、枇杷等清肺祛濕熱的的食物。

程，不能立見其功，需要長期而有效的對治，不僅要改善飲食習慣，還要注意生活作息、持續運動等各方面。

南方夏季潮濕多雨，最易為濕熱所困

什麼是濕熱？就是熱與濕同時存在，就像夏季的桑拿天，濕熱交蒸，又熱又悶，讓人喘不過氣來、很不舒服的感受；又像是被大雨淋過也被大太陽曬過的草堆一樣，外面不怎麼濕，裡面不僅濕度高，溫度也很高，且時間久了，裡面還會冒出熱氣，發出難聞的臭味，草也慢慢腐朽。

南方長夏高溫多雨，最應防濕熱

夏季，特別是夏末秋初的長夏期間，南方不僅天氣熱，同時雨水也很多，連綿的陰雨使空氣中水分特別高，就如同在一個大蒸籠中，「濕」與「熱」就成為這個時節的主氣。祛濕熱也就成了南方長夏的養生重點，《理虛元鑒》中就特別指出「長夏防濕」。

脾喜乾燥，貪涼助長體內濕氣

身體的五臟中，脾負責運化水濕，它最大的特性是喜燥惡濕，若我們體內的水濕過多，脾臟勞累過度，自然就會工作不利，濕濁之氣無法運化，就容易留在體內。

所以我們想方設法要為脾臟減輕工作負擔，如飲食上要少喝啤酒、少吃冰品、少喝冷飲、少食生冷寒涼黏膩的食物；生活中要注意少待在空調環境下，晚上開冷氣睡覺時，男性不要打赤膊，女性不要穿細肩帶，避免被子滑落，使脖子、肩膀、腿等部位長時間暴露在低溫環境中，造成關節受涼蘊濕。

濕熱可防可調

南方人群中濕熱體質高發，其中氣候固然占了很大一部分原因，但自身的飲食、生活習慣才是決定性的影響。即使身處北方乾燥的氣候中，也不要覺得濕熱與自己無關。只要透過飲食和生活習慣調理好自己的脾胃與身體，那麼濕熱也是可防可調的。

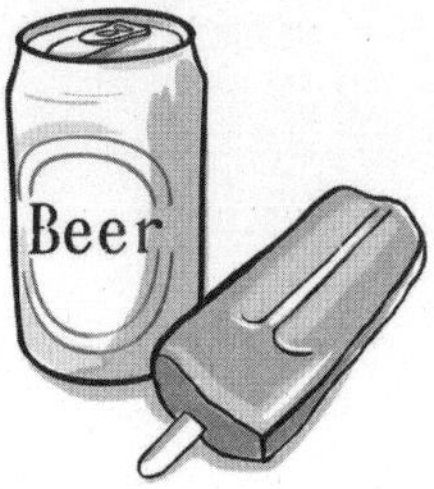

◀啤酒、冰品等冷飲冷食還是要適量，以減少脾臟的負擔。

生活中要注意遠離各種易沾染濕氣的習慣；飲食上，適當吃些容易消化的粥類，多喝些有排濕作用的湯水，吃涼拌菜時適當加入一些生薑、大蔥、大蒜等熱性的調味料等。

養好脾胃，防治濕熱無須愁

清代醫家章虛谷說：「胃為戊土屬陽，脾為己土屬陰，濕土之氣，同類相如。故濕熱之邪，始雖外受，終歸脾胃也。」所以，防治濕熱，養好脾胃很關鍵。

脾胃是生命的根本

在身體各臟器中，脾胃處於中心，並連接各處，是五臟六腑的交通樞紐，也是人體氣血生化的源頭和賴以生存的「水穀之海」。中醫對於脾胃的地位與作用早有深刻認識，歷來有「腎為先天之本，脾為後天之本」的說法。

《黃帝內經・靈樞・百病始生》說：「風雨寒熱，不得虛，邪不能獨傷人。」《脾胃論》說：「百病皆由脾胃衰而生。」又說：「治脾胃即可以安五臟。」這些中醫名言告訴我們，只要脾胃功能強健、正氣不虛，人體就不易受外邪所擾，而能保持身體的強健；反之，脾胃一旦受損，影響的將是身體各個臟器的運轉。

飲食不當傷脾胃，濕熱自內生

體內濕熱產生的原因是多方面的，但正如所有外因都有一個內因，我們脾胃的功能狀態才是濕熱產生的決定因素。

人若飲食無忌，嗜食生冷、肥膩，或是飲食無度、暴飲暴食，抑或過度減肥，使體內陽氣受損，導致脾胃虛弱，運化功能受到影響，那再碰上外邪作怪，我們的身體自然全無抵抗之力，使濕熱內生。

脾胃不好，多吃黃色食物

五行中黃色為土，因此，攝取黃色食物後，其營養物質主要集中在中醫所說的中土（脾胃）區域。黃色食物如南瓜、玉米、花生、大豆、馬鈴薯等，可提供優質蛋白、脂肪、維生素和微量元素等，常吃對脾胃大有裨益。

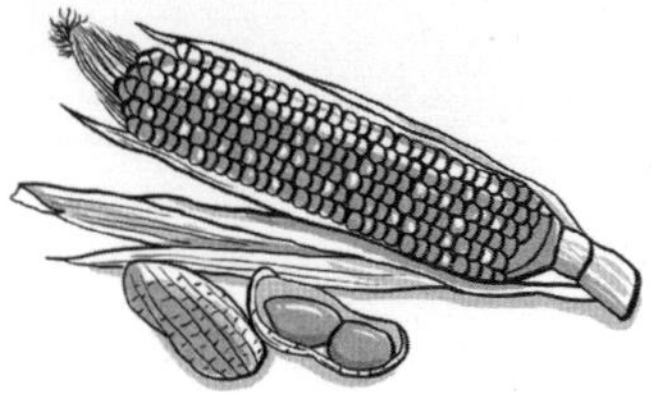

◀玉米、花生有益脾胃。

此外，在黃色食物中，維生素A和膳食纖維含量均比較豐富。維生素A能保護腸道，減少胃炎、胃潰瘍等疾病的發生；膳食纖維可刺激腸蠕動，加速糞便排泄，保護腸胃，治療便祕。

甘入脾，養脾宜食「甘」

中醫認為甘入脾，所以養脾宜多食「甘」。但要注意，這裡所說的甘味，不僅僅指甜，還包括淡味，如大米、小米、白麵等就屬「淡味」。甘味食物具有滋養、補脾、緩急、潤燥功能，有幫助脾運化的作用。木耳、絲瓜、蘋果、西瓜、紅棗等均屬於甘味食物，在日常生活中不妨適時食用一些。

食後摩腹的養脾胃法

脾胃的健康與否，是決定濕熱產生的內因與根本原因，所以健脾養胃，養好我們的「後天之本」，保證體內正氣足，才是避免濕熱上身的關鍵。下面教大家一個日常保養脾胃的方法：

做法：每頓飯後，將雙手搓熱，疊放於上腹部，按順時針方向輕輕環轉推摩，自上而下，自左而右，每次二十～三十圈。

功效：促進胃腸消化功能及腹腔血液循環。

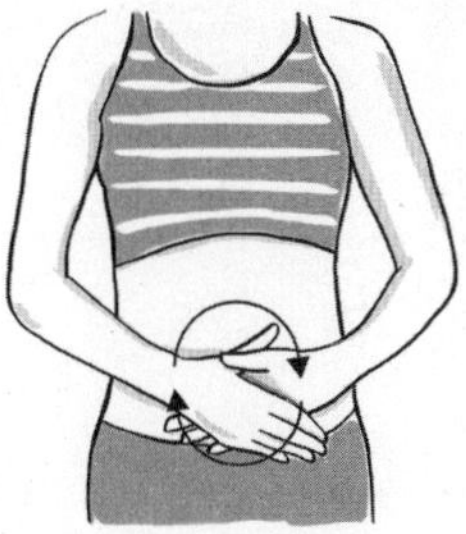

多動腳趾也可養脾胃

中醫認為人體十個腳趾分別與臟腑相通，即大腳趾對應肺和大腸，二趾對應脾和胃，三趾對應心和小腸，四趾對應肝和膽，小趾對應腎和膀胱。所以刺激腳趾，能透過經絡反射到相應的臟腑器官，從而有效調節臟腑功能，使其正常運行。平時不妨多做用腳趾抓地或抓鞋底的動作，每次五分鐘左右即可，可以兩腳同時進行，也可分別進行，每天二～三次。

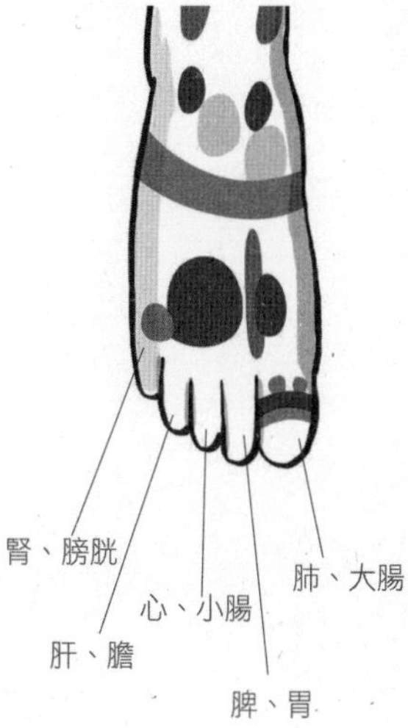

常敲肝膽經，疏肝防濕熱

肝臟是人體最大的排毒器官

人的體內和體外許多非營養性物質，如各種藥物、毒物以及某些代謝產物，都需要透過肝臟的新陳代謝，將它們徹底分解或是以原形排出體外。

中醫認為肝主疏泄，亦即負責疏通和發散。肝臟的功能是否正常運轉，決定我們全身的氣血運行是否通暢。

肝膽相連，決定疏泄功能

膽囊在肝臟的下緣，與肝相連，附著在肝臟短葉間的膽囊窩裡，又有經脈相互絡屬。

膽是中空的囊狀器官，其內貯藏著由肝的精氣所化生的膽汁，這是一種精純、清淨、味苦而呈黃綠色的汁液。肝臟排毒時會持續不斷生成膽汁，並釋放到膽囊裡，再間歇性被膽排泄到小腸中。

肝膽表裡相通，肝經的濁氣毒素會排到膽經，以緩解其自身的壓力。膽經因為承受了大量的肝毒，很容易淤滯堵塞，進而影響到肝臟的毒素也無路可排。肝膽疏泄不好，是濕熱上身的重要原因之一。所以，肝膽經需要經常加以疏通，以保持經絡的氣血暢通。

敲打法

做法：坐在椅子上，將右腳放在左腿膝蓋處，右手握拳，沿肝膽經絡方向，從腳踝處輕輕敲打至大腿根部；右腿做完換左腿，左右分別做二～三次。

按揉法

做法：坐在椅子上，兩手分別或同時放在右腳踝處，順著肝膽經絡方向，用掌根按揉，或是用五指揉捏，慢慢向大腿根部方向而上，力道由輕柔漸漸

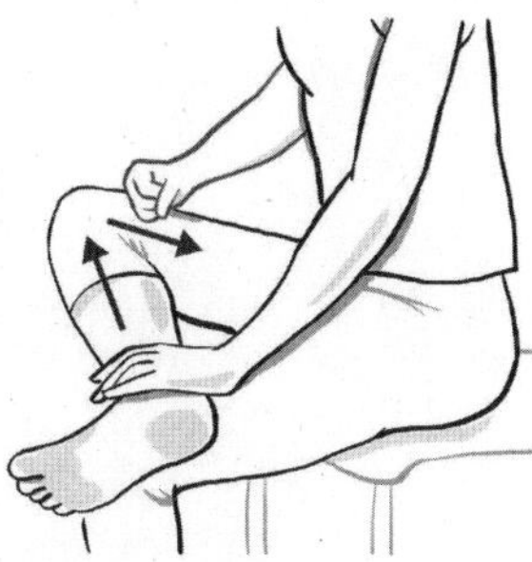

增加；然後換左腿，每條腿分別進行二～三次；每天可做二～五次。

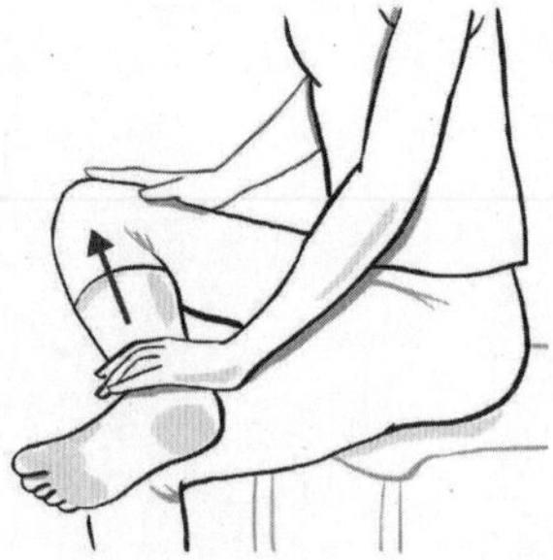

曲泉穴，溝通肝腎又祛濕的要穴

曲泉穴，屬足厥陰肝經合穴，是肝經氣血的匯合之處。曲，即隱祕，曲為木性（木曰曲直，意即能直能彎），肝也屬木，故代表肝；泉，即泉水，腎主水，故代表腎；曲泉，意指肝經的水濕雲氣在此聚集隱藏，因而得名。

曲泉穴的物質為肝經的水濕之氣匯合而成，五行屬水，性寒濕潤下，表現出腎經氣血的潤下特徵，故其屬水。

溝通肝腎的祛濕要穴

曲泉穴是溝通肝腎的要穴，可治肝腎陰虛；同時也是祛濕熱的要穴，對於治療濕熱、痰濕、寒濕、風濕等各種濕證均有良好效果。體內有濕邪者，平時可常對曲泉穴進行按揉或艾灸，進而達到滋陰袪濕的功效。

艾灸曲泉穴，清熱利濕

精準取穴：屈膝時，在膝內側橫紋端上方凹陷中。

做法：取屈膝位，艾炷灸三～五壯（每灸一個艾炷即為一壯），艾條溫灸五～十分鐘。

功效：理氣活血，清熱利濕，通調下焦，改善肝腎陰虛。

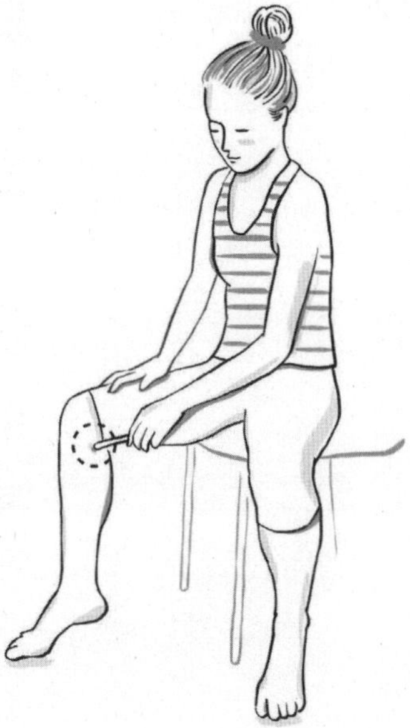

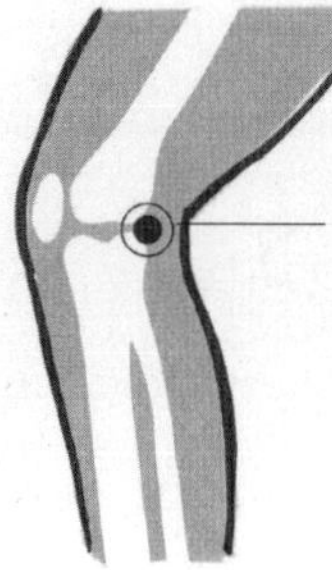
曲泉穴
曲泉穴在膝內側，屈膝內側橫紋端，當股骨內上髁後緣，半腱肌、半膜肌止端前緣凹陷處。

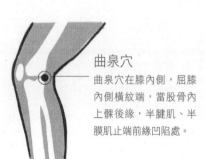

健脾胃祛濕熱，常練「呼」字功

噓、呵、呼、呬、吹、嘻六字訣，是中國古代流傳下來的一種吐納養生法，最早見於陶弘景的《養性延命錄》，藥王孫思邈曾奉它為長壽之法，並每日練習。

呼氣時用「噓、呵、呼、呬、吹、嘻」六字不同的發音嘴型吐氣，唇齒喉舌用力不同，造成胸腹部不同壓力，分別影響肝、心、脾、肺、腎、三焦，結合意念和動作屈伸開合，導引體內臟腑經絡氣血的運行，達到通經導滯、解毒散結、抵抗疾病侵襲、調整人體陰陽氣血的功效。

養脾多做「呼」字功

六字訣中，「呼」字屬土，可呼出脾胃之濁氣，從而調理脾胃功能，達到健脾、治腹脹、止腹瀉、消腫等方面的作用。

地點：練習「呼」字功，最好選擇一個空氣清新的地方。

嘴型：撮口為管狀，舌放平用力前伸，微向上捲。

姿勢：雙腳分開直立，與肩同寬。兩膝微屈，直腰拔背，含胸收腹，頭正頸直，兩手臂自然下垂，全身放鬆。

做法：首先用腹式呼吸（吸氣時肚子有凸起的感覺，呼氣時肚子有扁下去的感覺）調順自己的呼吸，然後兩手手心朝上，自小腹前提起至臍部，並口吐「呼」字，左手外旋上托（掌心朝上）至頭頂，右手內旋下按（掌心朝下）至小腹前。呼氣盡，開始吸氣時，左臂內旋變為掌心向裡，從面前下落，同時右臂迴旋掌心向裡上穿，兩手在胸前交叉，左手在外，右手在裡，兩手內旋下按至腹前，自然垂於體側。每次練習六遍，或十分鐘左右。

作用：使整個腹腔形成較大幅度的舒縮運動，可促進腸胃蠕動，健脾和胃。

注意：呼氣要緩慢、深長、均勻，以加大肺活量。一般在飯前或飯後一小時練習，飲食過飽時不宜練習「呼」字功。練習時間需因人而異，不可勉強，如有不適，應立即停練。

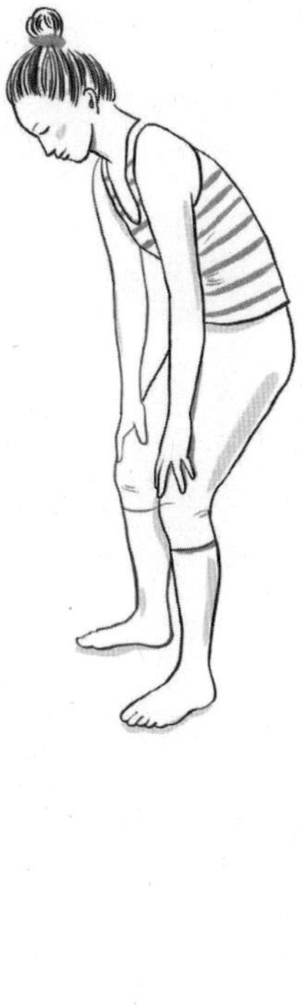

此外，心為脾母，若「呼」字功練後感到力量不足，可再做「呵」字功，以加強脾胃的消化功能。

站站養生樁，補虛又健脾祛濕

站樁，即身體如木樁站立不動，起源於古代宗教儀式。站樁是中國武術的一項訓練、一種姿勢，同時也是有效的健身手段，這種姿勢能調動全身的氣機，促進氣血的流通，透過「內調」，即內部機理的調整來達到養生功效。

站樁是對湧泉穴、承山穴的按揉

練習站樁時，腳跟要稍稍抬起，重心落在腳掌前三分之二處，即湧泉穴上，使受力部位多落於前腳掌、兩腿前外側和小腿肚上。

其中，兩腿前外側受力使足陽明胃經受到更多的刺激，達到促進人體氣血通暢的功效；而小腿肚所受的力，正好作用於承山穴上，相當於是給承山穴做了一次按揉，無形中也有祛除濕氣的作用。

養生樁站法

功效：調整身心，從根本上消除陽虛所導致的身心問題，健脾祛濕。

方法步驟：

1. 兩腳張開與肩同寬，腳跟略抬，雙膝略屈，以膝蓋不超過腳尖為準；兩臂彎曲環抱於胸前，如抱大球；兩手五指自然張開，十指相對，相距約十公分；然後放鬆全身。
2. 兩眼視正前方略低一點；放空身心，靜聽體會自己的呼吸，排除雜念。
3. 當感到自己的掌心有一種痠麻的感覺，將胳膊舉高或放低，高舉時不過眉，放低時不過肚臍，同時兩手可以左右調整位置。

注意：站樁時間不宜過長，要循序漸進，初學者站十分鐘即可，之後可以漸漸加長至二十～三十分鐘，若時間充裕者，可延長至一個小時左右，但時間不宜再長。

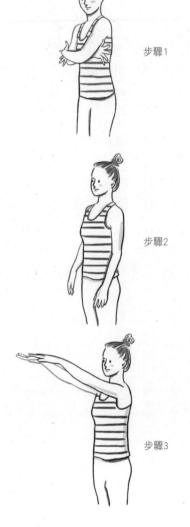

步驟1

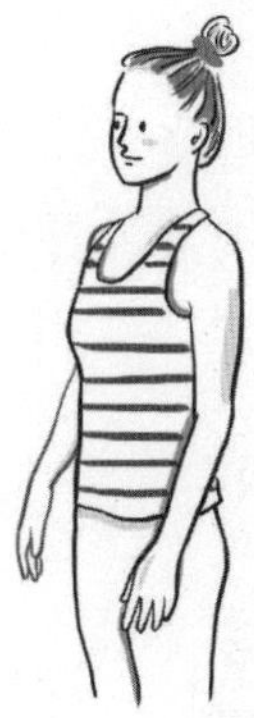
步驟2

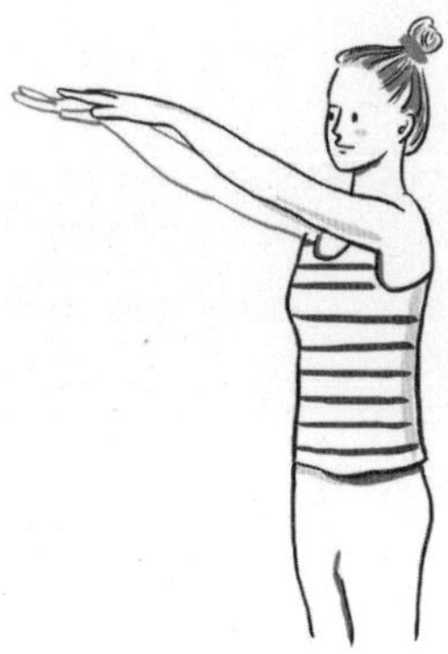
步驟3

慢跑快走，耗熱量排水濕

脾主肌肉和四肢

人體的肌肉、四肢都需要氣血津液等物質的營養與滋潤，而這些營養物質又來自於脾胃。因此，脾胃健運，機體能獲得的營養充足，則肌肉豐滿壯實，四肢活動有力。反之，脾胃虛衰，營養供應不足，則肌肉消瘦或萎縮，四肢乏力。

運動不足會削弱脾胃功能

人若缺乏運動，常會感覺身體沉重、四肢無力，導致氣機不暢，脾胃及其他臟腑系統調水濕的功能也會因此削弱，這樣既不利濕熱的排除，還可能會因水濕內滯而生濕熱。

建議濕氣重的人最好每天堅持適當運動，多進行一些如跑步、快走、爬山、瑜伽、太極等促進四肢和肌肉活動的運動，以幫助身體器官運作，健脾祛濕、緩解壓力，促使濕熱排出體外。

堅持慢跑，祛濕又排毒

功效：有效增強心肺功能，加速血液循環，加快新陳代謝，將體內多餘的水分、垃圾和毒素等，透過汗水及尿液排出體外，不但可排毒祛濕，而且有助於防止身體內部濕邪的產生。

時間：早上七～八點鐘，太陽剛剛升起，空氣經過紫外線照射後，是最新鮮的。

運動量：每週三～四次，每次三十～四十分鐘或六千～八千公尺路程。

呼吸：呼吸均匀，兩步或三步一呼一吸的呼吸法。

姿勢：保持上肢放鬆，下肢有彈性，防止受傷。肩部放鬆，避免含胸；兩臂各彎曲約成九十度，兩手半握拳，自然擺臂；身體前傾，幅度應以自然、舒適為要；步伐適度，避免跟腱因受力過大而勞損。

注意：慢跑的作用不在於每次運動量的多少大小，而在於是否能夠長期堅持。此外，還要避免在高溫下運動；最好不要空腹運動，在飯後一小時較為適宜；選擇空汙少、安全的地方。

荷葉除濕茶，祛痘塑身段

很多人可能有這樣的體會：本來很瘦的一個人，卻因為吃藥而發胖了，甚至莫名其妙的就胖了很多，或是臉上冒出了一堆小痘痘。

其實，這往往和體內的濕熱有關。

濕熱導致胃強脾弱

濕熱型的胖子都很能吃，因為胃有濕熱，功能亢進，飯量大增；而胃納過旺，加重脾運化的負擔。當脾的運化能力減弱，不能將食物營養有效吸收，就會停滯在人體內化成內濕儲存起來，造成「水濕內停」，更加重身體的不適。這樣的人看起來肥胖、水腫、笨拙，且臉色也不好看，晦暗或長痘長斑等，而舌質偏紅、舌苔黃膩就是濕熱體質的特徵。

所以脾虛易致肥胖，而濕熱型肥胖更是肥胖中比較難治的，不僅要健脾胃、除濕熱，還要消脂，這可以透過多運動，或多吃薏米、赤小豆、決明子等清利濕熱的食物來達到目的。

【荷葉除濕茶，健脾胃除濕熱又減肥】

材料：乾荷葉八克，冬瓜皮十克，枸杞十五克。

做法：將上述幾味藥材清洗乾淨，同入茶壺（杯）中，沖入沸水浸泡三十～六十秒後倒去茶湯。接著再沖入沸水，燜泡五分鐘即可。

功效：分解脂肪、消除便祕、利尿，不僅健脾胃，解暑祛濕，還可降脂減肥，適合肥胖者、高脂血症及高血壓者飲用。

是菜又是良藥，健脾化濕用扁豆

扁豆又叫娥眉豆，被稱為「豆中之王」，乃健脾之物。

扁豆可健脾化濕

中醫認為扁豆性平，味甘，入脾胃經，且氣清香而不竄，性溫和而色微黃，與脾性最合，有健脾、和中、益氣、化濕、消暑之功效，是一味補脾而不滋膩、除濕而不燥烈的健脾化濕良藥，主治脾虛有濕、體倦乏力、少食便溏、水腫。

另外，扁豆的營養成分相當豐富，包括蛋白質、脂肪、糖類、鈣、磷、鐵、多種維生素及食物纖維等，尤其維生素B群含量特別豐富。扁豆為藥食同源的蔬菜，其嫩莢是蔬菜，種子可入藥。

扁豆最適合長夏吃

中醫把立秋到秋分這段時間叫「長夏」。因其雨水較多，暑熱夾濕、脾胃受困，人常常覺得食慾不振、胸悶腹脹、困倦乏力。扁豆氣味清香、健脾助消化，最適合這一時期吃。新鮮嫩綠的扁豆煮熟煮透後，加些醋和蒜涼拌食用，不僅可以祛濕健脾，還有助消化、增食慾的作用。

扁豆種子適合煮粥

扁豆種子有黑白之分，黑的稱「鵲豆」，白的叫「白扁豆」，或叫「楊岸豆」。其中白扁豆有「長壽豆」之稱，最適合脾胃虛弱的人和老年人食用，不僅富含多種營養成分，補脾除濕效果也極其理想。且因碳水化合物含量不多，糖尿病患者也可放心食用。

扁豆吃法多樣，煲湯、煮粥、炒食都不錯，但要注意扁豆不易熟，製作時最好用壓力鍋烹調，或是提前泡一晚，會更容易軟爛。

扁豆須煮熟，防中毒

扁豆食用時一定要熟透，以免出現中毒事件。因為扁豆中的紅血球凝集素、皂素等天然毒素比較耐熱，只有將其加熱到攝氏一百度並持續一段時間後，才能破壞。因此無論是在家中還是在外點餐，都要注意扁豆必須炒熟、煮熟後再食用。

夏季藿香，解暑祛濕辟穢又扶正

藿香，是大家比較熟悉的一味中藥，很多人可能都使用過，如著名的藿香正氣丸、藿香正氣水等就以藿香為主藥。

藿香性微溫，味辛，歸肺脾胃經，化濕而不燥熱，又善於解暑，為解暑要藥；同時，其氣味芳香，散邪辟穢和脾胃，對於夏季感冒、寒熱頭痛、脘腹脹痛、嘔吐泄瀉、妊娠嘔吐、鼻淵（即鼻竇炎）、手足癬等都有很好的功效。

藿香不僅可除濕，還能振奮脾胃之氣

祛除濕氣是藿香的主要功能，相當於茯苓、蒼朮、薏米等祛濕的藥材和食材，另外，它還有一個重要的作用，就是扶正氣、振奮脾胃之氣。當脾胃被濕氣困住後，只祛濕有時效果並不好，尤其是當濕濁之氣嚴重，導致脾胃陳腐鬱積時，這時用藿香先把脾胃的氣機提起來，調和人體的腸胃道，消除腸胃的不適，再祛濕就會容易多了。

藿香正氣防暑濕，夏季可隨身攜帶

藿香正氣散是著名的民間古方，扶正氣、化邪濁，抵抗各種細菌、病毒等對人體的侵害，提高人體免疫力，歷經千年使用，對於治療夏季暑濕而出現的噁心、頭痛、食慾不振、嘔吐、腹瀉、皮膚炎等不適，都有很好的功效，早已得到民眾的普遍認同。

目前的成藥有滴丸、口服液（水）、軟膠囊等多種類型，且具有起效快、藥物穩定性高、不易水解氧化、無異味、攜帶方便等特性，避免了煎藥的不便，同時也保證了藥物的品質，適合夏季家中常備或外出攜帶。

夏季藿香泡腳，防暑又除濕

天氣潮熱時，很多人習慣沖涼，有人恨不得一天二十四小時都泡在冷水裡。同時，因為天氣原因，很多人放棄了泡腳的習慣。殊不知，秋初濕氣很重，且濕氣容易阻滯在脾胃中，特別傷身體，大家更應該泡腳，不僅能達到祛除暑濕的效果，還可以調理身體。

做法：取三十~五十克藿香，放入兩公升水中，用大火煎煮四十分鐘左右，改用小火煎至藥液剩一公升時，濾取汁液，剩餘的藿香中再加水兩公升，再次煎至一公升藥液。然後將兩份藥液一起放入盆中，浸泡雙足，藥液以泡過足踝為度，在泡腳的同時可做一下足部按摩。

寒濕：怕冷，大便成形

防寒濕，夏季與冬天一樣重要

寒濕為陰邪，包括外感寒濕和內生寒濕兩方面。外感寒濕是受外界寒濕邪氣的侵襲而致；內感寒濕則是脾胃陽虛，又受飲食生冷的侵擾，濕邪難於運化而致。

現代人夏季受寒者多於中暑者

寒濕多見於冬天，尤其是大雪天、陰雨天氣影響更大，而南方因為濕氣重，陰冷的冬天比北方的冬天更令人難受。但現在，寒濕的困擾早已不局限冬天，甚至夏季人們受到的寒濕困擾還要多於中暑，尤其是夏秋之交的七八月間，因雨水較多，所以寒濕傷人更為嚴重。

此外，悶熱的夏季，民眾往往會貪吃冷飲及生涼的瓜果蔬菜，長時間開冷氣和電扇，這些做法使人體的排汗、排熱等散熱方式受到限制，就會讓寒濕侵襲並停留在體內，出現大便稀、食慾差等受寒的不適症狀。

穿得少的愛美人士最需防寒濕

年輕人都愛美，為了保持形象和襯托身材，寒冷的冬季也穿得很少；到了悶熱的夏季，這些愛美人士就更極盡薄、透、露之能事，進入冷氣空調場所後，暴露的皮膚很快就成為寒濕的領土。

防寒濕的小對策

一年四季都可能受到寒濕的侵襲，如何才能少受一些呢？這就需要我們在平時的生活中多注意以下幾點：

1. 夏季不要過於避熱趨涼，不要露宿室外或睡於室內通風處，不要直接睡在地上，睡覺時要避免電扇直吹人體，冷氣溫度不要調得過低；入睡前最好穿個背心，或用毛巾被將腹部遮蓋，以免夜間感受風寒；不要久坐陰暗潮濕之地。
2. 出汗後，不可貪一時之快而沖涼水澡，或使勁吹電扇，也不要直接進入溫度很低的冷氣房內。

3. 飲食應以清淡易消化為主，不要過食冰凍、冰鎮的飲料和水果，老人、兒童和體弱多病者尤其不可貪吃冷食冷飲；另適當進食一些扁豆、薏米、山藥、芡實、赤小豆、蓮子、生薑等健脾除濕的食物。

寒濕進入身體有五大通道

一、頸肩的「大椎穴」

大椎穴屬督脈，位於後頸部下端，是督脈、手足三陽經、陽維脈之會，號稱「諸陽之會」和「陽脈之海」。

日常活動中，寒濕很容易從大椎穴進入人體，引起肩頸痠痛、五十肩、頸椎病等不適。因此，整天在冷氣房中工作和生活，要注意保護好自己的頸部。

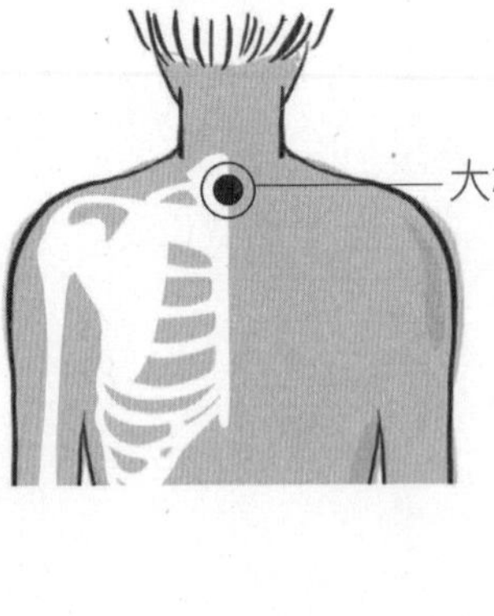

二、前胸的「膻中穴」

膻中穴屬任脈，在體前正中線上，兩乳頭連線的中點。此處若受寒濕侵襲最易引起胸痹心痛、心悸、乳腺腫痛、乳腺管道阻塞等病症。因此，建議大家平時可經常對膻中穴進行按揉，以防寒濕所擾。

三、肚臍的「神闕穴」

神闕屬任脈，別稱臍中，位於肚臍中央部位。寒濕從神闕穴進入人體後，最容易在盆腔部位存積，對女性的傷害尤大，易引發月經不調、痛經、婦科炎症、子宮肌瘤、卵巢囊腫、不孕不育等疾病。女性平日一定要注意肚臍部位保暖，以防寒濕侵入。

四、腰部的「命門穴」

命門穴屬督脈，位於人體腰背正中線上，正

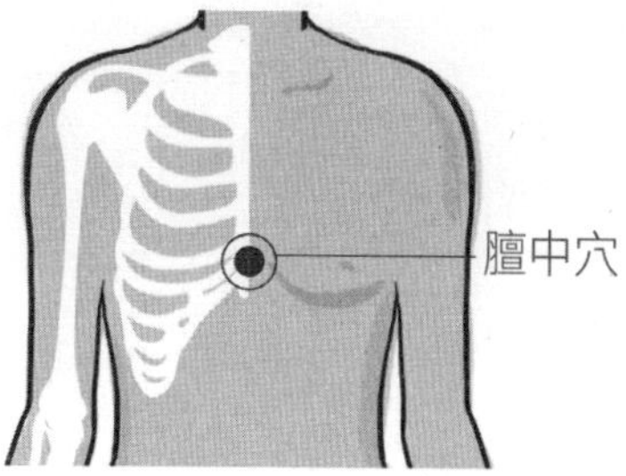

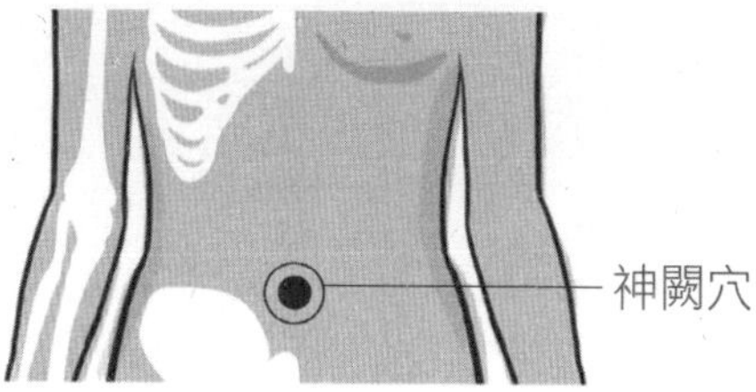

好和肚臍相對。從此穴進入人體的寒濕容易引起腰痠背痛、腰膝痠軟、腎虛、性功能下降等不適，建議大家，尤其中老年人，平時一定要注意腰部的保暖。

五、腳底的「湧泉穴」

湧泉穴為腎經經脈的第一穴，位於足底部，可散熱生氣。腳部的脂肪含量少，又距離心臟最遠，所以極易受到寒邪侵襲。寒濕從腳底進入人體後，易向上流動，引起關節痠痛、風濕關節炎等不適。沒事常搓腳底，可以防止寒濕從腳下生。

寒濕則血凝，血凝則痛

如同自然界的河流一樣，人體內氣血的運動也是需要溫度，而且它對溫度的要求還很高。溫度過低，河流會冰封；溫度過高，水分會蒸發。

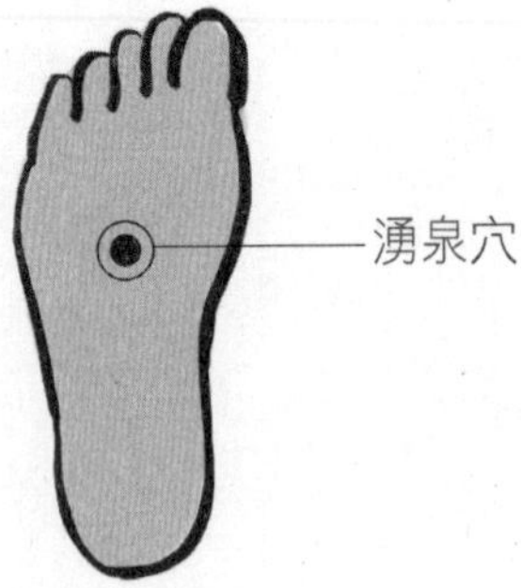

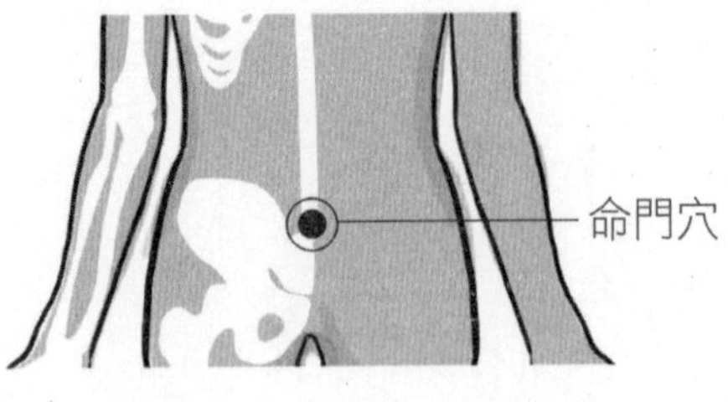

只有不寒不熱時，它才能正常運行。所以《黃帝內經・素問・調經論》認為：「血氣者，喜溫而惡寒，寒則泣（澀）而不行，溫則消而去之。」

人是哺乳動物，體溫乃恆定的，在這個特定的範圍內，人體的各項機能得以正常運轉。當溫度過高或者過低時，人體機能就會受到影響。

起雞皮疙瘩是因為皮膚受寒收縮

寒主收引，舉個例子，比如生活中受了寒會出現一種現象，就是渾身起「雞皮疙瘩」。「雞皮疙瘩」就是體表肌膚收縮的結果。遇到寒冷時，雞皮疙瘩有利於縮小毛髮和皮膚的間隙，隔絕熱量散出。

如果寒邪進一步侵入人體內部，經脈筋絡也會隨著收縮。人在大冷天手腳會凍得麻木，就是這個原因。如果寒邪入了血脈，血液就會凝滯，經脈就會不通。「不通則痛」，機體某部位接著出現疼痛感。如膝蓋受寒疼痛時予以熱敷，痛感會減輕或消失，就是因為高溫使凝滯的氣血重新流動起來。

流水不腐，血得溫則行，通則不痛

通，是指氣血津液沿著各自的經絡脈道，正常運行至全身而無阻滯，濡養五臟六腑，使人感到精力充沛、精神飽滿。如果經絡這些小管道某一處受淤堵，氣血瘀滯，不能流通，立刻會影響到整部機器的正常運轉。「流水不腐」的道理人盡皆知，自然界的河流如果不流動，就會變成一潭死水，孳生細菌散發惡臭。人體內的氣血也如同自然界的河流，運行有序，不受阻滯；而流速平穩時，人體才能健康，免受疾病困擾。一旦淤堵，不能及時疏通，久而久之，氣滯血瘀形成體內蘊毒，就會讓人產生疼痛感。

體內寒濕時間長了，身體就容易出現「凝」的現象，亦即氣血循環、新陳代謝變慢，身體容易痠、痛、不舒服。

「瘀」的時間長易出現阻塞，身體會痠痛、麻木、脹痛、渾身不舒服，疏通過程中，痧點全是黑紫色的。

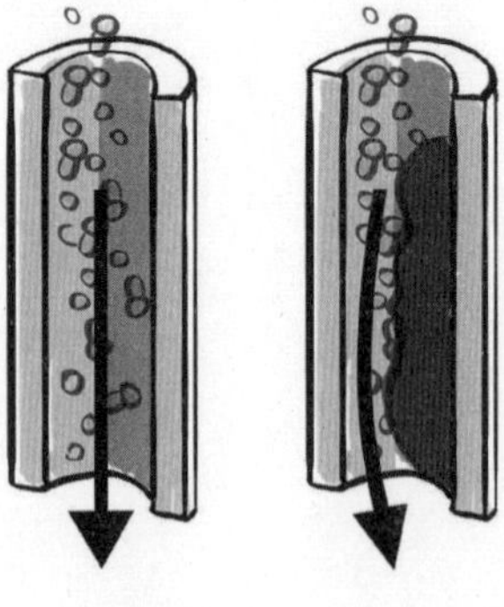

◀正常血管中的血液流動暢通無阻。當血管中的垃圾過多時，血液供應就會受到影響

氣血充足是祛寒濕的根本

很多女性一到冬天便手腳冰冷，怎麼也暖和不起來。這是因為女性先天體質偏陰，再加上每個月都要失血，因而女性最怕冷，最容易出現氣血問題。

寒就是血液循環差，濕就是身體內的水分過多，無法正常代謝。寒濕是女人諸多疾病的誘因和癥結，一旦受涼，後患無窮。女人身體、皮膚上的問題大多和受寒脫不了關係。

氣血足，是祛寒濕的最佳方法

只要身體內血液充足，腎氣就足，就能保證血液循環的通暢，讓全身感到溫暖舒適。寒濕在充足的血液、流動暢快的血流面前是無立足之地的。寒濕沒了，就不會出現這兒疼那兒痠，也就不會長斑、長痘、長癬。

保暖是女性最好的保養品

女人是靠血養的，只有血行順暢、充盈，無論身體還是容顏才會有營養來源，而血有「得熱則行，遇寒則凝」的特性，忽略了受寒這個因素，就等於人為地阻礙了氣血的運行，在這個大環境中，無論怎麼吃補血的阿膠、當歸，也不可能有如花美貌，這些補養上品會積滯在體內，無法到達用武之地。因此，對女人來說，保暖就是一種最重要的保養，而且是諸多有效保養辦法的先決條件。

大部分女性體質偏寒，特別是腹部、膝蓋、肩部，這些地方容易受寒，所以一定要注意保暖。

【薑歸羊肉鍋，溫補氣血】

材料：羊肉三〇〇克，當歸、薑片各十克。

做法：羊肉洗淨切薄片，與當歸、薑片一起放入砂鍋中，加適量清水，大火煮開後小火煲一個小時，加鹽調味，食肉喝湯即可。

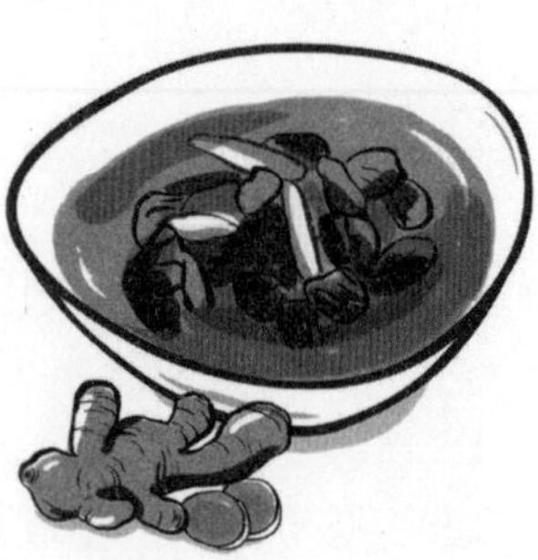

功效：羊肉、當歸、生薑都是溫性食材，可溫補氣血，女性冬季每星期吃一次，對寒性體質有很好的改善效果。

護好神闕，將寒濕拒之身外

前面我們已經說了，神闕穴是寒濕進入身體的五大主要通道之一。

神闕穴是人體最隱祕、最關鍵的要害穴竅，是生命的長壽大穴。何為神？神即變化莫測，是心靈的生命力；何為闕？闕是要害，是人體這個城池的大門。神闕位於肚臍處，是人為胎兒時，透過臍帶連接母體以獲得營養的通道，使胎兒得以逐漸發育，所以又有「命蒂」之稱。就如連著瓜秧和瓜果的瓜蒂一樣，沒了它，哪裡還有瓜吃呢？

人體先天的強弱與神闕穴密切相關，同時又向內連接著人身的真氣真陽，能大補陽氣，因而又有「先天之本源，生命之根蒂」的稱號。

臍為五臟六腑之本

神闕穴（肚臍）有任、帶、衝三脈通過，聯繫五臟六腑，是調整臟腑、平衡陰陽的樞紐，經常按摩神闕穴，能調和脾胃、益氣養血、溫通元陽、復甦固脫，具有良好的養生保健作用，古人因此有「臍為五臟六腑之本」、「元氣歸臟之根」的說法。如果各部氣血陰陽發生異常變化，可以借刺激神闕穴來調整全身，達到「陰平陽祕，精神乃治」的狀態。

生活中要注意臍部的保暖，很多年輕女性喜歡穿露臍裝，雖然漂亮，但對身體危害很大——不僅會影響自己的經期，還很容易導致經痛，並影響子宮的結構功能。

摩揉神闕，強身防寒濕

為了保養神闕穴，平時應經常對它進行摩揉，能使人精神飽滿、體力充沛，從根本上防止寒濕的入侵。

做法：每天晨起或睡前，空腹平躺在床上，將雙手搓熱，左下右上疊覆在肚臍上，先順時針摩揉一〇〇下，再逆時針摩揉一〇〇下。

注意：動作要和緩，力度宜適中，以腹部發熱、無不適感為宜，關鍵是要堅持。按摩範圍以神闕穴為中心，逐漸擴大至整個腹部；另外，有急性炎症、惡性腫瘤的患者不宜按摩。

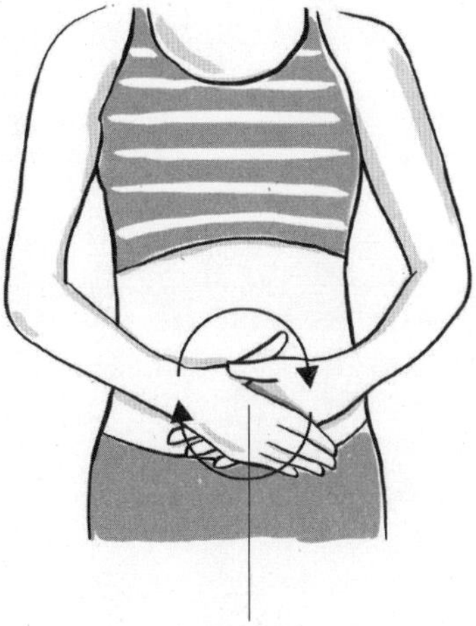

神闕穴

按揉承山穴，振陽又排濕

承山，屬足太陽膀胱經，膀胱經主人體一身之陽氣。「承」，即承載；「山」，即以土堆積起來，在這裡指人體。承山，顧名思義，即承受人體這一座山的重量。

承山穴，祛濕的最好穴位

當人站著的時候，位於小腿肚上的承山穴是最直接的受力點，是全身承受壓力最多的筋、骨、肉的集結之處；同時，承山穴又是人體陽氣最盛的經脈（膀胱經）之樞紐，所以，它能透過振奮太陽膀胱經的陽氣，排出人體濕氣，可以說是祛濕最好的穴位。

你可以按一按自己的承山穴，看看是否有痠脹痛感呢？如果有，那就說明你體內有濕；再如，游泳時，人的小腿肚會抽筋，其原因就是在水裡感受了寒濕之邪，這時，只要趕緊揉一揉承山，抽筋的症狀就會緩解或者消失。

快速取穴：承山穴在小腿肚下方正中，這裡的肌肉被分成「人」字形，承山穴就在人字中間。在找穴時，最好採取俯臥位或坐位，上提腳跟，並將腳尖向小腿肚的方向繃直，同時小腿用力繃緊，此時可以看到小腿後面的肌肉凸起，在這塊肌肉的下方，你會摸到一個尖角凹陷，點按時有痠痛感，此即承山穴。

按揉承山穴

做法：用大拇指、食指或中指點按在承山穴，由輕到重，力量均勻，每天可點按一～二次，每次十～二十分鐘。

功效：運行經氣，調整經絡，祛除濕氣。

注意：承山穴按上去會比較痠痛，所以手法一定要輕柔，以感覺到痠、麻、腫、脹才會有效，然後再加重手法。

此外，也可隨意站立，雙手在胸前環抱，腳跟稍稍抬起，重心要落在腳掌前三分之二處，這樣一來，受力部位正好是位於小腿肚上的承山穴，也可達到按摩的作用。

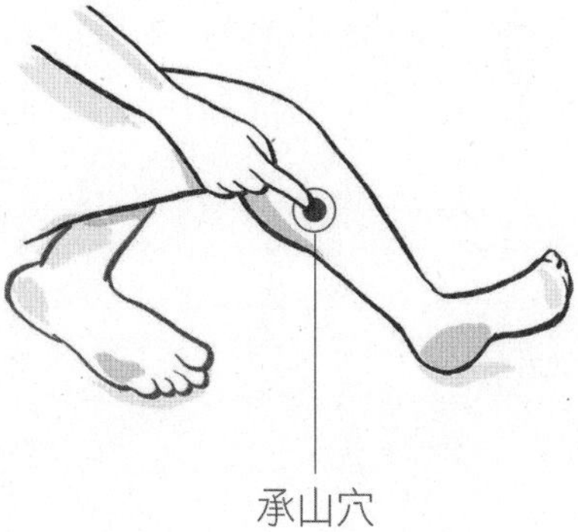

適當出汗是袪寒濕的好方法

適當出汗可以促進血液循環，進而袪除寒濕。不管是運動出汗，吃了溫熱的食物而出汗，還是泡腳後微微發汗，都有助於促進血液循環，進而袪除寒濕。

運動生熱祛除寒濕

經常運動與體力勞動的人，會感到體內的熱量大。這是因為運動可以紓解壓力，活絡身體器官運作，動則生陽，進而生熱，祛除寒濕。

因此，建議動腦多，體力消耗少，長期待在密閉中央空調辦公室內，很少流汗的現代白領們，不妨試著讓自己多嘗試跑步、快走、游泳、瑜伽、太極等「有點喘、會流汗」的運動，以活化氣血循環，增加水分代謝。

需要提醒大家的是，只注重運動而體內的血液不足，運動後就會疲乏，抵抗力下降，反而會使寒濕乘虛而入，身體仍會虛弱多病。

出汗要適度，大汗淋漓反而易生寒濕

適當出汗可以幫助身體祛除寒濕，但大量的出汗卻容易招致寒濕入侵。

大量出汗，會減弱皮膚毛孔抵禦外邪的作用；再者，汗出得過多會損傷人的心氣和腎氣，心腎不交的情況下，人體抵禦外邪的功能就會減弱，這時寒濕就會乘虛而入。

艾葉泡腳也可祛寒濕

艾葉歷來在民間的應用十分廣泛，它可以用來養生治病，也可以用來充饑，甚至還能辟邪驅毒。

用艾葉泡腳，不僅可以除寒濕、通經絡，還具有抗菌、抗病毒、平喘、鎮咳、祛痰、增強免疫功能等多種作用。

艾葉小檔案

性味：辛、苦，溫；有小毒。

歸經：歸肝、脾、腎經。

功能主治：散寒止痛，溫經止血。

所含成分：揮發油、單寧酸、黃酮、醇類、多醣體、微量元素及其他有機成分等。

忌用人群：陰虛血熱者。

艾葉所含揮發油可發汗理氣

艾葉中含有〇・四五～一・〇〇%左右的揮發油，不僅有發汗、理氣的效果，還有止痛、抑菌等作用，可以祛除身體的寒濕。

泡腳促進經脈血脈運行

中醫認為，腳屬陰，是體內陽氣最弱的地方；同時，腳也是精氣之根，與全身臟腑器官密切相連，泡腳可以促進全身經脈與血脈的運行，達到溫暖身體、補元陽、祛寒濕的效果。

艾葉泡腳改善血液循環

從現代醫學來看，腳位於人體的最下端，離心臟的位置最遠，血液循環功能偏弱，且足部皮下脂肪少，保暖能力差，溫度往往低於人體的正常溫度，艾葉泡腳可使腳部的血液循環更暢通，便於濕寒的排出。

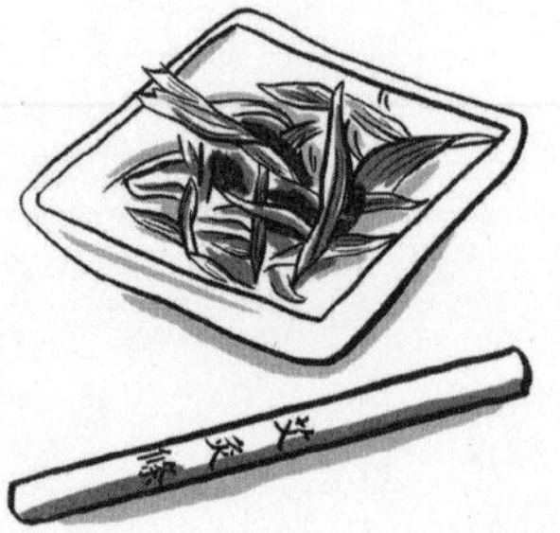

▲艾條是用棉紙包裹艾絨製成，找不到艾葉時，如果家裡有艾條、艾炷，也可拆開作為艾葉的替代品使用。

因而，用艾葉泡腳祛寒濕，可以有事半功倍的效果。

艾葉泡腳

材料：艾葉一小把（四分之一艾條）。

用具：木盆或木桶，最好不要用金屬盆和塑膠盆，以免有效成分損失。

做法：艾葉（或艾條）撕碎後放入泡腳桶中，倒入滾開的水，待艾葉泡開後，兌入適量的清水，調至自己能接受的溫度（攝氏四十~四十二度），即可開始泡腳。

功效：改善腳部血液循環，減少體內代謝產物的堆積。

浸泡時間：以泡至全身微微出汗為度。

浸泡次數：每天一次，睡前為宜，寒濕較輕一般連續浸泡二~三天即可；體寒濕重的病人，建議每週浸泡一次，同時喝一杯生薑紅棗水，可幫助去寒又不致瀉氣。

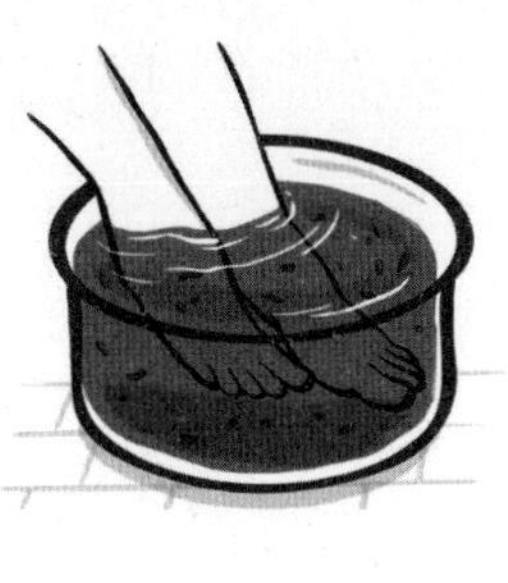

溫馨小叮嚀

浸泡後要多喝一些溫水，不要吃寒涼的食物，並注意保暖，最好浸泡完後即上床休息。皮膚有傷口時不宜使用，應待傷口癒合後方可浸泡。用艾葉泡腳，不宜用量過大，也不宜經常使用，以免將虛火、寒火往下引，引起頭面部的氣血兩虧、供血不足，造成頭暈、頭痛等症狀，還有可能出現眼睛乾澀、乏力以及情緒低落等不良狀況。

陳皮赤小豆湯，養心補血又祛濕

赤小豆（紅小豆）性平，味甘、酸，歸心、脾、小腸經，本身熱量不高，富含鉀、鎂、磷、鋅、硒等礦物質成分，是典型的高鉀食物。

心之穀，養心又養血

赤小豆有行血補血、健脾祛濕的功效。赤小豆色紅，五色配五臟，紅色入心，最是補心，李時珍稱為「心之穀」。

赤小豆富含鐵質，煮熟後會變得非常柔軟，而且有著不同尋常的甜味，非常適合心血不足、體內有寒濕怕冷的女性食用。

利水利尿，最是除濕

中醫認為，赤小豆性善下行，專利下身之水，有利尿消腫的作用。

從現代營養學的角度來說，赤小豆含有豐富的鉀和皂角苷，可刺激腸道，有良好的利尿作用，能解酒、解毒，對心臟病和腎臟病、水腫有益。赤小豆可以和多種食材一起搭配食用，如薏米、山藥、鯉魚、陳皮等，均有很好的除濕功效。

【陳皮赤小豆湯，清熱利濕功效好】

材料：赤小豆五十克，陳皮兩克。

做法：赤小豆浸泡一夜，陳皮用溫水泡軟，用小刀刮去白瓤。兩者一起加水二〇〇〇毫升，大火煮至赤小豆開花，再用小火煮一小時左右即可。也可直接放入電鍋中煮湯。請直接飲用，或加入蜂蜜飲用。

功效：赤小豆補心、去水腫，陳皮理氣開胃。陳皮中和了赤小豆的甜膩之感，有淡淡的芳香之氣，不僅清熱利濕，還有養心養脾胃的作用。

薑紅茶，升溫祛濕的好飲品

生薑，又稱為薑、白薑、川薑，為薑科植物薑的根莖，其外形扁平，肉質肥厚，有芳香和辛辣味，既可食用鮮品，也可食用乾品，是一種極為重要的日常烹飪材料，與蔥和蒜並稱為「三大佐料」，一般很少作為蔬菜單獨食用。

生薑可活血散寒、驅寒濕

活血散寒，健脾暖胃：生薑性溫而味辛，內含多種活性成分，具有祛濕活血、暖胃散寒、解毒止嘔的作用，還能消除體內垃圾，益於身體健康。生薑中含有豐富的薑辣素，有發熱散寒、溫中健胃的功效，驅寒除濕的效果極為優良。

提高食慾助消化：生薑中所含的薑烯可以保護胃黏膜細胞，並增加胃液的分泌，促進腸道的蠕動，提高食慾，增強消化吸收的能力。

暖胃紅茶，最宜冬天飲用

紅茶湯色紅豔，香甜味醇，且其中富含茶黃質、茶紅質等多種營養成分，有促進腸胃蠕動、幫助消化、增加食慾的功效，同時還有利尿、消除水腫並強壯心臟功能的作用；再加上其性味偏溫，最適合於冬天飲用。

【升溫祛濕的薑紅茶】

材料：生薑二十克，紅茶五克，紅糖二十五克。

做法：三者一起放入保溫杯內，加五〇〇毫升開水沖泡，加蓋燜十分鐘即可飲用。

功效：紅茶、生薑、紅糖都屬於熱性食品，三者一起泡茶飲用，可促進血液循環，增強身體代謝機能，從而暖體升溫。

注意：此茶最適宜在早上喝，女性冬季經期前後每天喝上一～二杯，不僅可以暖上一整天，也有助於緩解經痛。

花椒除寒濕，散寒又通氣

花椒是一種常用香料，可除各種肉類的腥味，同時還有促進唾液分泌、增加食慾、擴張血管的作用。

花椒溫中散寒、除寒濕

中醫認為花椒性溫味辛，有通經活絡、溫中散寒、健胃除濕、理氣止痛、活血散瘀等功效，它可以祛除身體裡的濕氣，尤其是寒濕。花椒籽能利水，祛濕作用更強，吃花椒籽有助於消除水腫。

花椒對於祛除下焦寒濕有很好的功效，女性宮寒（白帶多而清、稀，長期性經痛）或受涼腹痛時，男性腎寒，以及腸胃虛寒、慢性腹瀉者，都可以透過食用花椒來改善不適的狀況。如可以在薑棗茶裡加上幾粒花椒一起煮，不僅祛寒濕的效果更強，還能止腹痛。

需要注意的是，花椒味辛，陰虛火旺的人不能多吃，因此這裡推薦一個更好的辦法，就是做成花椒酒外用，對於改善各種關節問題尤為合適。

【關節腫痛用花椒酒】

做法：取花椒五十克，放入二五〇毫升的白酒（五十五度）中浸泡。整粒的花椒需浸泡一週後再使用，若是花椒粉則浸泡一～二天即可。

用法：取適量花椒酒擦在疼痛的部位，用手上下來回搓揉，搓熱後焐上熱水袋，或是用艾條燻一下，效果會更好。

功效：溫中散寒，除六腑寒冷，並通血脈、調關節、暖腰膝，最適用於腰痛、膝關節腫痛、五十肩等症狀。

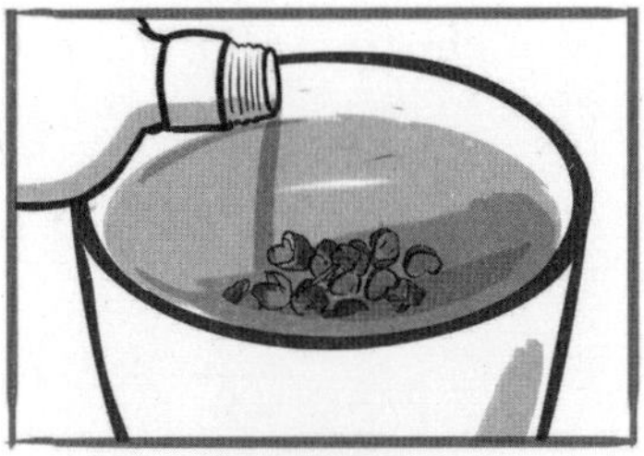

◀用白酒浸泡花椒。

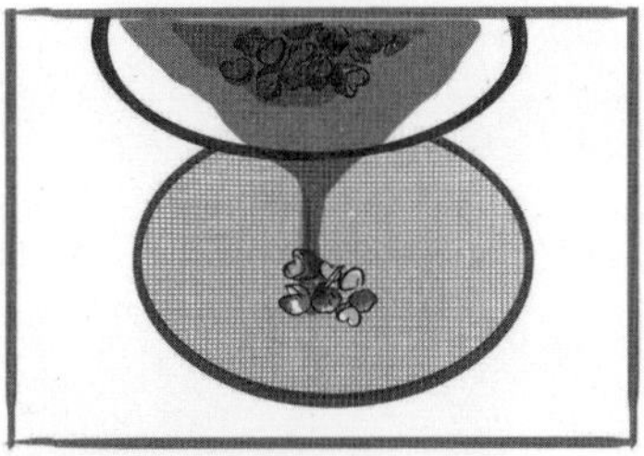

◀浸泡一週後過篩。

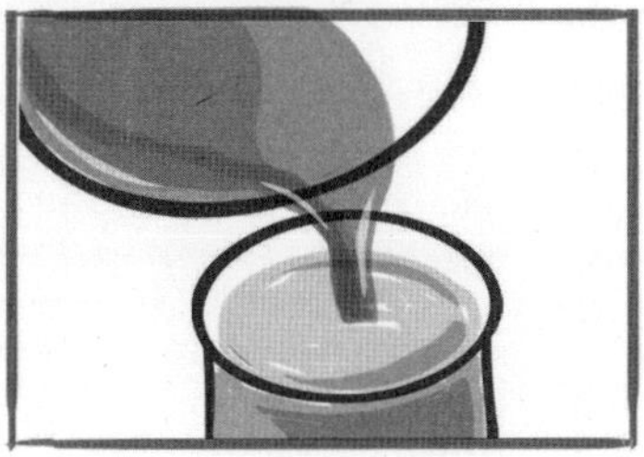

◀過濾雜質後即成花椒酒。

風濕：骨關節、肌肉的疼痛

春時防風守合谷、太衝

《黃帝內經・素問・風論》曰：「風者，百病之長也，至其變化，乃為他病也。」《素問・骨空論》也提到：「風者，百病之始也。」風邪為六淫病邪的主要致病因素，是外感六淫之首，凡寒、濕、燥、熱諸邪多依附於風而侵犯人體，如外感風寒、風熱、風濕等，所以風邪常為外邪致病的先導。

風為春季主氣，須小心防範

春天防病，首當防風。風邪終年皆有，四季皆可傷人，但為春季之主氣，因此多風的春天更要防止風邪侵襲人體；且風性善動，無處不到，變化多端，與人體表接觸的機會最多，進而引起各種疾病。

「虛邪賊風，避之有時。」避之有時，是說要及時躲避自然界能使人致病的風邪，注意防風避風，不要因為天氣回暖就很快減衣脫衣，應隨氣候狀況適時增減衣物，預防「倒春寒」（指初春氣溫回升較快，而在春季後期氣溫較正常年份偏低的天氣現象）；迅疾、猛烈的過堂風（通過穿堂、過道或相對門窗的風）最易使人致病，故不宜在過堂風中久留，更不能在此處睡覺；白天可適當通風，但夜間一定要關好門窗，以防虛邪賊風侵入。

把住人體生命的關口

手上的兩個合谷穴與腳上的兩個太衝穴都是人體的重要保健穴位，合稱為「四關穴」，意即人體生命的關口。

合谷穴、太衝穴的配伍之所以被稱為四關穴，是因為合谷、太衝分別為手陽明大腸經、足厥陰肝經的原穴。所謂原穴，是人體生命活動的

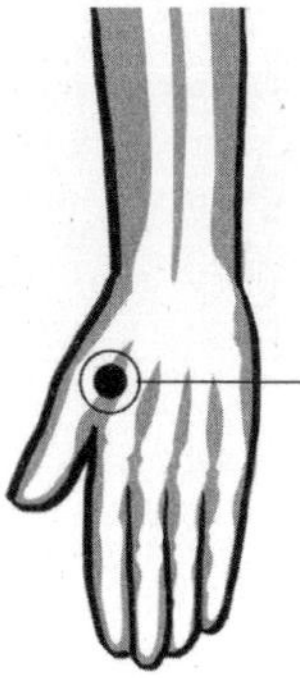

合谷穴

合谷穴位於第一、二掌骨之間，也就是「虎口」。

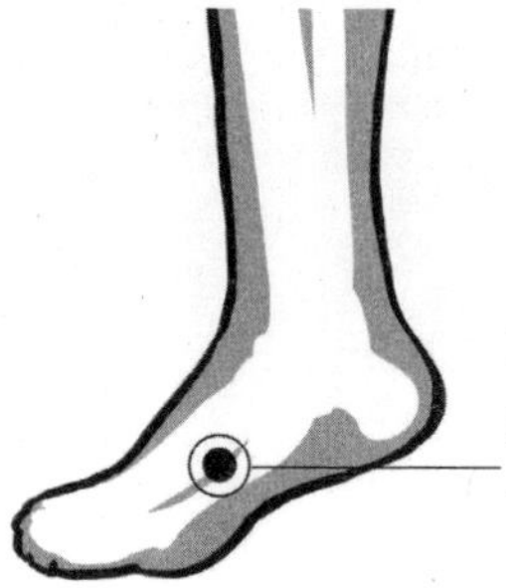

太衝穴

太衝穴位於足背第一、二蹠骨之間。

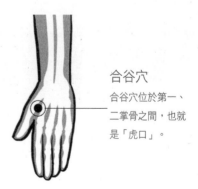

原動力，透過三焦運行於臟腑，為十二經脈之根本，是調整人體氣化功能的要穴。

合谷穴屬手陽明大腸經，太衝穴是足厥陰肝經，兩者一陰一陽，且一手一足；一個是肝經，是屬於臟的，一個是大腸經，是屬於腑的，是為一臟一腑；手陽明大腸經管人體的血，足厥陰肝經主管疏泄功能，即人體氣機的通行，是主氣的，兩者一氣一血，相輔相成。

「面口合谷收」

「面口合谷收」是中醫「四總穴」歌中的一句。所謂「面口合谷收」，是指合谷能祛除頭面部的疾患（但不是唯一的）。只要按摩合谷穴，就可以使合谷穴所屬的大腸經經脈循行之處的組織和器官減輕或消除疾病。

春季多風，被風吹後出現頭痛或輕度的感冒，可趕緊按摩一下合谷、太陽和風池穴，對減輕症狀有幫助。

此外，出現臉部神經麻痹、口眼歪斜、牙齒牙齦疼痛、咽喉腫痛、三叉神經痛、眼睛疲勞等症狀時都能用按摩、拔罐合谷穴來進行治療和預防。

腦血管病人還可以配合揉搓按摩腳部的湧泉穴和太衝穴。

防風護肝找太衝

太，大也；衝，衝射之狀也；太衝，指肝經的水濕風氣在此向上衝行。本穴物質為行間穴傳來的水濕風氣，至本穴後因受熱而脹散化為急風衝散穴外，故名。

太衝穴是肝經的原穴和腧穴（腧，同輸、俞，均位於軀幹部，與臟腑關係密切），也是肝經的火穴，因為按揉此穴，可以把肝氣肝火消散掉，就好比人體的出氣筒，將鬱結之氣從這裡沖出去。

所以，當出現頭痛、眩暈、目赤腫痛等頭面不適，以及中風、癲癇、小兒驚風等病症時，都可以透過按摩太衝穴來加以改善。

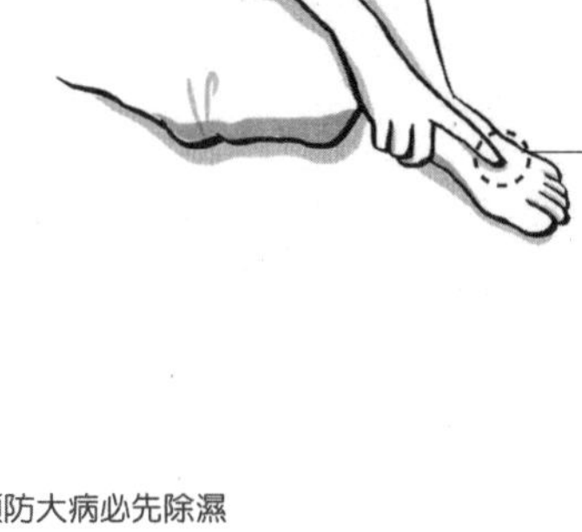

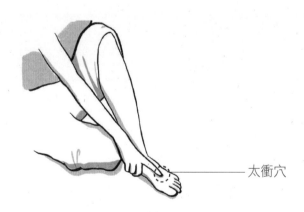

做法：溫水泡腳十～十五分鐘後，用拇指按揉三～五分鐘，感覺輕微痠脹即可。不需用太大的力氣，兩隻腳交替按壓。

夏季不貪涼，膝關節是防護重點

風濕與寒濕總喜歡在寒涼、潮濕的環境中侵入人體，因此平時注意防範風寒、潮濕的入侵非常重要，尤其是當身體虛弱的時候更應注意。

夏季保護膝關節的幾個注意事項

夏季天氣炎熱、酷暑難當時，不可睡在當風之處，或者露宿達旦，以免風寒乘毛孔開放之虛而入；避免在潮濕處睡臥，以免濕氣上身；不要出汗後對著風吹和洗涼水浴，以防風、濕、寒三邪氣對膝關節的侵害；不宜席地而臥（尤其是水泥地及磚石之地），以防涼氣侵入經脈，影響筋骨；出入冷氣房，注意隨著室內外溫度的差異，衣著隨時增減；尤其是老年人、炎夏分娩之產婦，切勿在風對流之處入睡，或睡中以風扇直接吹拂，因產後百脈空虛，自汗較多，感受風寒則容易成疾，受累一世。

女性尤其要保護膝關節

夏季室外高溫，女性往往都穿得很輕薄，但是一進入有冷氣的室內，就會使皮膚直接接觸寒氣，讓寒氣有侵襲膝關節的機會，因此，年輕女性在室內尤其要注意對膝關節的保護。

此外，女性朋友都喜歡穿高跟鞋，長期下來易造成膝部肌肉處於緊繃狀態，使膝關節的健康受損。

更年期女性，身體內分泌會出現失調，骨骼對鈣質的吸收會大大減弱，這個時期的女性朋友最容易發生骨質疏鬆和膝關節損傷。

靜力收縮訓練，穩定關節

日常生活中，經常練習雙側股四肌等收縮的靜力訓練，對於保護膝關節和防治關節炎都是有好處的。

做法：取臥或坐姿，雙腿伸直，腳尖前伸，用力繃緊大腿上方肌肉群，持續十～二十秒，放鬆五～十秒；重複二十～三十遍；每日四～五次。做三周有效。

此外，每日堅持三十分鐘左右的步行，經常自我按摩雙腿，也都是保護膝關節、防治關節炎的好方法。

生薑改善關節不適，用法多樣

前面已經提過生薑祛寒濕的功效十分優良，不僅如此，生薑對於各種關節疼痛、紅腫等風濕病症也有好的療效，而且用法多樣。

美國、丹麥的科學家們經過研究發現，生薑中含有一種與水楊酸很相似的特殊物質，在防止血液凝固方面有十分理想的作用，對於治療關節腫痛和炎症同樣效果不錯，現已製成藥物普遍使用。

生薑防治關節不適有多種用法，下面介紹幾種常見的小妙方：

【生薑小棉墊】

材料：生薑、棉花各適量，棉布一塊。

做法：生薑洗淨後擠榨成汁，棉花放在薑汁中完全浸濕後，取出稍稍擠壓一下，放到太陽下晾曬至乾。曬好的薑汁棉花用布包好，縫成小棉墊備用。

用法：關節疼痛時，就將小棉墊縫在貼身衣服裡面相應疼痛的部位，穿在身上半個月後，再換一個新的。使用時，也可在薑汁棉墊外焐上熱水袋，效果會更好。

【生薑高粱酒】

材料：高粱酒一〇〇〇毫升，老薑五〇〇克左右。

做法：老薑洗淨後，剁成薑末，用高粱酒浸泡半個月左右。

用法：取兩條毛巾放入生薑酒中浸泡二十四小時後取出，把毛巾絞乾，也可放在太陽下曬乾，然後把毛巾綁敷在患處，兩條毛巾輪流替換使用即可。

【生薑末外敷】

材料：生薑適量，乾淨紗布一塊，保鮮膜。

做法：生薑洗淨後擦成碎末，將薑末放置在紗布中並覆蓋在膝蓋上，用準備好的保鮮膜包裹好膝蓋。每次敷用三十分鐘左右，每二～三天一次即可。

關節紅腫灼熱，飲食忌辛辣刺激

不幸罹上風濕、類風濕性疾病時，要注意飲食上的調理，尤其是風濕活躍期、關節紅腫痛時，更要注意自己的飲食，以免病情加重。

忌過食辛熱燥火刺激性的食物

辣椒、芥末、大蒜、蔥薑、桂皮、羊肉、酒等辛熱食物，偶爾少量食用可以防濕祛濕，但過量食用則適得其反，尤其是類風濕性患者。因為過多的辣椒素會和人體的抗體結合成免疫複合物，沉積在關節周圍，釋放出引起疼痛的化學物質，使關節炎加劇；同時，還會劇烈刺激胃腸黏膜，使其高度充血、蠕動加快，引起胃疼、腹痛、腹瀉等胃腸不適。

忌多食高脂肪、高膽固醇類食物

脂肪在體內氧化過程中，會產生酮體、花生四烯酸代謝產物和發炎介質等，抑制T淋巴細胞功能，易引起和加重關節疼痛、腫脹、骨質脫鈣疏鬆與關節破壞。因此要少吃肥肉、油炸食品等高脂肪、高膽固醇食物，且日常做菜、煲湯也不宜放油過多。

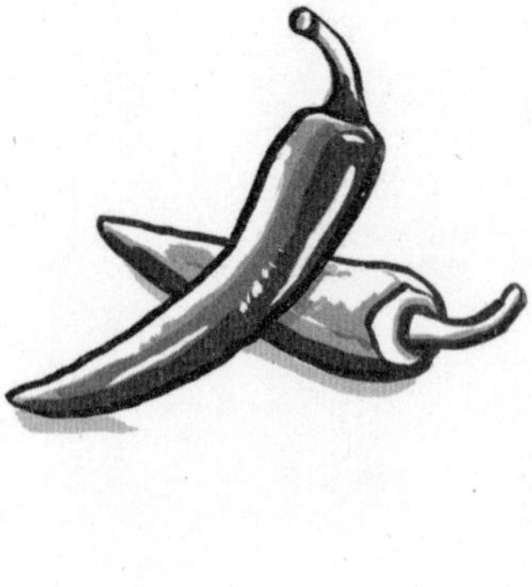

◀平時適量食用一些辣椒、芥末等辛熱食物有一定的除濕作用，但也不宜過量，尤其是風濕活躍期，以免加重關節紅腫、疼痛症狀。

忌多食海鮮類食物

海帶、紫菜、海魚、海蝦等海產品中含有高普林，人體吸收後會在關節中形成尿酸鹽結晶，加重關節不適症狀，因此不宜過多食用。

飲食忌過酸、過鹹、過甜

酸性食物攝入過多，超過體內正常的酸鹼值，就會使乳酸分泌增多，且消耗體內一定量的鈣、鎂等離子，而加重症狀；過食鹹菜、鹹蛋、鹹魚等高鹽食物，會使體內鈉離子增多，也會加重患者的症狀；治療類風濕性關節炎常選用葡萄糖皮質素，導致糖代謝障礙，血糖增高，飲食若再過甜，會更火上加油。

建議風濕患者的飲食應以清淡和易消化食物為主，一方面可以增加食慾，另一方面還能減輕腸胃負擔，增強抗病能力；此外，可多食一些豆芽、赤小豆、蓮子、平菇、冬瓜、絲瓜、薏米、綠豆等有助於清熱除濕的食物。

穴位按摩，止疼祛風濕

以中醫的臟腑、經絡學說為理論基礎，透過按摩手法作用於人體體表的特定部位，從而促進人體生理狀況與血液循環，進而祛除風濕，改善風濕疼痛。

按摩腎俞穴

按摩原理：增加腎臟的血流量，改善腎功能，緩解腎虛所致的腰腿痛。

快速取穴：兩側肩胛骨下緣的連線與脊椎相交處為第七胸椎，往下數七個凸起的骨性標誌（指的是某些部位的骨頭，在人的體表形成較明顯的隆起或凹陷，臨床上常作為定位等應用），在其棘突之下旁開一·五寸處即是腎俞穴。

按摩方法：兩手搓熱後用手掌上下來回按摩腎俞穴五十～六十次，兩側同時或交替進行。

按壓委中穴

按摩原理：有很好的鎮痛作用。

快速取穴：膝蓋後面凹陷中央的膕橫紋之中點即是委中穴。

按摩方法：用兩手拇指端按壓兩側委中穴，以稍感痠痛為度，一壓一鬆為一次，連做十～二十次。

按壓環跳穴

按摩原理：疏通氣血，減輕氣血瘀滯所致的腰腿疼痛。

快速取穴：站直，臀部用力，其最深的地方中央即是環跳穴。

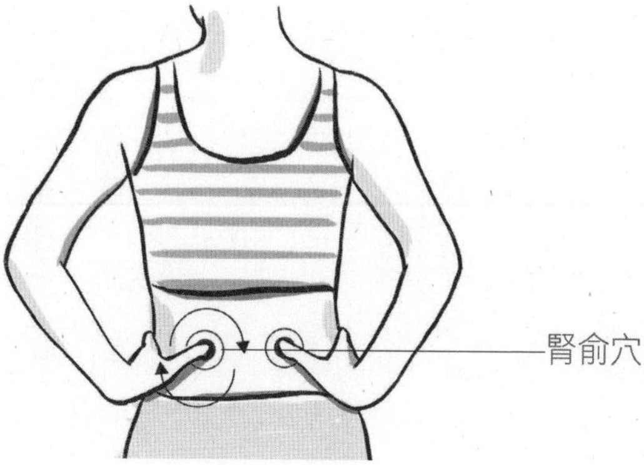
腎俞穴

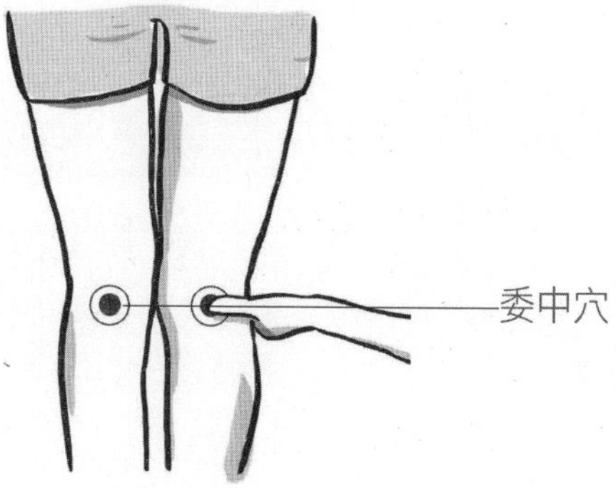
委中穴

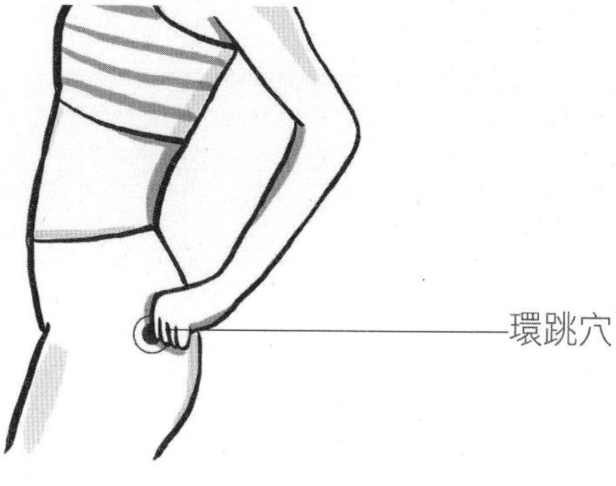
環跳穴

按摩方法：拇指彎曲，利用拇指關節用力按壓環跳穴一～三分鐘，以有痠脹感為度。

艾灸溫經通絡，袪風除濕

艾灸是用艾葉製成的艾條、艾炷燃燒產生的溫和熱力，來刺激體表穴位或特定部位，透過激發經氣的活動，以調整人體紊亂的生理生化功能，使風、寒、濕得以排出體外，對類風濕性疾病有一定的緩解作用。

艾灸可以溫經通絡，補益人體的元陽，驅散寒邪，所以艾灸是風、寒、濕的剋星。

溫和灸大椎，防治頸椎病

取穴原理：艾灸大椎穴能使頸部的頸動脈、椎動脈等血脈的血液循環恢復暢通，有效防治頸椎病。

艾灸方法：點燃艾條，對準大椎穴，距離皮膚一．五～三公分處，溫和施灸十～十五分鐘。

配伍穴位：天柱、風池、阿是。

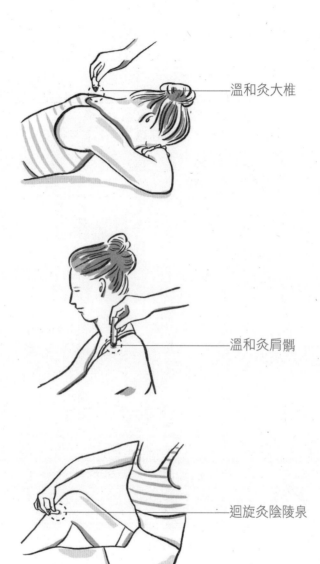

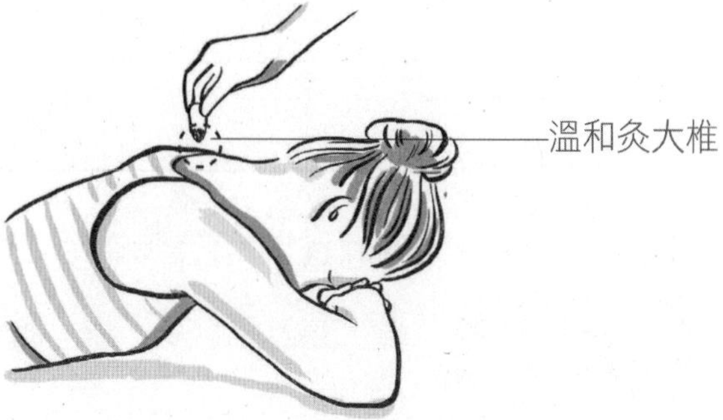
溫和灸大椎

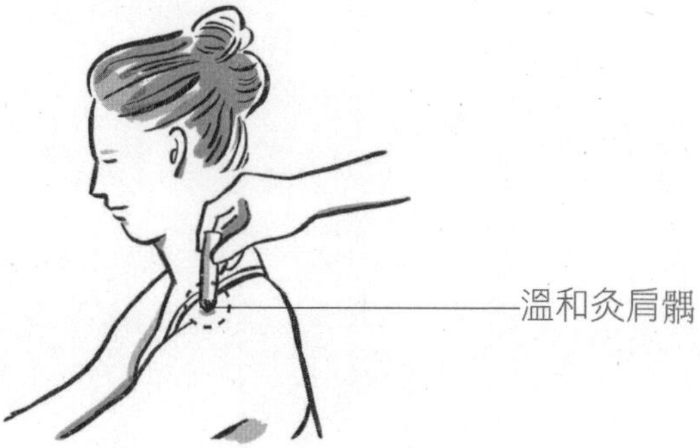
溫和灸肩髃

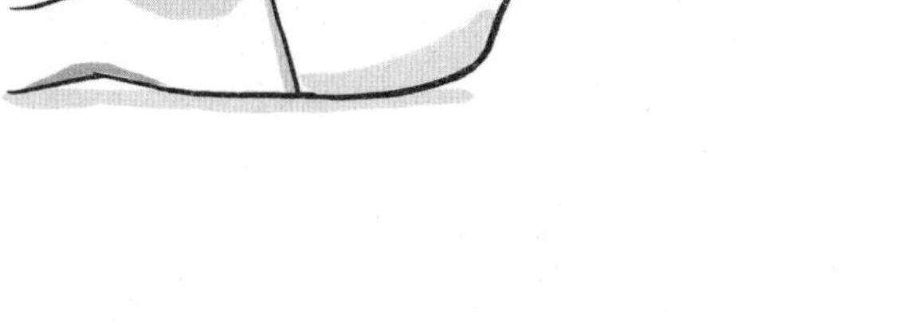
迴旋灸陰陵泉

溫和灸肩髃，防治五十肩

取穴原理：肩髃有通經活絡、疏散風熱的功效，對治療五十肩有很好的療效。

艾灸方法：取坐位。點燃艾條，對準肩髃穴，距離皮膚一．五～三公分處，溫和施灸，每次十～三十分鐘。每日一～二次。五～七天為一個療程。

配伍穴位：肩前、肩貞。

迴旋灸陰陵泉，治療風濕性關節炎

取穴原理：陰陵泉可清利溫熱、舒筋活絡、益腎理氣，治療風濕痠痛效果極佳。

艾灸方法：取坐位。點燃艾條，對準陰陵泉穴，距離皮膚一．五～三公分處，迴旋施灸，每次十～二十分鐘。每日早晚各一次。五～七天為一個療程。

配伍穴位：曲池、陽陵泉。

疼痛也要運動，防治風濕不能宅

體內有風濕，或是患上風濕病後，關節疼痛、行動不便時該怎麼辦？是不是應該多休息，並減少運動？可能很多人都會選擇這種做法，其實這種想法是錯誤的，因為運動也是防治風濕的重要一環。

越是疼痛越要運動

因為有風濕，關節不適，很多人就不喜歡動了，整天待在家裡，這只會讓病情越來越糟。運動也是非藥物治療風濕病的一種方法，因此，不能因為疼痛就不運動，經常出去活動活動筋骨，一來可以防範風濕，二來也有助風濕的排除，因此建議風濕患者平時要注意多運動，即使在風濕活躍期，也最好克服疼痛，堅持運動。

主動鍛鍊，促進關節功能

鍛鍊要主動進行，可多做一些伸展肢體關節部位的小動作，如伸展操、拉筋、散步、爬樓梯等，根據自己的關節障礙程度適當選擇即可。

此外，鍛鍊時要循序漸進，時間不宜太長，貴在堅持，開始時每次十來分鐘即可，之後可慢慢增加到十五～三十分鐘。風濕活躍期，關節活動困難時，也可在他人幫助下進行運動，使肌肉得到合理鍛鍊，以防止萎縮。

太極拳，風濕運動的好選擇

太極拳是中國傳統健身法中以「動」為特點的功法，它那似行雲流水、連綿不斷的動作，對人體有多方面的醫療保健作用。如促進血液循環，增強血管彈性；降低心肌耗氧量，減輕心臟負擔，改善心肌供血；增加肺活量，增強肺通氣和換氣功能；增加胃腸蠕動，促進消化液和消化酶的分泌；促進機體代謝，增強人體免疫力等等。

陰雨天多活動，不讓症狀加重

風濕最易侵犯關節、骨骼、肌肉、血管及相關軟組織或結締組織，造成關節發炎、紅腫、疼痛等症狀表現，尤其是在持續潮濕、陰冷的天氣中，控制不好的患者最容易發病或加重症狀。

常運動，減輕天氣影響

一般來說，濕度大、溫差大，會影響到血液的黏稠度，引起發炎。不過，如果本身關節炎控制得比較好，天氣就不一定是關鍵因素。因此，低溫陰雨天氣出現的時候，風濕病患者更要注意做好保暖，同時也要適當地運動，以免血液運行變差，影響病情。

對風濕病患者來說，運動時特別要注重關節的保護，並注意運動量，以免造成肩關節及其周圍軟組織的損傷。對關節有損害的運動，比如爬山等劇烈運動要避免。

隨時可進行的上肢小運動

做法：坐在椅子上，雙臂前伸，手心朝下，然後雙手同時向下、向外、向後做類似游泳划水的動作，或者雙手同時緩慢向上、向外舉高伸展，然後緩緩放下，重複十～十五次，或以能負荷為度，每天可展開數次。

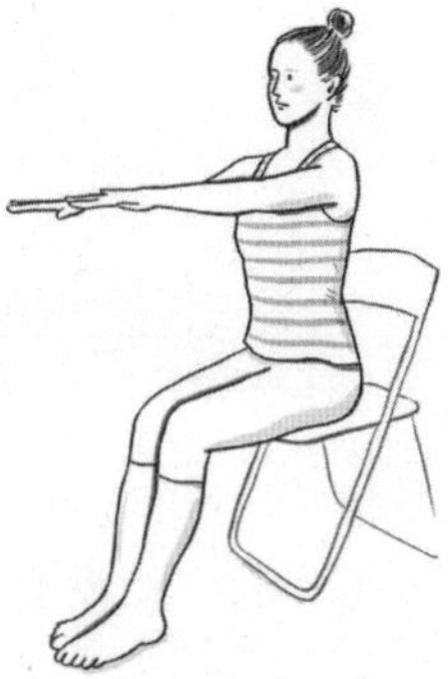

超簡單的下肢小運動

做法：取坐姿或臥姿，上身不動，雙腿交叉伸直，用力向上抬腿，抬至椅子高度或三十～四十公分，保持十秒後放下，重複十～十五次，可每天進行數次。

注意：風濕患者開始運動時，應先在不引起疼痛的範圍內展開；若感到關節或肌肉有僵硬感，可在運動前先做按摩，使關節和肌肉柔和一些後再開始。

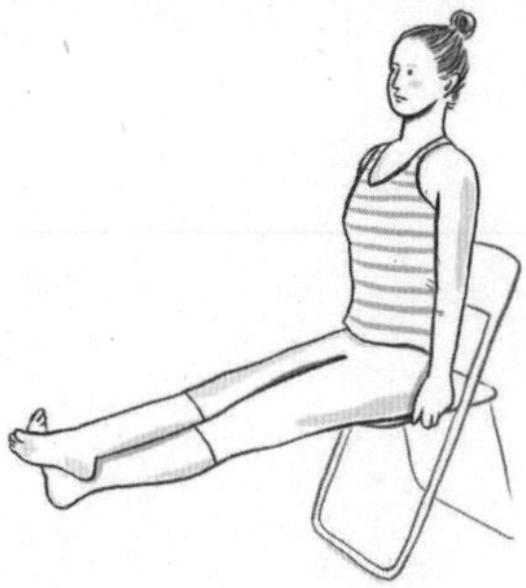

櫻桃祛風除濕，減疼消腫

櫻桃性溫，味甘、酸，歸脾、肝經，全身皆可入藥，有祛風除濕、消腫止痛、解表透疹、補中益氣養血、收斂止瀉等功效，對於四肢麻木、病後體虛、倦怠少食、風濕腰腿痛、貧血等均有一定的防治功效。

營養豐富，消炎止痛勝過阿司匹靈

櫻桃營養豐富，維生素A的含量則比葡萄、蘋果、橘子多四～五倍；此外，還含有維生素B群、C及鈣、磷等礦物質。

美國科學家研究發現，經常吃櫻桃，可減輕疼痛、消除腫脹，有助關節炎和痛風的防治。他們認為，櫻桃中含有一些特殊物質，在治療關節炎和痛風類炎症的效果上勝過阿司匹靈，且方式簡單，每天食用二十粒櫻桃即可達到治療目的。

【祛風除濕的櫻桃粥】

材料：櫻桃一〇〇克，大米一〇〇克。

做法：櫻桃洗淨後榨汁；大米淘洗乾淨後入鍋中煮粥，待粥熟時加入櫻桃汁調勻，再煮開即可。

功效：祛風除濕，消腫止痛，可用於風濕性關節炎、類風濕性關節炎。

注意：櫻桃性溫熱，熱病及虛熱咳嗽者忌食，潰瘍、上火者慎食，糖尿病者忌食。

祛風通絡，絲瓜絡煮水喝

人體經脈，也稱為經絡，其中經為縱向主幹（大血管），絡為橫向分支（小血管），絡脈把經脈縱向運行的氣血橫向散布到全身，發揮對生命機體的滲灌濡養作用。但絡脈極易受風寒濕等外邪的影響，而發生滯塞不通之證，出現風濕腫痛、關節炎甚至是其他疑難雜症等。因此，為了保持經脈的暢通，我們在平時就要注意小心呵護，多加疏通。

絲瓜絡，祛風通絡的天然中藥

絲瓜絡是絲瓜果實成熟後的維管組織，又名天蘿筋、絲瓜網、瓜絡、絲瓜筋等，除了用來洗碗、洗澡外，它也是一味傳統中藥。

絲瓜絡性涼味甘，歸肺、肝、胃經，是蔬菜絲瓜成熟、自然風乾所得，無毒副作用，且藥性平和，據李時珍《本草綱目》記載，絲瓜絡有祛風通絡、活血化痰、除熱利腸、涼血解毒的功效。

現代研究發現，絲瓜絡富含木聚糖、甘露聚糖、半乳聚糖等成分，對風濕性關節肌肉炎、胸脅疼痛，風濕病引起的各種疼痛、腫脹和經脈拘攣（肌肉收縮，不能伸展自如）都有很好的防治作用。

此外，夏季鮮嫩絲瓜上市時節，每週吃兩三次絲瓜，對於經脈也有一定的保健效果。

絲瓜絡飲，防治關節不適

夏秋季節，待絲瓜已經長老、變黃、內部乾枯時採摘，搓去外皮及果肉，或用水浸泡至果皮和果肉腐爛，取出洗淨，除去種子，曬乾儲存即可。

材料：絲瓜絡十五克。

做法：將絲瓜絡洗淨曬乾，切段後，加清水六〇〇毫升，大火煮開後再小火煮十分鐘，倒出汁液代茶飲用即可。

功效：清熱通絡，防治各種風濕、類風濕不適。

注意：絲瓜絡最好用當年新製的，冷水下鍋；此外，煮後的殘渣可再加清水煮開，涼後清洗痛處，對於腫痛也有一定的保健緩解作用。

五加皮煲湯、泡酒，祛風濕止痛

五加皮為五加科植物細柱五加的乾燥根皮，其性溫，味辛、苦，歸肝腎經，有祛風寒濕邪、利水祛濕、補肝腎、強筋骨等作用。

五加皮驅除風濕的效果很好，對此，李時珍在《本草綱目》中早有記載：「（五加皮）治風濕痿痹、壯筋骨。」五加皮同時還有補腎作用，關節冷痛兼有腰膝痠軟的人使用更好。

【五加皮酒】

材料：五加皮二〇〇克，白酒二五〇〇毫升。

做法：將五加皮浸泡到白酒中，密封放置一星期左右，去渣取酒液即可。每次取十～三十毫升飲用。

功效：行氣活血、祛風祛濕、溫經通脈、舒筋活絡等。

【杜仲五加皮煲豬骨】

材料：杜仲十克，五加皮五克，去核紅棗三顆，豬龍骨四〇〇克，生薑三片。

做法：上述食材分別洗淨後，一起放到砂鍋內，加清水二五〇〇毫升，大火滾沸後改小火煲約一·五小時，加鹽調味即可。

功效：驅寒祛風助陽，強筋健骨益氣。

【五加皮粥】

材料：五加皮八克，大米五十克，香菇三朵，瘦肉五十克，蔥花、米酒、鹽各少許。

做法：五加皮加一碗水，中火煮成小半碗的藥汁，大米加水、藥汁煮成粥。香菇切成絲，瘦肉剁末。炒鍋加少許油爆香蔥花，再加入香菇絲、瘦肉末，再調入適量米酒和鹽，炒勻後與煮好的粥一起放入鍋中燜五分鐘即可。

功效：五加皮有補肝腎的作用，所以可用五加皮、杜仲等分量，打粉，每次用酒沖服五克，每天二次。不會飲酒者可各取十～十五克煎水喝，每天一劑。

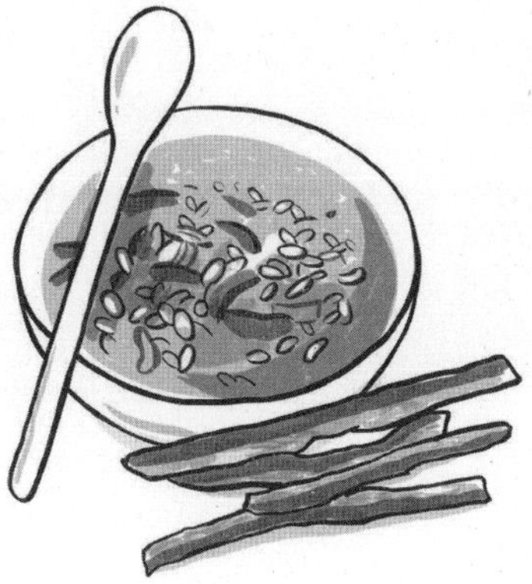

虛濕：體虛易惹濕，祛濕先補脾胃

陽氣失常，正氣不足，讓濕邪乘虛傷人

陽氣是中醫裡經常提到的一個詞，那什麼是陽氣呢？陽氣是人體物質代謝和生理功能的原動力，是生長、發育、衰老和死亡的決定因素。人的正常生存無不需要陽氣支援，所謂「得陽者生，失陽者亡」。

陽氣為生命的根本

陽氣如太陽照耀萬物一樣，為生命之根本。對此，《黃帝內經・素問・生氣通天論》說道：「陽氣者，若天與日，失其所，則折壽而不彰。」

明代醫家張介賓最得經旨意趣，結合其本人體驗，撰寫了著名的《大寶論》，其中對於陽氣的重要性總結道：「陽化氣，陰成形。形本屬陰，而凡通體之溫者，陽氣也；一生之活者，陽氣也；五官五臟之神明不測者，陽氣也；及其既死，則

身冷如冰，靈覺盡滅，形固存而氣則去，此以陽脫在前，而陰留在後。」

這段話告訴我們，人體臟腑經絡的活動無不賴陽氣以溫煦和推動；而氣血津液的生化、運行，糟粕的排泄，無不需要仰仗陽氣的氣化功能；人體抵禦外界環境的寒冷，保持正常體溫，更離不開陽氣的生發作用；生命一旦消亡，則陽氣枯絕，身體變得通體冰冷。這都在說明陽氣作為生命的根本，是何等重要。

陽氣推動氣血運行

氣為血帥，血為氣母。氣血氣血，一陰一陽，互為一體。氣不耗歸於肝為血，血不耗歸於腎為精，精不耗歸於骨為髓。在這個環環相生的系統裡，陽氣是最重要的。陽氣可以濡養並推動全身五臟六腑的氣血運行，抗禦外邪，因而特別寶貴，但同時也很脆弱，容易為無孔不入的濕氣所傷。

陽氣不足，濕邪就有了機會

一旦人體的陽氣失常，正氣不足，風寒濕等外邪就有了機會，人就容易因這些外邪的入侵而生病。

人體一旦感受了濕邪，最先表現為「首如裹」——因濕邪阻遏，陽氣不能上達頭部，頭部就如同裹了濕布一樣沉重不適；濕邪若得不到緩解，進一步發展，就會向內傷及「筋」，使筋脈失去正常的濡養，引起筋脈拘急（因感受風寒而身體痙攣、抽搐）或鬆弛等症狀，並出現疼痛、紅腫等不適。

順應自然養陽氣

我們要順應自然，和天時相應，從冬天到春天，陽氣就開始生發，從春天到夏天，陽氣是最多的時候，這叫作陽長陰消。春夏就應該養陽，以借助天之陽氣，長養我們人之陽氣，如此方可事半功倍。

中醫認為，身體之「竅」（七竅／九竅）被視為「氣」的「門戶」與「通道」，它們內根於「五臟」，外連於天地之氣。由此可見，保持「孔竅」的通暢，乃是補氣的根本。

曬太陽補陽氣

曬太陽補陽氣是最簡單實用的方法。古人認為：「火氣之精為日。」「火氣」即陽氣，充分說明日光是陽氣的精華。為什麼人在太陽底下走一圈，就會感覺到渾身的氣非常足、精神旺呢？這是因為人體的陽氣上來了，精神就足了。

如何曬太陽補陽氣更有效率呢？《易經》中說，離為火，為日，為南，因此如果住在高樓，可以在上午九點至十一點（或下午二點至四點），面向南方打開窗戶，讓陽氣進入室內，進到我們的身體裡。

艾灸拯救流失的元陽

元陽虛的人，可常在家做溫和灸（將艾條一端點燃，對準穴位或患處，距離皮膚二~三公分燻烤，以局部有溫熱感而無灼痛為宜，一般灸十~二十分鐘，以皮膚出現紅暈為度），即在關元、命門、足三里等幾個大穴上做艾灸。《本草綱目》中記載艾草有純陽之性，對元陽虛的人來說是大補。元陽足了，人彷彿年輕了二十歲，什麼病就都沒了。

祛濕先補虛，身體不虛更易除濕

當一個人身體發虛，不能把體外的濕和熱排出去，就會引發疾病。所以，祛濕前宜先補虛。但是補虛也是有原則的，要注意以下事項：

不宜濫補

中醫對進補有一個基本原則，就是《黃帝內經》說的「虛則補之，實則瀉之」。進補也要根據個人情況，不能亂用補品。每個人的體質不一樣，虛證有氣虛、血虛、陰虛、陽虛或某一臟腑之虛的不同。

醫學上有個名詞叫「人參濫用綜合症」，就是說不該用人參者用人參進補，可能會補出很多毛病來，如全身起疹子、瘙癢、頭暈、血壓高、發燒、出血、過度興奮、精神錯亂等症狀。

首重脾胃

脾胃是氣血生化之源，元氣之本，人體一切生命活動和臟腑功能均依靠氣血的供應。明代著名醫學家張景嶽提出「養生要以脾胃為先」的觀點，並把脾胃稱為身體的基礎和軸心。脾胃之所以是生命健康的軸心力量，主要是因為人體的生命活動有賴於脾胃輸送的營養物質。所以，受補還是不受補，關鍵在脾胃。只有脾胃功能正常，消化吸收能力好，進補才能有效。

常吃一些發酵食物養脾胃

人類為了長期保存食物，而發明了發酵方式。這類食物帶給人們的好處是意想不到的。它們不僅有獨特的風味，還帶來美味的享受，而且有助於身體的消化吸收，是最養脾胃的。日常生活中經常食用的發麵食物、醬油、食醋、豆豉、米酒等都是發酵食物，也都是養脾胃的，平時不妨適量吃一些。

酒釀土雞湯，滋補養生還可祛風濕

酒釀，是用糯米（又稱江米）拌上酒酵（一種特殊的微生物酵母）發酵釀製而成，其釀製工藝簡單，口味香甜醇美，酒精含量極低，深受人們的喜愛。

酒釀富含多種營養成分

酒釀中含有十多種胺基酸，其中八種是人體不能合成而又必需的。每公升酒釀中賴胺酸的含量比葡萄酒和啤酒要高出數倍，為世界上其他營養酒類中所罕見的。

補氣養血的佳品

中醫認為酒釀經過發酵，營養成分更易於人體吸收，且有增加食慾、幫助消化、溫寒補虛、促進血液循環等功效，是中老年人、孕產婦和身體虛弱者補氣養血之佳品。

【酒釀土雞湯】

材料：土雞半隻，乾金針、乾木耳各二十克，花生三十克，廣東酒釀、老薑片各適量。

做法：

1. 土雞洗淨，取肉切薄片。雞骨入鍋加水，放入老薑，開火燉約四十分鐘。
2. 花生煮熟煮透，撈起連同除雞肉片之外的所有食材，用開水稍微過一下。
3. 雞湯倒入鍋中，開中火煲煮約十分鐘，再放入雞肉片，加適量酒釀，中小火微煮五分鐘，加鹽調味即可。

功效：酒釀能刺激消化腺的分泌，增進食慾，有助消化；與雞肉一起燉湯，不僅味道醇濃鮮香，使雞肉更細嫩，易於消化，補虛養生效果好，而且對祛除風濕也大有裨益。

補虛祛濕，多吃些小米、高粱和薏米

很多常吃的食材都是補虛祛濕的佳品，善用這些食材就能補養身體，祛除體內的濕氣。

滋陰補虛，常吃小米

小米性涼，味甘淡，入腎，兼入脾、胃，有健脾祛濕、利水消腫、和胃益腎、滋陰養血、除熱解毒的作用，是常用的利水滲濕藥食兩用食材。小米熬成粥後黃香柔滑、回味悠長，喝之滿口泛香，可滋陰補虛，是老、幼、孕婦最適宜的補品。

小米中豐富的酶有健胃消食的作用。另有碳水化合物對緩解精神壓力、緊張、乏力等有很大的功效；維生素B群則可防止消化不良及口角生瘡。

補氣健脾吃高粱

高粱主要的功效是補氣、健脾、養胃、止瀉，特別適用於小孩消化不良、脾胃氣虛、大便稀溏等不良症狀，患有慢性腹瀉的病人常食高粱米粥有明顯療效。對腰背痠痛、青少年的成長期神經痛、女性經痛（血糖低和處在更年期的人），高粱都有一定的改善效果。

經常食用高粱有利於緩解體內鈣質的消耗，對中老年人的骨質疏鬆有一定的幫助。

薏米是清熱祛濕的佳品

現代藥理研究證明，薏米有防癌的作用。其所含的硒元素，能有效抑制癌細胞的繁殖，可用於胃癌、子宮頸癌的輔助治療。一般人常吃薏米可輕身、減少腫瘤發病機率。

薏米有清熱祛濕的功效，天氣燥熱或胸中煩悶時，煲些白果薏米粥吃，能清除燥熱，使身體舒暢。

薏米中含有維生素B1和E，是一種美容聖品，常吃對防治腳氣病十分有益，也可以保持人體皮膚光澤細緻，且有消除粉刺、色斑等作用。

薏米有促進新陳代謝和減輕腸胃負擔的功效，可作為病中或病後體弱患者的滋補食品。經常食用薏米對慢性腸胃炎、消化不良等症狀也有不錯的效果。

腰骶部經絡多，常按揉補氣血擋濕邪

腰骶部處於軀幹與骨盆、下肢相交處，是人體中受壓力最大的一個部位，幾乎所有的動作都以腰骶為軸心完成，堪稱最「忍辱負重」的關節，也最容易受到傷害。腰骶部關節多達二十餘個，幾乎無時不處於運動狀態，不論行走、站立或坐著，均在負重。因此腰骶部的保養就顯得尤為重要，日常生活中經常對腰骶部進行按揉，有助於腰部的保健與養生，並防止寒濕的傷害。

摩擦腰骶部

按摩原理：腰骶部所屬穴位及經絡眾多，其中腎俞及其所在之膀胱經，命門及其所在之督脈均經過腰骶部。腰為腎之府，因此摩擦腰骶部具有補腎壯陽強腰膝之功效。

按摩方法：掌根或大魚際由上而下或是橫擦腰骶部均可，以透熱為度。

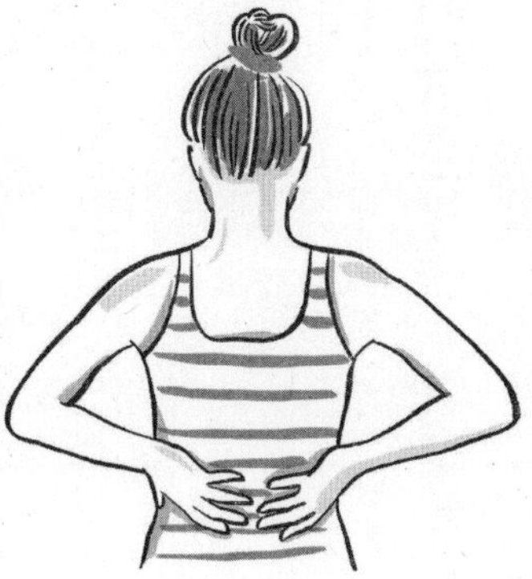

揉關元

中醫認為揉關元穴具有培元固本、補益氣血之功。

關元穴位於下腹部，身體前面正中線上，肚臍正下方三寸處。

操作方法：掌根或大魚際按揉於關元穴位上，至有熱感時效果佳。

按摩命門穴

按摩原理：可促進腰部血液循環，防止寒濕上身。

快速取穴：兩邊側腹部明顯凸起的骨性標誌與腰椎的相交處向上數兩個椎體，其棘突下的凹陷處即是命門穴。

按摩方法：用拇指指腹按揉命門穴一～三分鐘，以有痠脹感為度。

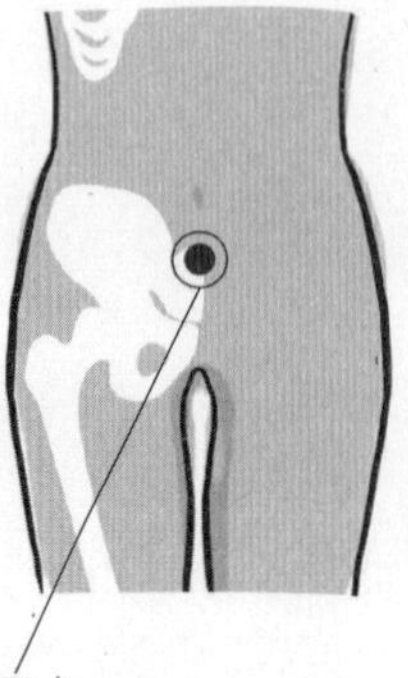

關元穴
位於下腹部，前正中線上，肚臍中下三寸。

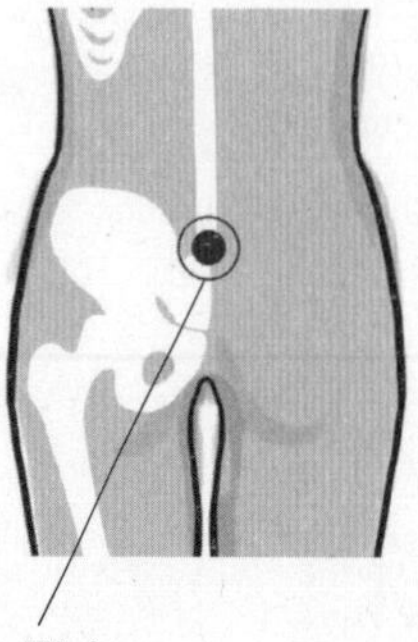

命門穴
位於腰部脊椎區，第二腰椎棘突下凹陷處。

PART 3

辨證施治，有效補虛

中醫將體虛分為「氣虛、血虛、陰虛、陽虛」四種類型，本章以這四種類型為基礎，對其表現、致病原因、防治方法等做詳細說明。此外，還對因濕邪所致的體虛詳加敘述，並提供解決之道。

陽虛：身體怕冷，還易腹瀉

養好體內陽氣，幫身體充足電

《黃帝內經》說，陽氣就如同天上的太陽，沒有陽光的溫煦就會折壽。名醫張景嶽也說：身體的溫度是靠陽氣來維護的。陽氣旺，就像日照當空，萬物有生發之機。如果陽氣衰敗，就像陰雲滿布，萬物枯亡。可見，「陽氣」對人體生命的重要性。

養好腎陽就能防治百病

中醫認為陽氣發源於腎。腎陽是人體一身陽氣之本，能夠有滋養一身陽氣的作用，就如同太陽光照射地球一樣使人類享受溫暖。腎的陽氣受傷，易發生腰膝冷痛、易感風寒、夜尿頻多、遺精陽痿等問題。因此，養好腎陽就能夠防治百病，益壽延年。

那麼，究竟該如何養好身體的陽氣呢？

「藥王」的養陽之道

「初唐四傑」之一的盧照鄰曾請教過藥王孫思邈養陽之道。孫思邈說：「天候有四季，這是天道的規律，人也應該順應四時的變化補養陽氣，這是養生、治病的關鍵。」

養陽要和天時氣候同步，只有在春夏秋冬四季將陽氣養好，身體的能量才會充足。但要明白，四季養陽的重點是不同的。

春季養陽重在養情志

春天肝火旺，而養肝的關鍵在於對心態的調養，所以春季養陽重在養情志。春季也是萬物生發的季節，人體的陽氣不斷向外宣發，皮膚毛孔也在舒張，這時最容易感受風寒。所以，「春捂秋凍」是有道理的。另外，春季要適當多吃一些青綠色的食物，有養肝護陽的功效。

夏季養陽要養心

夏季天氣炎熱，體內的陽氣都到外面來了，裡面陽氣不足，就容易出現氣短、胸悶、多汗症狀。因此，夏天養陽要注意養心。

夏季飲食不要一味貪涼，以免傷害了體內陽氣。夏天也不應吃太過油膩的食物，要以清淡為主，適當吃些苦味食物。要多曬太陽，充分接受陽氣，這樣才能使氣血通暢。

秋季養陽需防燥

秋季，自然界的陽氣由疏泄趨向收斂、閉藏，宜合理安排睡眠時間，早睡早起，使精神收斂而不外散，以緩和秋季肅殺的氣氛，安定神氣。

此外，秋季養陽防燥還要多吃梨。梨有潤肺、止渴的作用，入肺經，有助於氣血肅降，幫助氣血從外面向裡面走。

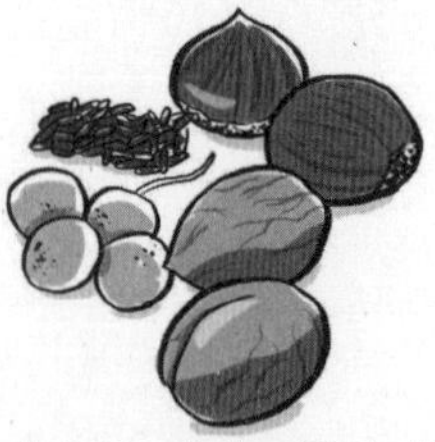

▲黑米、核桃、板栗、桂圓、羊肉：冬天要多吃些有滋補功效的食物。

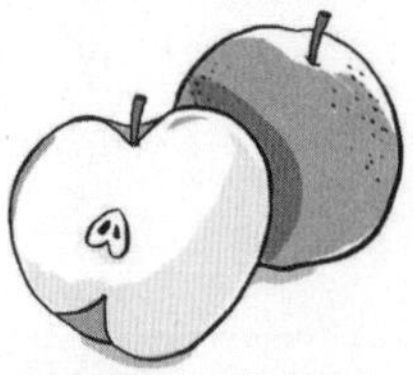

▲中醫講「白色入肺」，梨有潤肺、止渴的作用。

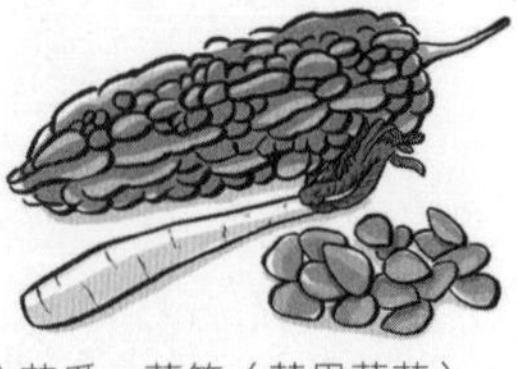

▲苦瓜、萵筍（莖用萵苣）、苦杏仁：苦味食物具有清熱解毒和消炎瀉火的功能，適合在夏季食用。

冬天養陽要防寒

冬天氣溫最低，寒為陰邪，容易傷害人體陽氣，所以冬天養陽要注意防寒。起居上，人要像冬眠的動物一樣，儘量減少能量消耗，例如要減少洗澡的次數，減少運動量，早睡晚起，注意保暖，多吃些有滋補功效的食物。

怕冷易腹瀉：陽虛惹的禍

不少人生活中都有怕冷的現象，如果受涼還容易出現腹瀉，說明這些人已經是陽虛體質，需要補陽了。那麼，該如何補陽氣呢？要多吃一些溫熱食物，注意保暖，平時多運動少熬夜。

少吃或不吃生冷冰凍食物

陽虛之人，要儘量避免吃生冷或冰凍食物。如冰飲料果汁、冰棒等；蔬菜有黃瓜、絲瓜、芹菜、竹筍、荸薺等；水果有西瓜、香蕉、甘蔗、枇杷等。如

食材分類	代表食材	補陽功效
蔬菜類	韭菜、山藥、辣椒、南瓜	健胃，補陽氣
果品類	荔枝、榴槤、櫻桃、桂圓、紅棗、板栗、核桃、腰果	溫腎陽
肉類	羊肉、雞肉、兔肉、烏骨雞	補氣養血，補腎
水產品類	蝦、黃鱔、海參、鮑魚	改善陽虛體質
辛香料類	生薑、茴香、桂皮、花椒	增加食物的溫熱性

適當多吃溫熱性食物

果嘴饞想吃上述食物，注意一要量少，二要溫吃，三可放溫熱性辛香料調味。

多曬背部：可補陽氣，止腹瀉

按照中醫陰陽理論，背部屬陽，膀胱經為太陽經，且循行於背部。所以，曬背不僅能激發背部陽氣，還能夠透過經絡循行，激發全身的陽氣。虛寒之人平時要注意讓膀胱經多曬太陽，尤其是冬季。冬季可以於正午時間，在家裡陽台或有太陽的地方，將背部裸露，享受太陽的溫暖。

經常汗出如雨：屬於陽虛

有一些人稍微活動一下就大汗淋漓、氣喘吁吁，有時候甚至沒動，也會不自覺地出汗。中醫將這種不因勞累活動、不因天熱及衣服穿太多與服用辛散藥物等因素而自然出汗的表現，稱為自汗。這種出汗，看起來是小問題，其實也會帶來很多麻煩。

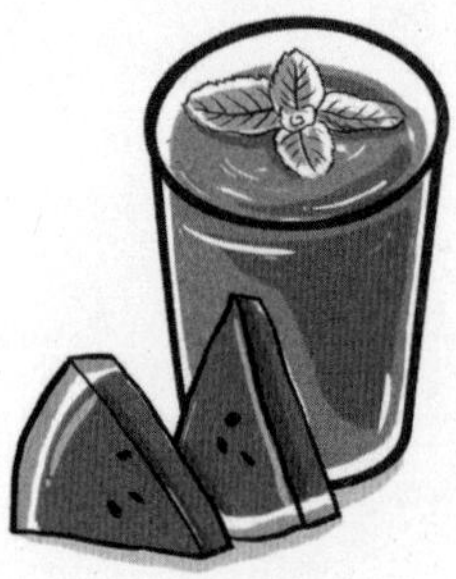

◀西瓜性寒，喝太多西瓜汁容易損傷陽氣。

總體來說，自汗也是由陽虛引起的。陽氣有一個很重要的功能，就是固攝、控制體內液態物質，不使它丟失。陽氣不足時，人體腠理疏鬆，毛孔功能失常，體內陰液就會失去固攝，自然就會出汗。同時，腠理疏鬆也會導致外邪侵入，所以陽虛的人容易生病。

小知識　衛表不固

中醫在說氣虛自汗時，會用「衛表不固」這個詞，這是因為中醫給了體表陽氣一個專門的名稱，叫衛陽。所以，我們在說陽虛自汗時，有時也講衛表不固。

陽虛者起病慢，病癒也慢

生活中時常碰到這種情況：有的人病來得快，表面上看也重，但好得快；有的人病來得慢，表面上不重，但就是好得慢，甚至經久難癒。這是為什麼呢？其實，出現這種情況，說到底還是陽虛惹的禍。

例如，一個陽氣很足之人，一感冒可能會馬上發燒，其實發燒不一定是壞事。這說明身體的免疫機制好，在病邪侵入的第一時間就開始反抗，體溫升高是機體免疫細胞和細菌、病毒戰鬥時釋放的熱量，除了能將病毒殺死外，還告訴主人，有敵人攻擊，自己正在奮起戰鬥，所以心跳加快、體溫升高。

但陽虛之人不同，感冒之後往往先是渾身沒勁，第二天開始肌肉痠痛，第三天才慢慢出現感冒症狀，然後發燒，甚至有的人根本沒發燒。這是因為陽氣弱、正氣不足，無法和邪氣抗衡，致使病邪長驅直入，雙方打不起來自然燒不起來。

當身體被邪氣「欺負」到一定程度，才會被動地反抗。陽虛體質的人代謝速度都很慢，調動機體的反應能力和免疫能力也不快，總是慢半拍。

補陽氣最簡單的辦法：輕刮背部

透過刮痧補陽氣，是一種較簡便的方法。方法雖然簡單，但對技術的要求較高，一定要注意刮拭手法和刮痧部位的選擇。刮痧的力度掌握要拿捏得準，太輕效果不大，太重就不是補陽氣，而是泄陽氣。通常來說，如果不熟練，還是輕一點為宜，多刮幾次，直到皮膚微微發熱即可。

刮痧補陽，激發陽氣，首選背部

補陽時，刮痧部位一般多選擇背部。這是因為背部本身屬陽，又有膀胱經等陽經循行，只要刮痧方法恰當，就可以激發背部陽氣，從而帶動全身的陽氣。但注意不要刮痧太過，因為背部毛孔可能開發過大，陽氣易宣洩。這樣就不是補陽，而是在泄陽。

大椎穴

功效：疏風解表，清熱通陽。

主治：適用於頭頸強（強：僵硬）痛、神疲乏力、腰脊拘急、落枕、感冒、頸椎病等。

簡易取穴：位於第七頸椎棘突下。

肩井穴

功效：理氣活絡，振奮陽氣。

主治：適用於元氣不足、頭頸強痛、肩背疼痛、麻木、感冒、風濕病、頸椎病等。

簡易取穴：大椎穴與肩峰連線的中點。

命門穴

功效：補腎壯陽，培元固本，強壯腰脊。
主治：適用於腎虛腰脊疼痛、陽痿、閉經、尿頻、腹瀉等，有補陽作用。
簡易取穴：位於第二腰椎棘突下。

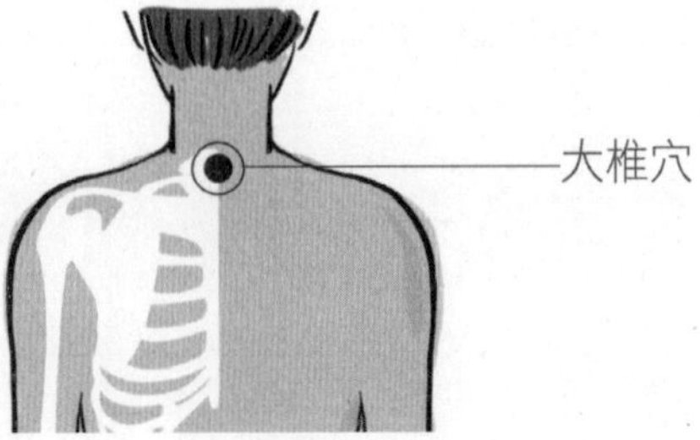

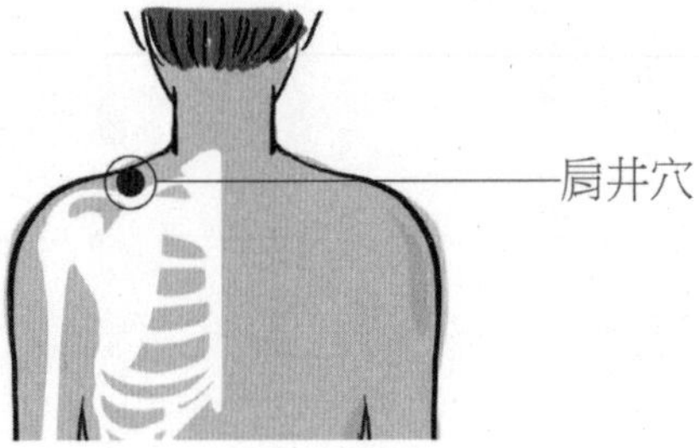

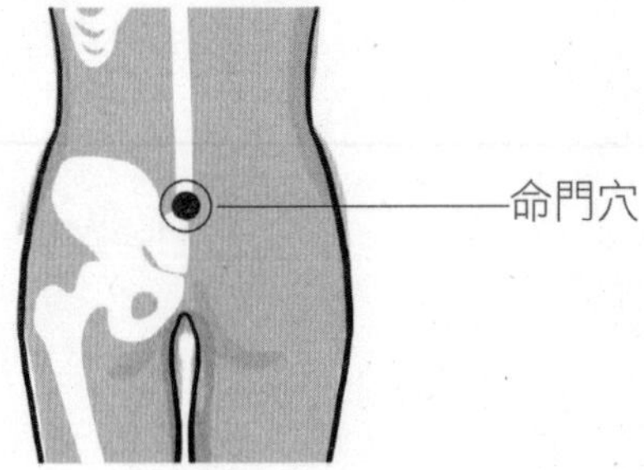

刮痧補陽氣，首選百會穴和膻中穴

中醫認為膻中、百會兩穴對振奮人體陽氣、推動血液運行有很重要的作用。刮痧補陽氣，應首選膻中、百會。

頭頂的百會為百脈之會，通達陰陽

百會穴位於頭頂正中線與兩耳尖連線的交叉處，其深處即為腦之所在，是調節大腦功能的重要穴位；它為督脈經穴，督脈又歸屬於腦。百會，即百脈之會，是聯繫腦到頭部（手、足三陽）各經脈氣匯聚之處，正如《黃帝內經・靈樞・衛氣》所說的「氣在頭者，止之於腦」。百會穴，穴性屬陽，又於陽中寓陰，故能通達陰陽脈絡，連貫周身經穴，對於調節機體的陰陽平衡有重要的作用。

心頭的膻中，宗氣匯聚之處

膻中穴屬任脈，位於身體前正中線上，兩乳頭連線的中點。膻指空腔，中即中央。因穴位在胸腔中部，又為心之外周，代心布令，居於胸膜之中，因名膻中。正如《黃帝內經・靈樞・脹論》所說：「膻中者，心主之宮城也。」膻中為心包絡經氣聚集之處，是任脈、足太陰、足少陰、手太陽、手少陽經的交會穴，又是宗氣（積聚於胸中的氣，由肺從自然界吸入的清氣，和脾胃從食物中化生的水穀精氣合成）匯聚之處。

百會穴

功效：振奮陽氣。

刮拭方法：用角刮法刮拭百會穴，感覺微熱即可。

簡易取穴：位於頭頂正中線與兩耳尖連線的交叉處，穴居巔頂。

膻中穴

功效：激發宗氣。

刮拭方法：用單角刮法從上向下刮拭膻中穴，隔衣刮拭，每次五~十下。

簡易取穴：兩乳頭連線的中點。

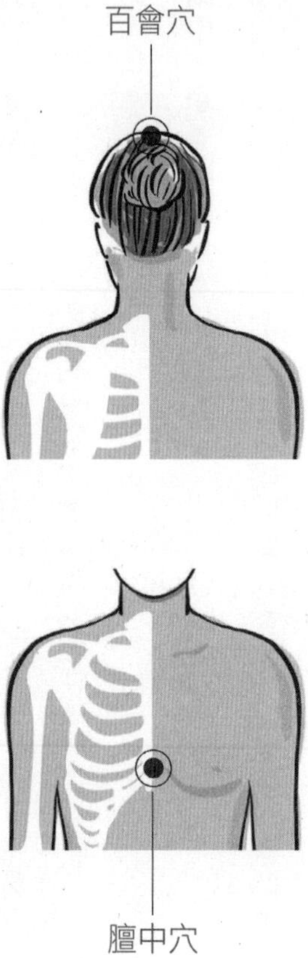

按按陽池、足三里穴，讓手腳不再冰涼

天氣一冷，就感覺全身發冷，手腳尤其冰涼得受不了。這種情況，就是中醫所說的「陽虛」。中醫認為氣虛、血虛，會造成血液運行不暢、血液量不足，從而導

致一年四季都手腳冰冷。要讓手腳變暖，溫陽祛寒是關鍵。按摩陽池、足三里穴，能有效調理陽虛。

按壓陽池穴

功效：讓手腳變溫暖。

按摩方法：左右手可以同時按摩，右手四指握住左手拇指，然後以右手拇指按壓左手腕處的陽池穴。

取穴原理：陽池穴是三焦經的原穴。原穴是該經臟腑之氣輸注於體表的地方，對三焦經來說，該穴可激發五臟六腑之氣。所以，刺激陽池穴有激發臟腑之氣的作用。

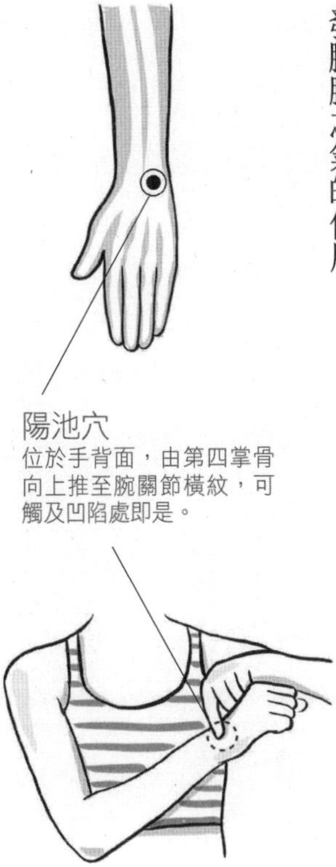
陽池穴
位於手背面，由第四掌骨向上推至腕關節橫紋，可觸及凹陷處即是。

按揉足三里穴

功效：激發全身陽氣運行。

按摩方法：先搓揉雙手直至發熱，然後用雙手手掌按揉雙側足三里部位十五分鐘左右，或拍打一五〇下左右，早晚各一次。

取穴原理：經常按揉足三里，可以激發全身陽氣運行，促進四肢部位血液循環。

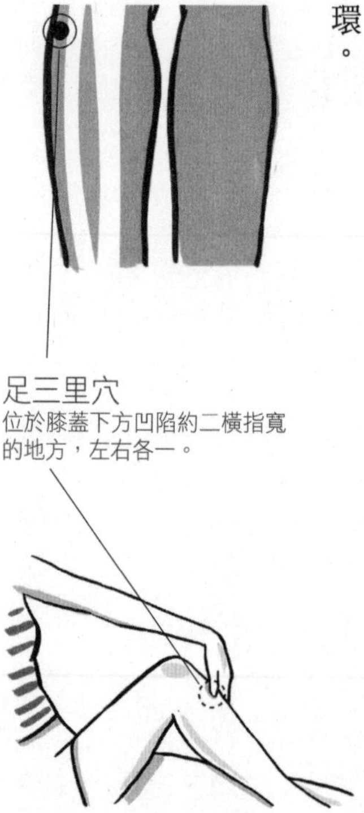
足三里穴
位於膝蓋下方凹陷約二橫指寬的地方，左右各一。

艾灸關元穴，幫怕冷的人補陽氣

一個人的身體內只有陽氣充足，才能溫暖身體，和外界寒氣對抗，不會覺得冷。經常怕冷的人，往往是體內陽虛導致，所以要補陽。

補陽氣的好方法：艾灸

中醫認為艾草具有純陽之性，能通十二經絡、理氣血、調陰陽。補陽氣的方法之一就是用艾條灸。艾灸是身體的「溫補劑」，當體內的陽氣不足、溫度不夠時，應當首選艾灸，尤其適合虛證、寒證。

溫陽補虛的好穴位：關元

關元穴屬於任脈，是足太陰脾經、足少陰腎經、足厥陰肝經與任脈的交會穴。關元穴位於臍下三寸，為男子藏精、女子蓄血之處。該穴可以行氣活血、培腎固本、調氣回陽、補虛益損，為保健要穴。

由於關元有補腎陽、壯真火的作用，因此，凡屬腎陽不足、命門火衰所導致的脾陽不振、脾腎陽虛、心陽不足、下元虛冷、陰寒內盛等，都屬於本穴的調治範圍。如脾腎陽虛型反胃、呃逆（打嗝），虛寒型小腹痛等病症。

關元穴還有溫通下肢和溫陽補虛的功效，對於風寒濕痹、痹阻經絡、氣血不暢引起的下肢痛及痹症有良好的功效。

艾灸關元穴

功效：補腎壯陽，溫通經絡。

艾灸方法：點燃艾條，對準關元穴，距離皮膚一・五～三公分處，像鳥雀啄食一樣上下施灸，每次灸十～十五分鐘。

取穴原理：關元穴具有補腎壯陽、調理沖任、理氣和血、強身健體等作用。

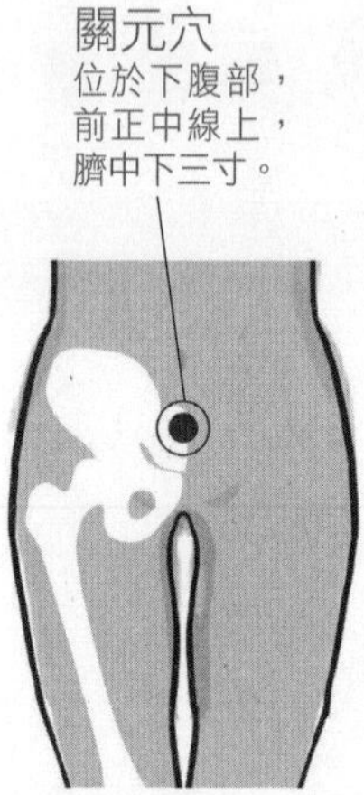

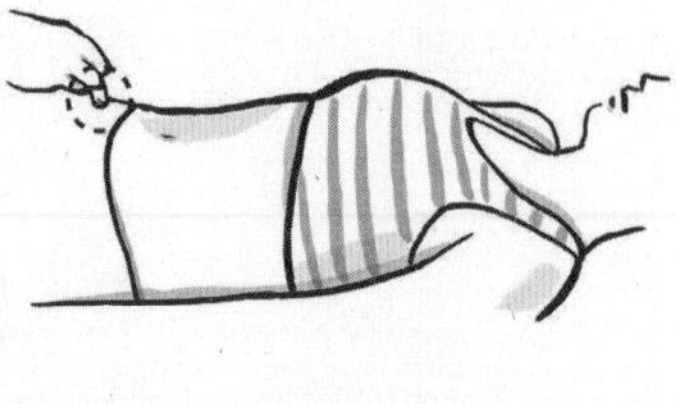

▲雀啄灸關元

夏天不貪涼、冬天要保暖，方可護陽氣

夏天別貪涼：陽氣過度消耗會傷腎

炎熱的夏季酷暑難耐，多數人總是嚮往清涼，因此冰棒、冰淇淋等冰品很受歡迎，但是貪涼過度則會傷腎。

自然界氣候的變化是由於陽氣的變化所引起。夏天陽氣是向外向上的，因為陽氣到了地表，地下的陽氣就會減少，所以地面溫度增高，地下溫度就會相應地降低，因此地表雖炎熱，但地下的井水卻是涼的。與之相反，冬天的陽氣是向內向下的，因為陽氣到了地下，地表的陽氣自然就會減少，所以地表溫度降低而地下溫度升高，因此地表雖寒冷，但地下的井水卻是熱的。

人體陽氣的變化與自然界是同步的。夏天人體的陽氣也是向外向上的，因為陽氣都到了體表，體內的陽氣就會減少，人們感覺身體是熱的，但體內卻因為陽氣減少而呈現寒冷狀態，這時若因為體表炎熱而進食大量冰凍食物，就會使體內雪上加霜，大量消耗陽氣。腎陽是人體陽氣的根本，陽氣消耗過度，最終損傷的是腎陽。

冬天要防寒保暖，有效抵禦寒氣

冬季天氣寒冷，容易引發許多疾病，如感冒、心血管問題等，所以冬季要注意防寒保暖，同時要小心保護身體的陽氣，這樣才能有效抵禦寒氣。

冬季防寒，要從背、足做起。中醫認為背部是人體經脈中，足太陽膀胱經循行的主要部位。足太陽膀胱經主人體一身之表，又可以防禦外邪侵入，因此，暖背、暖足在冬天很重要。每晚睡前用溫水泡腳（以攝氏三十~四十度為宜），可以消除疲勞、禦寒防凍、促進睡眠。

進入冬季，要儘量養成早睡晚起的習慣。早睡可以養人體陽氣，保持溫熱的身體。老人起床最好安排在太陽出來後，此時人體陽氣上升快，可使身體享受陽光的呵護。

中醫認為冬季是人體陽氣潛藏的時節，冬季進補會使營養物質轉化的能量最大限度貯藏在體內，濡養五臟。冬季對應人體的「腎」，而五味中的鹹味入腎，宜適量多吃鹹味食品，如海帶、紫菜、海蜇皮等；還應多吃溫熱護陽之物，如桂圓、大棗、羊肉等。

冬天，在陽光下曬太陽，享受日光浴也是一種很好的保健方法。

補陽氣，少不了當歸生薑羊肉湯

在中醫學經典名著《金匱要略》中，有一款溫補方劑——當歸生薑羊肉湯，特別適合陽虛的人服用。在冬季，老年人應適當地用此方進補，可有效驅寒。

當歸生薑羊肉湯的功效

當歸是中醫常用的補血藥，有活血養血補血的功效；生薑可以溫中散寒、發汗解表；羊肉能溫中補虛、補血助陽。羊肉、生薑、當歸三者一起配合，具有溫中補血、祛寒止痛的作用。

【當歸生薑羊肉湯】

材料：羊瘦肉二五〇克，當歸十克，鮮薑片二十克，鹽四克。

做法：

1.羊瘦肉洗淨，切塊，放入沸水中焯燙去血水；當歸洗淨。

2.鍋置火上，倒油燒至七成熱，炒香薑片，放入羊肉塊、當歸翻炒均勻，倒入適量清水，大火燒開後轉小火煮至羊肉爛熟，加鹽調味，去當歸、生薑，食肉喝湯即可。

宜忌人群

1.適用於長期工作勞累、精神緊張或長期處於陰冷潮濕之地，導致疲倦乏力、惡風怕冷、頭暈失眠、容易感冒、面色蒼白者。

2.患有皮膚病、過敏性哮喘的人要謹慎食用此湯；平時怕熱、易上火、口腔潰瘍、手足心熱的人，以及風熱感冒、發熱咽喉疼痛者，不宜服用此湯。

小米紅棗粥：補虛損、養陽氣

小米除了補脾胃外，還具有補陽、補虛的功效。《本草綱目》中說：「粟（小米）之味鹹淡，氣寒下滲，腎之穀也。」意思是說，小米性質偏寒，五味上略帶點鹹味，而鹹味入腎，因此小米具有益腎氣、補元陽的功效。用小米搭配紅棗煮粥，營養豐富，具有強身健體、補腎暖陽的作用。

小米紅棗粥的功效

小米有清熱解渴、健脾和胃、補益虛損、和胃安眠等功效。由於小米無須精製，所以保存了許多維生素和礦物質，其中胺基酸有十七種，含人體必需胺基酸八種。胺基酸能促進人體褪黑激素的分泌，因而食用小米粥能達到安眠、保健、美容的作用。小米紅棗粥可健脾養胃、補血安神、補虛溫陽、美容養顏。

【小米紅棗粥】

材料：小米一〇〇克，紅棗三十克，紅豆十五克，紅糖十克。

做法：

1.紅豆洗淨，用水浸泡四小時；小米淘洗乾淨；紅棗洗淨，去核，浸泡半小時。

2. 鍋置火上，倒入適量清水燒開，加紅豆煮至半熟，再放入洗淨的小米、去核的紅棗，煮至爛熟成粥，再用紅糖調味即可。

宜忌人群

1. 適用於體弱多病、氣血不足者，脾胃虛弱的老人、產婦、心煩不眠、食慾欠佳、腸胃不好及貧血者食用較佳。
2. 糖尿病患者不宜食用。

多喝紅茶也能補陽氣

紅茶是發酵茶，性味甘溫，可幫助胃腸消化、促進食慾，不僅是養胃佳品，還有助於補益身體、積蓄陽氣，增強人體的免疫力，特別適宜秋冬季節飲用。因此，建議愛喝茶的人，不妨在秋冬季節多喝些紅茶。當然，如果能給紅茶加味，那麼它補陽的作用也會更強。

【黃芪紅茶：補氣升陽】

黃芪味甘，性平，有補氣升陽、調理脾胃虛寒、潤肺生津的功能，能夠有效改善身體虛弱，預防心腦血管疾病。黃芪和紅茶可謂絕配，黃芪補氣升陽，紅茶養胃蓄陽，冬天將兩者一起泡茶飲用，升補陽氣的作用更佳。

材料：黃芪十二克，紅茶三克。

做法：將黃芪放在鍋中，加入適量清水煮約十五～二十分鐘，放入紅茶，再一起煮約五分鐘後，即可飲用。

【糯米紅茶：益氣養血】

糯米富含多種營養成分，是溫補強壯的佳品，有補中益氣、健脾養胃的作用。將紅茶與糯米一起熬煮後飲汁，有益氣養血、改善身體虛弱的功效，可增強機體抵抗力。

材料：糯米四十克，紅茶六克。

做法：將糯米洗淨後放在鍋中，加入適量清水煮，在煮好的糯米中加入紅茶，即可取汁飲用。

陰虛：體內血、津液不足

陰虛就是體內血、津液不足

在人體內，陰主要指的是陰液，即人體的津液、血等。布散在體表皮膚、肌肉、孔竅等地方，質地清稀，流動性大，有一定滋養作用，稱作津。質地稠厚，流動性小，存在於骨節、臟腑、腦、髓等處，有滋養作用的稱為液。

中醫把人體除血之外的水液統稱為津液，津液和血之間是相通的，所以能相互補充。人體陰虛，就是說這些血、津液不足了，也就是陰液不足了。而陰液平時的作用就是滋養、潤滑，如果陰液不夠，人體的臟腑、關節就會失去濡養。

陰虛的人，臉上容易長痘、生斑

陰虛會使身體內的陰液減少，不斷生發小火，讓臉上猛冒痘痘。這些痘痘個頭小，數量也不多，顏色也較淺；但隨著體內陰液持續減少，體液變得相對黏稠，從而影響了血液循行，再加上精神壓力增大，就會造成體內氣血流通不順，經久形成氣滯血瘀，臉上就容易長斑。

陰虛的人，容易眼睛乾、煩躁

陰虛的人時常會覺得眼睛乾、鼻子乾、嘴巴乾等。這些部位乾燥，體內器官間的功能協調就會出問題。功能協調不和諧，氣機不暢通，人就會有煩躁的感覺。時常表現為：心煩易怒，情緒不穩定，容易為小事生氣。這種行為不僅影響人際關係，時長日久，還會危害身體健康。

穴位按摩改善眼睛乾、鼻子乾、嘴巴乾

眼睛乾：用兩手食指按揉睛明穴和眼周十~十五分鐘，可緩解眼睛乾。

鼻子乾：用兩手食指按揉迎香穴十五分鐘，可調理鼻子乾燥。

嘴巴乾：常嚥唾液可以緩解陰虛導致的嘴巴乾。具體方法是：平心靜氣，以舌舔上，或舌伸至上頜牙齒外側，上下攪動，然後伸向裡側，再上下左右攪動。待唾液滿口時，再分三次嚥下。

出汗過多、久病失血，易導致陰虛

汗液、血液都是人體的陰液（還包括唾液、精液），它們在體內占據了重要的位置。汗液、血液損傷過多，就會導致人體陰液不足。因為缺少陰液，其所負責的濡養、潤滑等功能就不會正常發揮，身體自然相應地出現陰虛的症狀。

出汗過多，容易導致氣陰兩虛

出汗過多，中醫稱為「汗證」。白天醒著時比正常人都愛出汗，稱為自汗；睡著之後偷偷摸摸出汗，稱為盜汗；從出汗部位也能分為三種：頭出汗、手腳出汗、半身出汗。

異常出汗的原因主要有兩類，即氣虛自汗和陰虛盜汗。中醫認為，出汗太多容易導致消耗大，氣陰兩虛。

夏天暑氣重，容易傷陰，也容易導致多汗。在夏天喝些酸梅湯，有很好的斂陰止汗效果。烏梅有兩個作用，其一是止汗，其二是養陰。

血液損失過多，容易引起陰虛

血液在人體中也很重要。例如人遭遇車禍後會大量失血，可能導致死亡；久病引起的血虧、血液受損，都是損失人體的陰液。如果損失過多，就容易引起陰虛。

久病血虧、血液流失的人，平時要多吃一些補血食物來兼顧補陰。

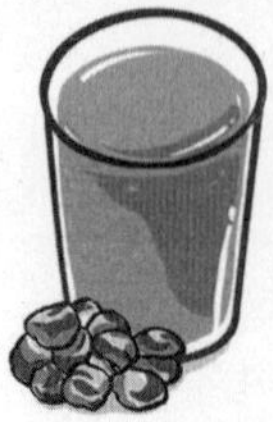

▲酸梅湯：夏天喝些酸梅湯，有不錯的斂陰止汗效果

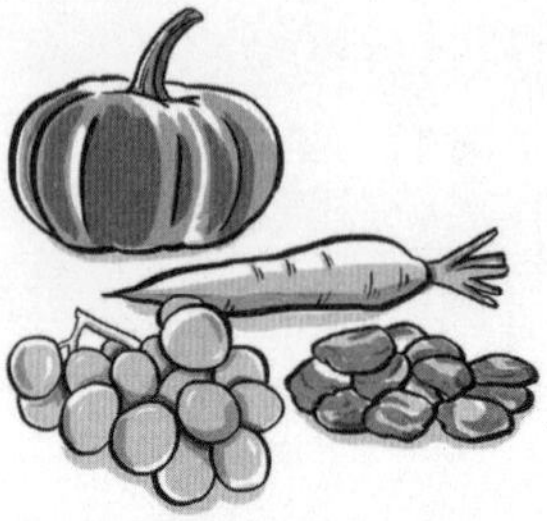

▲蔬果類：胡蘿蔔、南瓜、桂圓肉、葡萄

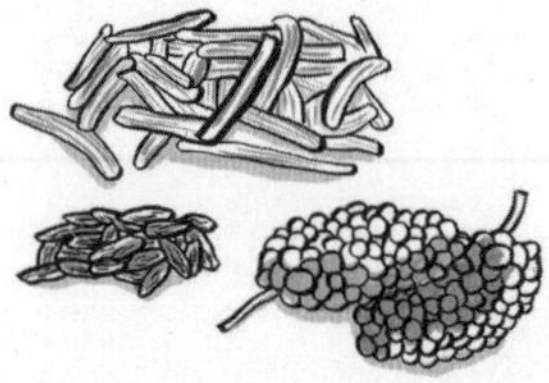

▲中藥材：黨參、枸杞、桑葚

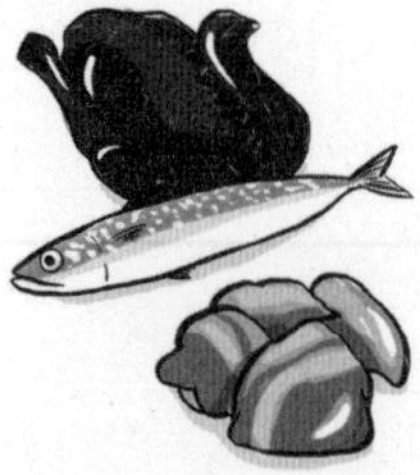

▲肉類：動物肝臟、魚、烏骨雞

說話過多，容易傷陰

藥王孫思邈認為「多言則氣乏」，要求人們不要多說話，少說話能使氣得以充養，反之則會使氣耗散。中醫認為說話太多，會耗氣傷陰，時間長久還會導致氣血兩傷，容易引起疲勞乏力、失眠等問題。

嚴重時睡眠也會受到影響。這是因為說話多，氣血都往上沖，一直處於發散的狀態，不能回收內斂，所以在睡眠時總會讓人做夢，睡不踏實。因此中醫提倡寡言養生。

寡言養生：食不言，寢不語

寡言養生，就是指不能隨意讓氣耗散。這需要從日常生活的小地方做起，如避免不停地說話。寡言養生並不是不說話，恰當的閒聊原本是一種情緒的宣洩，有益於身心健康。

古人養生提供「食不言，寢不語」。因為人在說話時易使腦子產生興奮感，思維變得活躍，從而影響睡眠。所以，人在睡前不宜多講話。

深呼吸也有養陰功效

除日常生活中不宜多說話外，多做深呼吸也有養陰的功效。深呼吸，可以調氣息，讓氣下沉，這樣就不會使氣往外發散。具體方法是：

1. 用鼻吸氣，用口呼氣。
2. 呼吸要深長而緩慢。
3. 一呼一吸掌握在十～十五秒左右。即深吸氣（鼓起肚子）三～五秒，屏息一秒，然後慢呼氣（回縮肚子）三～五秒，屏息一秒。

身體好的人，可延長屏息時間，要儘量放慢加深呼吸的節奏；身體不好的人，可以不屏息，但要吸足氣。每天練習一～二次，練到微熱、微微出汗即可。

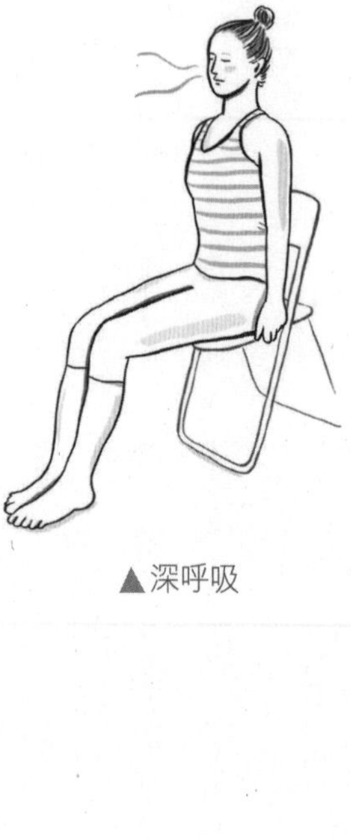

▲深呼吸

陰虛火旺，宜滋陰潛陽，忌瀉火

陰虛火旺是指臟腑陰分虧虛，失於滋養、虛熱內生的表現。心、肝、脾、肺、腎均可能出現這種情況。

陰分（保護人體的衛氣在夜間運行）的主要功能，除了濡養各臟腑組織外，還負責制約陽氣，避免陽氣外露。陽氣以熱、動、升為特點，陰分則以寒、靜、降相對應。如果陰分虧虛，沒有力量制約陽氣，人體就會出現陽氣偏盛的虛熱狀態，所謂「陰虛則生內熱」。古人說：「年過四十，陰氣自半。」隨著年齡的增加，或熱病之後，或者不節制房事等，都容易耗損陰分。

陰虛火旺的人時常覺得口乾舌燥、喉嚨乾、眼睛乾澀。夜晚睡覺時，常會「五心潮熱」，即兩手心、兩足心和心中發熱。這種熱不會使人感到舒適溫暖，而是令人煩躁、坐立不安，也影響睡眠。

中醫調理陰虛火旺，建議滋陰潛陽、養陰清熱，同時也要調整自己的心態，保持穩定的情緒。

飲食調養

陰虛體質的人要保陰潛陽，飲食宜清淡，遠離肥膩厚味、燥烈的食品；可多吃些糯米、芝麻、蜂蜜、乳製品、魚類等清淡食物，對於蔥、薑、蒜、辣椒等辛味之品則要少吃。

起居睡眠

起居應該有規律，居住環境要安靜；睡前不宜飲茶、鍛鍊、玩遊戲；養成早睡早起的習慣，中午適當午休；避免熬夜、劇烈運動和高溫酷暑下工作；要戒菸酒。

精神調養

陰虛體質的人性情急躁，時常心煩易怒，這是陰虛火旺、火擾心神的原因，所以要遵循《黃帝內經》中「恬淡虛無」、「精神內守」的養神方法。做到少與人爭，少發怒，煩躁時找寧靜的地方去休養。

體育鍛鍊

陰虛體質的人只適合做中小強度、間斷性的運動練習，可選擇太極拳、太極劍、氣功等動靜結合的健身專案。鍛鍊時要控制出汗量，及時補充水分；皮膚乾燥者，可以多游泳，不宜洗桑拿。

陰虛宜重點調養肺和腎

人體的陰虛，常與肺、腎兩臟有很大的關係。腎為一身之本，腎陰為一身之陰。腎陰足，人體就不會陰虛。為何兩個人在飲食上沒太大區別，工作、勞動強度差不多，而一個人正常，另一個人就會陰虛呢？這是因為腎虛弱了。腎出問題，就要牽涉到腎陽了。

中醫認為「陰得陽助，則泉源不竭」

腎陽對陰有化生作用。也就是說，雖然從外界補充了食物或水，但因為腎陽不足，就不能將補充的食物或水化生成人體的陰液。所以，腎陽會影響陰虛。

那麼，陰虛和肺有什麼關係呢？肺為嬌臟，和外界相通，易受到外邪侵擾，如夏天的熱邪、秋天的燥邪等，從而使肺陰受傷。肺陰受損後，長期不能滋養腎陰，就會導致腎陰虛，如肺結核患者，起初是肺陰虛，但久病後會傷害腎陰，引起腎陰不足，從而導致全身陰虛。可見肺腎關係密切，互相影響。

補養肺腎之陰，可選用枸杞、生地、百合、桑葚、五味子等中藥調理。

【枸杞炒肉絲：滋陰，補肺，益腎】

材料：枸杞三十克，瘦豬肉四五〇克，熟青筍（莖用萵苣）一〇〇克。

做法：

1.豬肉剔除筋膜，切絲，熟青筍切細絲。

2.將炒鍋燒熱，豬油，肉絲、筍絲同時下鍋，烹入料酒（烹調時當作佐料用的酒，通常添加黃酒或花雕釀製），加入白砂糖、醬油、鹽攪拌均勻，放入枸杞翻炒幾下，淋上麻油拌勻，起鍋即可。

功效：適用於肺腎陰虛導致的神疲乏力、失眠健忘、肺虛咳喘、腰膝痠軟、遺精陽痿等患者。

調理陰虛火旺，不可忽視然谷穴

你是否有時會出現口燥喉乾、心煩易怒、潮熱升火的現象？如果有，就要注意了，可能是陰虛火旺造成的。一個人若腎陰不足，就容易導致體內陰虛，常會引起上述熱的表現。

調理陰虛火旺，有一個很簡單、有效的方法——按揉然谷穴。

然谷穴，平衡水火的首選穴位

然谷穴，又名龍淵穴、龍泉穴。「然」，即燃燒；「谷」，表示這個穴的位置深，且其精氣埋藏得也特別深；然谷，就是有火在人體深深的溪谷中燃燒的意思。然谷是腎經的滎穴（經氣流行的部位，象淺水流，滎迂未深，叫滎穴），滎穴屬火，而腎經屬水，因而其首要作用就是升清降濁、平衡水火，專治陰虛火旺。

然谷穴的功效，可比中成藥的大補陰丸。如果夜晚失眠，同時還伴隨口乾，這時然谷穴就可以派上用場。睡覺前按摩然谷穴，能夠增加唾液分泌，改善口乾，穩定煩躁情緒；當心火太大時，按摩然谷穴，就能夠降下心火。

按壓然谷穴

功效：專治陰虛火旺。

按摩方法：找到然谷穴後用大拇指用力往下按，按下後馬上就放鬆，如此反覆十～二十次，兩隻腳的然谷穴都要按，最好是能同時進行。

取穴原理：然谷穴是腎經的滎穴。滎穴屬火，腎經屬水，然谷穴的作用主要就是平衡水火，專治陰虛火旺。

簡易取穴：腳內側，足弓弓背中部靠前的骨節縫隙處。

出汗失眠多夢，就揉少海穴

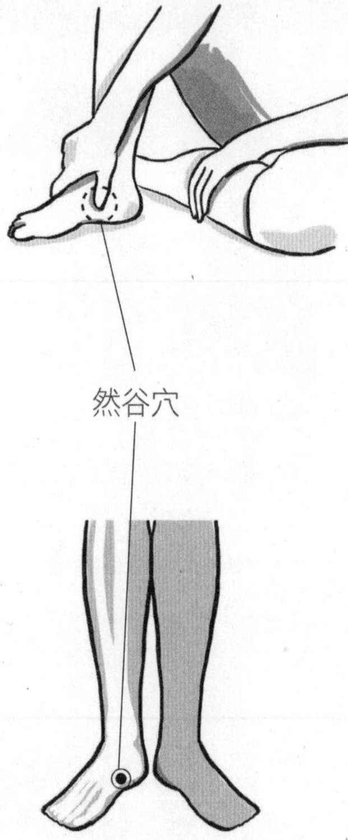

中醫五行理論認為，心屬火，腎屬水。心火主降，腎水主升，心和腎相互協調，一升一降，就能保持平衡。一旦腎陰不足或心火內動，兩者就會失去協調關係，這稱之為心腎不交。

人體一旦心腎不交，就有可能出現夜裡渾身燥熱、心情煩躁、多汗、失眠多夢等症狀。男性可能還會出現遺尿、遺精等。

按摩心經上一個重要穴位少海穴，就可以調理上述問題。

認識少海穴

少海穴，為手少陰心經合穴。少，即陰也，水也；海，即大也，百川所歸之處，深闊無量。少陰經的物質為青靈穴水濕雲氣的冷降之雨和極泉穴的下行之血匯合而成，匯合的地方水液寬深如海，所以得名「少海」。

按揉少海穴

功效：滋陰降火，補腎。

按摩方法：每天早晚用拇指指腹按揉少海穴，每次三～五分鐘。

取穴原理：心經屬火，少海穴是心經的合穴，屬水，腎也屬水，所以少海穴有水火相濟的功效。心火旺的人，按摩這個穴位就能降火，同時還可以補腎滋陰。

簡易取穴：屈肘時，肘橫紋內側端與肱骨內上髁連線的中點。

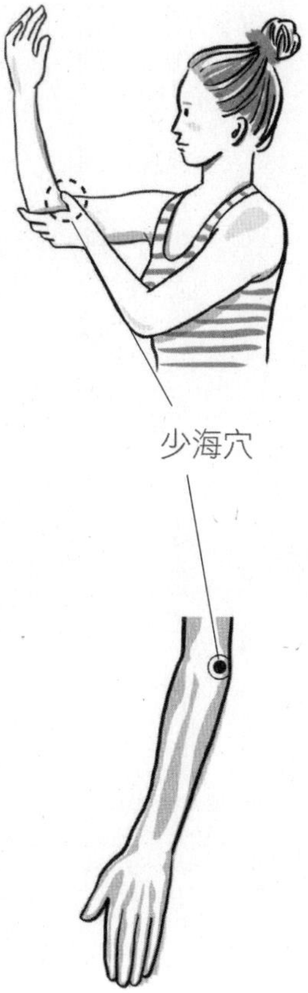

艾灸腎俞穴，可陰陽同補

腎為五臟六腑的根本。腎陰充足了則全身諸臟之陰就充足，腎陽旺則全身諸臟之陽也旺。也就是說，腎的陰陽平衡了，一身的陰陽就平衡了；腎的陰陽充足，則人一身的陰陽就會充足。

背部的腎俞穴是腎臟之氣輸注於背部的穴位，有補腎益精、溫陽散寒、化氣利水、聽耳明目、利腰止痛的功效。

《扁鵲心書》記載：凡一切大病，均灸腎俞。艾灸腎俞，可以增加腎臟的血流量，改善腎臟功能。養好先天之本，可激發先天潛能，使人體精力充沛，達到補腎之陰陽的效果。

隔薑灸腎俞

功效：補腎之陰陽，健體。

艾灸方法：患者取俯臥位。選擇新鮮的老薑，切成0.三公分厚的薄片，在薑上扎小孔。把薑放在腎俞穴上，將艾炷放在薑片上，點燃，小心施灸五分鐘。

取穴原理：激發腎之臟腑精氣，達到補腎之陰陽的效果。

簡易取穴：腰部第二腰椎棘突下，正中線旁開一・五寸處。

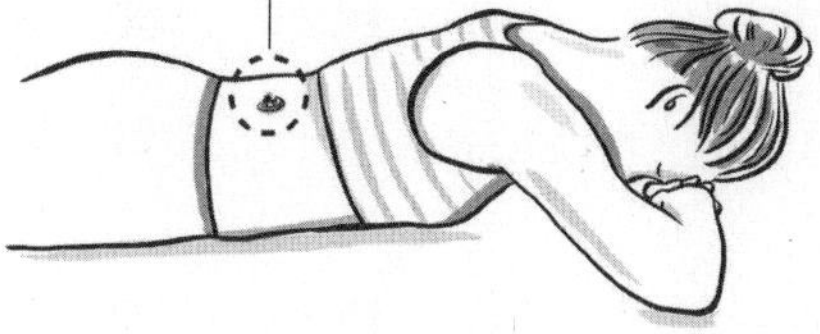
隔薑灸腎俞

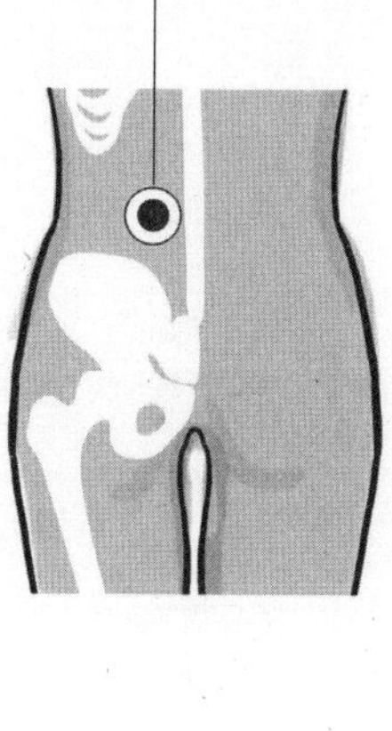
腎俞穴
位於背部第二腰椎的棘突之下，旁邊的一・五寸處

女貞子最能滋陰補腎

女貞子是一味中藥，也叫女貞實、冬青子等。李時珍在《本草綱目》中有這樣的描述：「此木淩冬青翠，有貞守之操，故以女貞狀之。」中醫有「以形補形」之說，女貞子與人的腎臟很相似，因此也具有滋補腎陰的功效。

女貞子本身就有補腎滋陰、養肝明目的功效。常用於頭暈、肝腎不足、耳鳴、兩目昏暗、頭髮早白等症狀。

整天為生活奔波的男士，當感到腰膝痠軟、神經衰弱時，服用女貞子酒能有滋陰補腎、行氣化痰的效果；對於女士，一杯醇香的女貞子茶入口，保證身體正常運轉的同時也給各個零件上了潤滑油，讓它們能夠高效完成工作，享受更好的生活。

【女貞子蜂蜜飲：補腎滋陰，軟化血管】

材料：女貞子十克，蜂蜜三十克。

做法：先將女貞子放入鍋中，加水適量，小火煎煮二十分鐘，去渣取汁，調入蜂蜜即可。

功效：滋補肝腎，軟化血管。

【女貞子粥：明目養陰，滋補肝腎】

材料：女貞子十五克，大米一〇〇克，白糖適量。

做法：女貞子加適量清水煎汁，濾取汁液與大米一起煮粥，待粥快熟時調入白糖煮沸即可。

功效：適用於肝腎陰虛所致的頭目眩暈、視物昏花、眼目乾澀、視力減退、腰膝痠軟、鬚髮早白等症狀。

小小雞蛋，最宜補陰虛

中醫認為雞蛋味甘，性平，具有補中益氣、補肺養血、滋陰潤燥的作用，常用來調理氣血不足、熱病煩渴等症狀，是扶助正氣的理想食品。

雞蛋補血又養陰

《本草綱目》說雞蛋：「卵白，其氣清，其性微寒；卵黃，其氣渾，其性溫；卵則兼黃白則用之，其性平。精不足者，補之以氣，形不足者，補之以血，卵兼理氣血，故能清氣。能補血，能養能陰，潤肌膚。」《本草再新》說：「雞子黃，補中益氣，養腎益陰。」

富含多種營養成分

現代研究發現，雞蛋中的營養非常豐富，每一〇〇克雞蛋含蛋白質一二・八克，主要為卵白蛋白和卵球蛋白，其中含有人體必需的八種胺基酸，並與人體蛋白質的組成極為近似，而人體對雞蛋蛋白質的吸收率可高達九十八％；此外，蛋黃中還富含卵磷脂、蛋黃素、多種維生素及鈣、磷、鐵、鉀等人體所需的營養成分。

【百合雞蛋湯：滋陰養血，清心安神】

材料：百合二十克，火腿五十克，雞蛋一個，蔥末五克，雞湯七五〇毫升，鹽一克。

做法：

1. 百合用清水浸泡一夜，洗淨；火腿切末；敲開雞蛋在碗中打散。
2. 鍋置火上，放入百合、火腿末，加雞湯大火燒開後轉小火煮十分鐘，淋入雞蛋液攪成蛋花，加鹽調味，撒上蔥末即可。

功效：百合清心安神，雞蛋黃能滋陰養血，二者搭配在一起煮湯，具有增強滋陰養血、清心安神的功效。尤其適合神經衰弱、心悸、失眠、虛煩者食用。

山藥蓮藕湯，補陰潤燥

山藥蓮藕湯是一款傳統藥膳，有極佳的滋陰潤燥功效，時常食用，可補肺潤肺，緩解秋燥、肺熱咳嗽。

蓮藕可補五臟之虛

蓮藕，又稱藕，肉質肥嫩，白淨滾圓，是一款冬令進補的保健食品，既可食用，又可藥用。中醫認為蓮藕熟食能補心益腎，並補五臟之虛，強壯筋骨，滋陰養血；生食能涼血散瘀，同時還能利尿通便，幫助體內的廢物和毒素排泄。

補虛強身找山藥

山藥又稱薯蕷、土薯、山薯蕷、懷山藥、淮山、白山藥，其塊莖肥厚多汁，肉質細嫩，又甜又綿，且帶黏性，生食熟食都是美味。山藥不僅營養豐富，且功效良多。《神農本草經》認為其「主治傷中，補虛羸，除寒熱邪氣，補中益氣力，長肌肉，久服耳目聰明」；《本草綱目》認為山藥能「益腎氣、健脾胃、止瀉痢、化痰涎、潤皮毛」。

【山藥蓮藕湯】

材料：山藥一五〇克，蓮藕二〇〇克，枸杞五克，植物油、鹽、白糖、薑絲、清湯各適量。

做法：

1.蓮藕去皮，洗淨切厚片；山藥去皮，洗淨切片；枸杞洗淨備用。

2.鍋中淋植物油燒熱，放入薑絲略爆炒，倒入清湯煮沸。

3.放入藕片、山藥片，用中火煮至熟透，加入枸杞煮五分鐘，用鹽、白糖調味，盛入碗中即可食用。

注意：適合氣短體虛、筋骨痠軟者食用。感冒、大便乾燥及腸胃積滯者不宜。

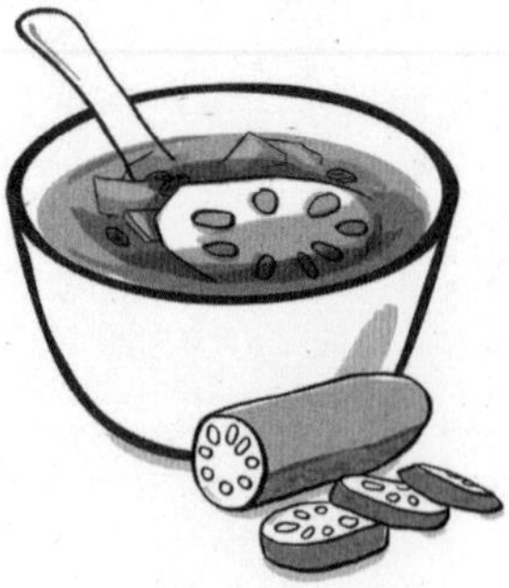

陰虛之人忌大補，循序漸進為上策

中醫學調理原則認為，虛則補之。固然，陰虛之人應該補陰，但為何又說「虛不受補」呢？

「虛不受補」是指患者體虛，不能接受補藥。體虛有陰、陽、氣、血的不同，五臟又均有陰陽，而虛者以腎陰不足為主。腎陰是人體津液的根本，可以濡養臟腑，能影響其他臟腑之陰，所以古人說「一陰虛而諸陰俱虛」。雖然治療應「虛則補之」，但滋補不能過量，否則會因補重而傷陰。

進補前先做調理，避免「虛不受補」

一年秋冬之交，張女士邀朋友一起吃涮羊肉，並放了一些枸杞、紅棗等補品。張女士吃完第二天卻鬧起了腸胃病。她原本懷疑是食品衛生問題，但和她一起吃羊肉的朋友，並沒有出現腸胃不適。

張女士將原因歸結為「虛不受補」，因為她每次大補，不是腹瀉就是滿臉起痘、生瘡。從這種情形看，她應該屬於陰虛體質。冬季進補雖然可以扶正固本，但是濕氣困脾、消化不好的人，如果突然進補，很容易出現腸胃不適等問題。

「虛不受補」一詞很準確，一些體虛無力、精神不振、手腳冰涼的人，進補前要先做調理，脾胃功能正常後才能「受補」。調理方法是可以吃些紅棗、花生、百合等健脾益氣的食物。

陰虛者進補，宜先清補，再逐漸過渡

另外，陰虛之人陰液不足，必然導致其滋潤、濡養、潤滑等作用失調，從而影響到相應的器官功能；能補入的養分，是要依賴身體器官發揮正常功能來幫助運化的。因此，開始進補時，補藥分量不要過重，先清補，再逐漸過渡。如果開始就大劑量使用，身體不能正常消化，反而會引起器官功能失常。

尤其要注意，儘管陰虛之人需要補陰之品，但也可以適量加一些補陽之品。這是因為陰和陽互相依存，陽氣能提高器官功能，更好地吸收養分滋陰。但在使用時，要注意量的變化。

血虛：失眠夢多，面色蒼白無華

血虛是怎麼回事？

在中醫學裡，血虛是指體內陰血虧損的病理現象。可由失血過多，或久病陰血虛耗，或脾胃功能失常，水穀精微不能化生血液等原因導致。由於氣和血的關係密切，所以血虛也會引起氣虛，而氣虛不能化生血液，又會加重血虛狀況。血虛的主要症狀有面色蒼白或萎黃、頭暈眼花、失眠多夢、女性月經量少及閉經等。一般認為，引起血虛的病因有以下幾個方面：

脾胃虛弱

脾胃化生的水穀精微是生成血液的基本來源。脾胃功能強健，能將攝入的水穀精微轉化成氣血。反之，脾胃功能減弱，精微不足，生化無源，時長日久就會出現血虛。持續血虛則會進一步引起其他臟腑功能失常。

飲食不足

清代《醫門法律》說：「飲食多自能生血，飲食少則血不生。」人體臟腑靠氣血津液來滋養，氣血津液靠水穀精微化生。如果飲食不足，長期忍饑挨餓，氣血則會生化無源，必會導致血虛。另外，飲食量雖充足，但挑食偏食也會出現造血原料匱乏，使生化之源不充足，從而出現血虛，並導致其他病症。

失血過多

外傷失血過多，月經過多，或其他慢性失血證都可能造成血虛證。出血日久，一方面會導致瘀血內阻、脈絡不通，另一方面也影響新血生成，使血虛加重。

腎氣虧虛

腎藏精，精生髓，精髓能夠化血。如果先天稟賦不足，後天失養及房勞過度等都會引起腎虛，而腎虛則精少，精虧則血虛。

強力勞作

強力勞作會耗傷氣血，久之則氣虛血虧；勞心太過，易使陰血暗耗，心血虧虛等，均會導致血虛。

血是源泉，血的滋養不可少

血為生命之本，是人體內各種有用物質的一個記憶體。只有這個記憶體中有足夠的物質，才能供給充足的養分，為人體提供動力的原料。如果把人體比作汽車的發動機，那麼血就是發動機裡的汽油。沒有血液作為依存對象，人體的氣就變成無源之水、無本之木，進而成為邪火。如果血虛，身體就得不到充分滋潤，變得虛弱。

血液充盈、運行通暢是健康的保證

人一生的所有活動都是靠氣血運行完成的，血液充盈、運行通暢是身體健康的保證。血液不僅供給人體組織每一個細胞生存所必需的氧氣和營養物質，還將無用或者有害的物質排出體外。

人體只有血液充足，才能夠疏通全身經絡。

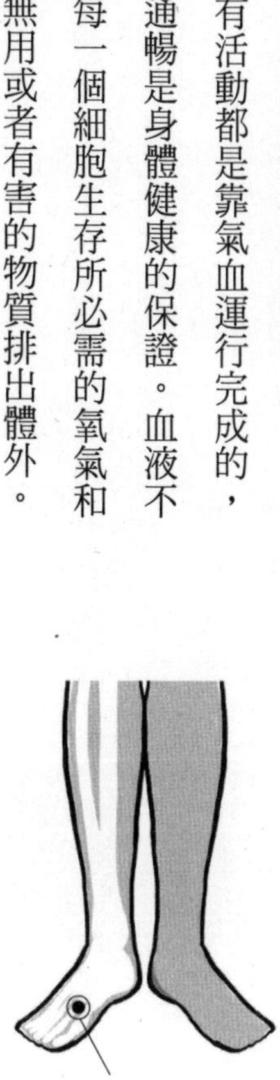
太衝穴
在足背側，第一、第二蹠骨間的後方凹陷處

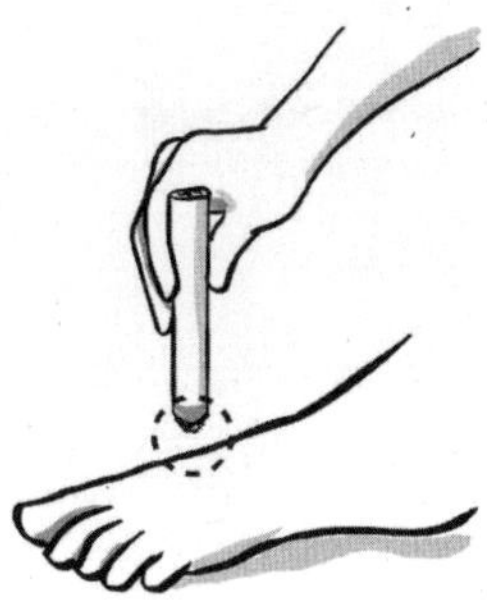

▲溫和灸太衝

有了充足的血液、暢通的經絡，臟腑才會得到更好的滋養而使功能強健，免疫系統強大；既可以及時清理內部的各種毒素，又能抵禦外來的致病因素。因此說，血液暢通、充盈，則百病不生，延年益壽；血液不足、凝滯不通，則百病滋生，容易衰老。

養血的關鍵是養肝

養血的關鍵在於養肝，傷肝血的主要原因是「久視」。《黃帝內經》中說：「人臥血歸於肝，肝受血而能視」、「肝開竅於目」。所以，過度用眼自會損耗肝血，肝臟就像身體中的一個血庫，如果血庫中的血液不足，就會出現視物不清、眼睛乾澀、小腿抽筋、情緒不穩定等症狀。

沒事時，用腳踩大腳趾和太衝穴、行間穴；睡覺前用熱水泡腳，也可以用手指按壓肝經上的

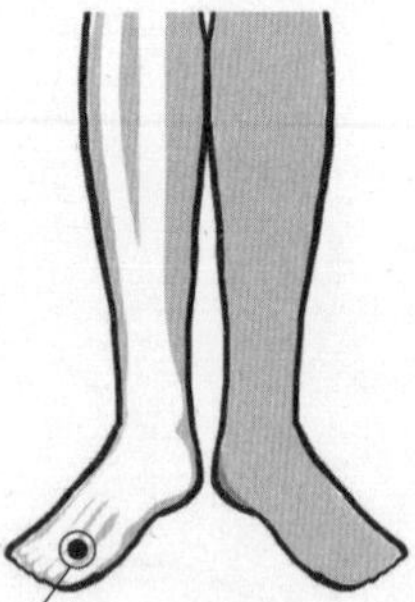

行間穴
在足背側，第一、第二趾間，皮膚深淺顏色交界處

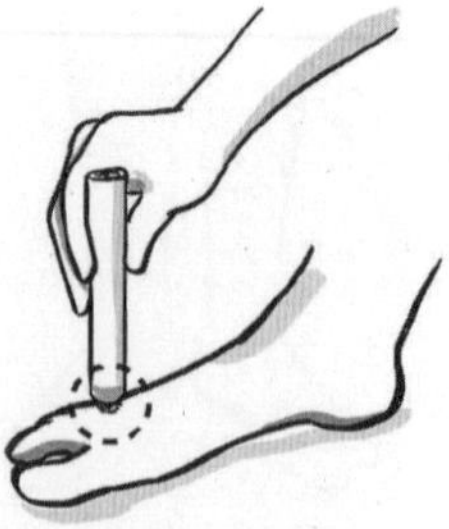

▲溫和灸行間

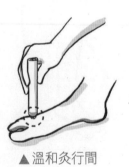

太衝、行間二穴；經常按摩這兩個穴位，就會有養血護肝的作用。

大怒傷肝血，受了氣要哭出來

中醫認為發怒首先會傷及肝臟。在人體心、肝、脾、肺、腎五臟中，肝為將軍之官，主怒。所以，怒首先損傷的臟器就是肝。肝有生發疏泄的作用，其主管全身氣血的舒暢，怒則氣血鬱滯不通，不通則容易滋生百病。

《黃帝內經》中說「怒則氣上」，這裡的氣指氣機，也就是說，生氣時會使氣機向上。氣上嚴重時，據說頭髮也會根根直立起來，所以有「怒髮衝冠」之說。

怒傷肝，會引發哪些疾病？

怒傷肝，指的是大怒易導致肝氣上逆，血隨氣而上溢，因此就會傷害肝臟。常見症狀有面赤、氣逆、脅痛、頭痛、眩暈，嚴重者會出現吐血或暈厥。人發怒時，常會面紅耳赤，這是氣血上湧所致。

排毒養肝的妙藥：有淚也要輕彈

有個心理醫生說過，眼淚是緩解精神負擔最有效的良方。它還能夠排毒，是養肝護肝的天然法寶。所以，想哭時不要憋著，痛快哭出來吧。

情緒對臟腑的影響

喜→傷心	怒→傷肝	思→傷脾	悲→傷肺	恐→傷腎

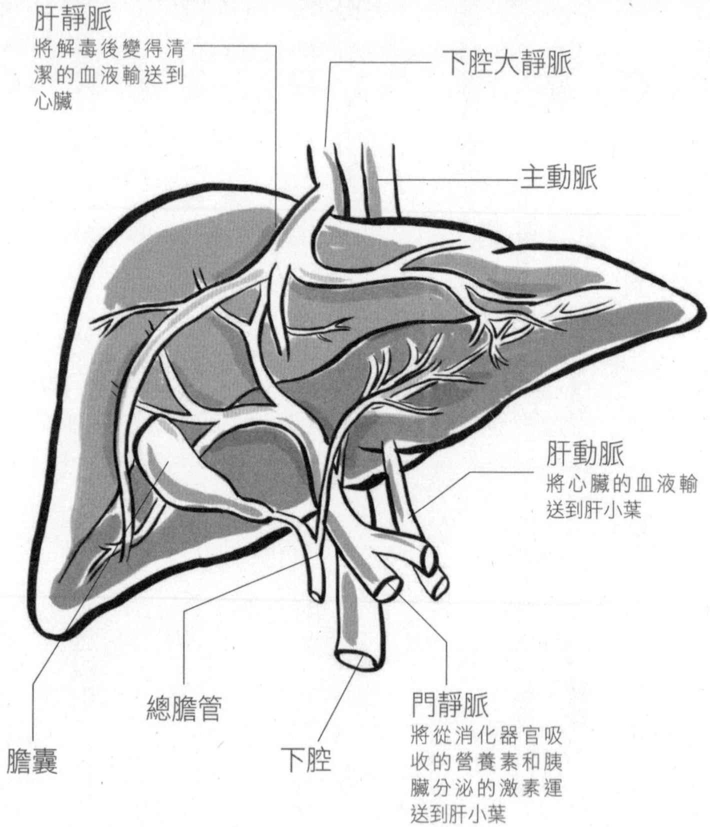

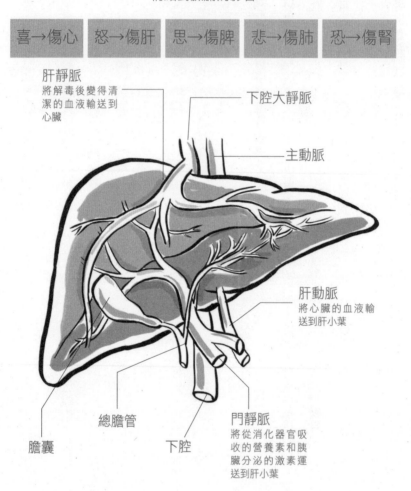

多數人在哭過後，心裡會覺得舒坦很多。這是由於眼淚將肚子裡的「氣」發洩出來了。氣不順時最傷肝，肝氣鬱結，輸布失常，就會成為體內一種多餘的氣，堆積時間一久就會轉化成火，這就是中醫所說的「肝火」。

這種氣因為脫離正常的運行軌道而在體內橫衝直撞，造成身體不同程度的損傷。

按揉血海穴：生血活血

中醫認為肝主藏血，即肝臟是儲藏血液的倉庫。當我們吃的食物經過消化吸收轉化成血液後，就會被輸送到肝臟這個倉庫裡。打個比方，肝臟就好比一個國家的財政部，哪個地方需要資金（血液），它就會支援哪個地方。例如吃飯的時候，大部分血液就會流入腸胃之中，來幫助消化食物；用腦思考問題的時候，血液又會被調動到大腦中來。

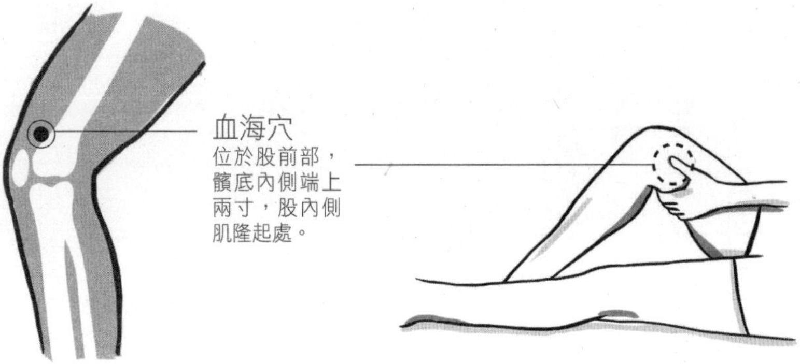
血海穴
位於股前部，
髕底內側端上
兩寸，股內側
肌隆起處。

人的一切生命活動都和肝臟相聯繫

「肝開竅於目，在液為淚，在體合筋。」說明人的眼、手、腳與肝臟的關係最密切。如果肝血虛，就不能滋養雙目，眼睛就會變乾；當肝血不能營養筋脈時，手腳就容易麻木。

若發現自己有肝血虛的症狀時，有一個簡單辦法可以調理——按揉血海穴。

按揉血海穴

功效：補血，改善肝血虛。

按摩方法：每日用拇指按揉兩側血海穴五～十分鐘，力道不宜過大，以有痠脹感為宜。

取穴原理：血海穴是生血和活血的要穴。按揉血海穴，可以活躍氣血。

按摩最佳時間：每天上午九點～十一點。因為血海穴是足太陰脾經的募穴（臟腑之氣匯聚於胸腹部的腧穴。它們均位於軀幹部，與臟腑關係密切），上午九點～十一點正好是脾經當令，脾經精氣旺，人體的陽氣正處於上升的趨勢。

簡易取穴：血海穴在股前區，髕底內側端上兩寸，股內側肌隆起處。

靜中求動，酣然大睡就養血

《黃帝內經》中說「臥則血歸於肝」，「臥」即睡覺。人在睡覺時，對血液的需求量減少，部分血液能夠貯藏到肝臟，重做血的濾化。如果睡眠好，就能使肝臟得到充分休息，這是養肝血最關鍵的一點。

夜間睡眠是身體補養陰血的最好機會，中醫提倡「靜養陰」，人要靠睡覺來維持靜的狀態；還講究「以血為用」，只要睡眠品質高，就會氣血充盈，氣色好。

成年人應該在晚上十一點左右上床睡覺

成年人正常的睡眠時間是八小時，應該是從晚上十一點左右開始睡覺，到凌晨一～三點進入深睡眠狀態，這段是養肝血的最佳時間。如果不睡，就會養不足血。因為在這個時段，人體的血液都供給腦部、心臟和四肢肌肉，相對的內臟就會減少，導致肝細胞缺氧，肝臟得不到充分的休息和血的供養，加上體內代謝廢物堆積，就會無形中增加肝臟的負擔。

熬夜看電視、打電腦、玩手機、泡夜店，肝臟最先受累。大多數的肝臟疾病都是「熬」出來的。因此，不要讓熬夜傷了肝。

側睡更有利於養肝造血

在睡姿方面，中醫認為側睡更有利於養肝造血。因為肝經分布在人體軀幹兩側，不管是左側臥還是右側臥，血都更容易歸入肝經，使人安靜入睡，並開始一天的造血功能。為了讓側臥更舒服，並減少對身體的壓力，可以找一個枕頭放在兩膝蓋之間，有利於放鬆腰背部。

女人調陰血，宜多灸腹部和下肢

中醫認為「女子以血為本」。女性正常的生理週期、生兒育女，都需要氣血的滋養。無論想要身體健康還是美容養顏，也都離不開陰血。

很多女性面色蒼白、神疲乏力、畏寒怕冷、月經稀少、卵巢早衰，歸咎其原因就是體內陰血虛虧。

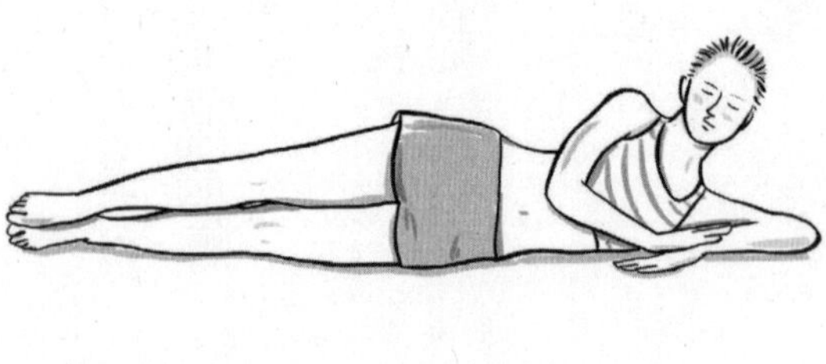

◀側睡：「站如松，坐如鐘，臥如弓」，睡覺時側睡最養血。

任脈，陰脈之海，女性保護神

任脈位於人體的前正中線，屬於奇經八脈，有「陰脈之海」的稱呼，與全身的陰經相連，人體所有的精血、津液等陰性物質都歸它管，與女性的「經、帶、胎、產」關係也很密切，是女性的保護神。任脈從會陰出來，沿腹部上行，止於眼眶，共有關元、氣海等二十四個腧穴，主要有調節陰經氣血與月經的作用。

女性經常按摩、艾灸腹部的任脈，可以從根本上促進任脈的氣血充盈，進而調理全身的氣血。

道家養生祕法：搓熱雙手按關元穴

每晚睡覺前搓熱雙手，把手掌的勞宮穴對準下腹的關元穴，意守此處，然後緩緩入睡。因為勞宮穴屬火，而關元穴也屬火，將這兩把火放在一起，能溫補任脈之陰，古人稱為「水火既濟」。此外，每週艾灸三次關元穴，也能給任脈「添把火」，讓氣血更充沛。

關元穴：在下腹部，臍中下三寸，前正中線上。

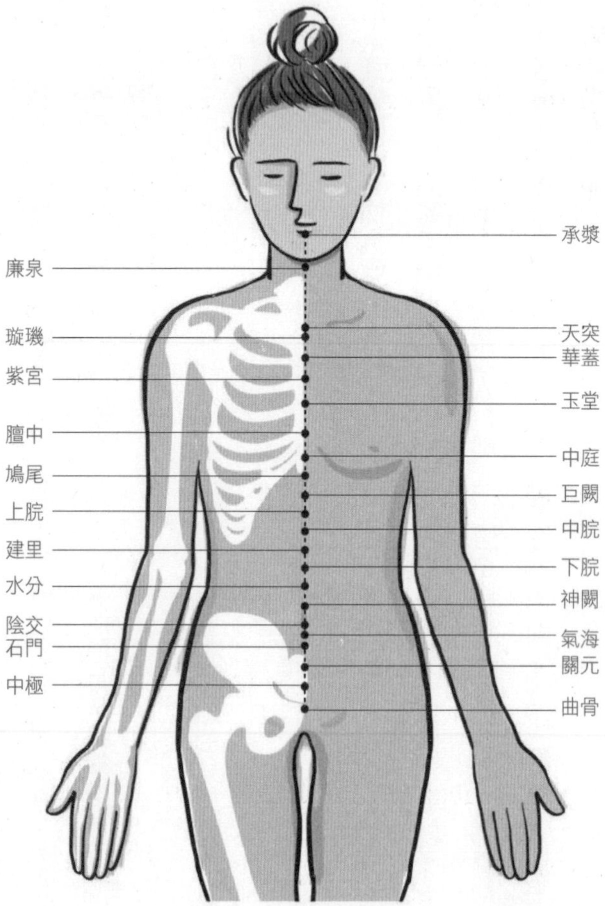

▲整條任脈圖

艾灸氣海穴

功效：補氣養血。

艾灸方法：點燃艾條，對準氣海穴，距皮膚一・五～三公分處，像鳥雀啄食一樣上下施灸，每次灸十五～二十分鐘。

取穴原理：艾灸氣海穴，有很好的補氣活血功效。經常艾灸，可以調理女性陰血虧虛等問題。

簡易取穴：位於下腹部，臍中下一・五寸，前正中線上。

艾灸血海穴

功效：運化脾血，引血歸經。

艾灸方法：將點燃的艾條，放在血海穴上懸灸，每次灸十～二十分鐘，每日一次，三～五天為一個療程。

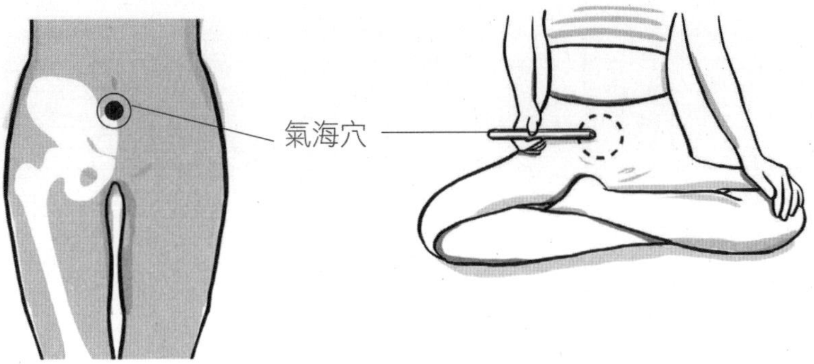

取穴原理：血海穴與月經相關，如果女性的月經量過多或不足，或痛經，都可以透過按摩血海穴來調理。

簡易取穴：在股前部，髕底內側端上兩寸，股內側肌隆起處。

一張一弛甩甩手，活躍氣血小運動

甩手功具有強壯筋脈的功效，中醫認為「筋及人身之經絡，骨節之外，肌肉之內，四肢百骸，無處非筋，無處非絡，聯絡周身，通行血脈而為精神之輔。如人肩之能負，手之能攝，足之能履，通身之活潑靈動者，皆筋之挺然者也」。這就是說，筋在人體內無處不在，骨節、肌肉乃至四肢百骸都有筋脈的分布。

筋脈可以運行血脈，有了筋脈的存在，手才能握住東西，腿腳才能走路。甩手功能強壯筋

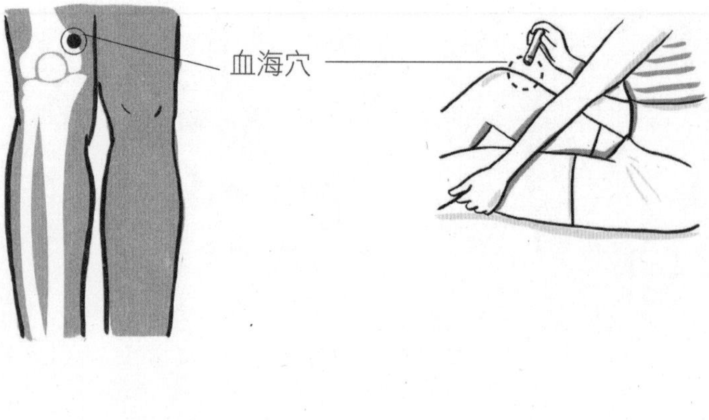

脈，但和日常生活中的甩手動作是有區別的。

甩手要領

身體要站直，兩腳稍微分開，與肩膀同寬。雙腳腳趾向下用力，牢牢抓住地面。同時肛門上提，兩臂伸直同方向向後擺動，這個過程要用些力氣，然後讓其根據慣性自然擺動。眼睛平視前方，摒棄心中雜念，每次練半小時左右。

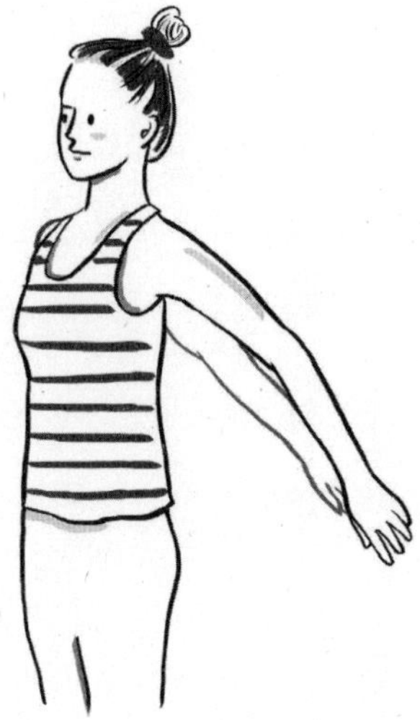

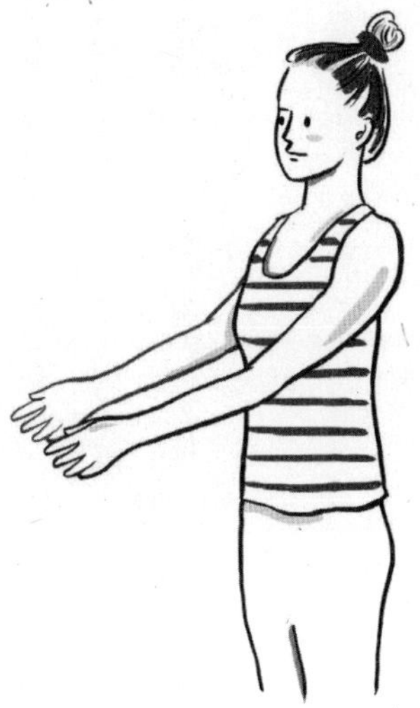

四物湯：流傳千古，最是補血養血

「四物湯」是中醫補血、養血、調經的一個基本藥方，在臨床方面的應用已有千年歷史。該方主要由當歸、川芎、白芍（芍藥）、熟地四味中藥組成，被醫家讚為「婦科第一方」、「婦科聖方」、「血證立法」等，具有很高的聲譽。

生理特點決定了女性比男性更容易出現肝血虧虛、肝鬱氣滯等諸多身體不適。而四物湯就是專門針對女性的生理需求製成的，是婦科疾病的剋星。它可以幫助女性朋友補血、活血，有效調理多種常見婦女痼疾，保護女性朋友的身體健康。

當歸

補血活血、調經止痛，用以調理包括肝血虧虛在內的血虛諸症狀，包括月經不調、痛經、閉經、虛寒腹痛、肌膚麻木等，是中醫常用的補血藥、調經藥、止痛藥。

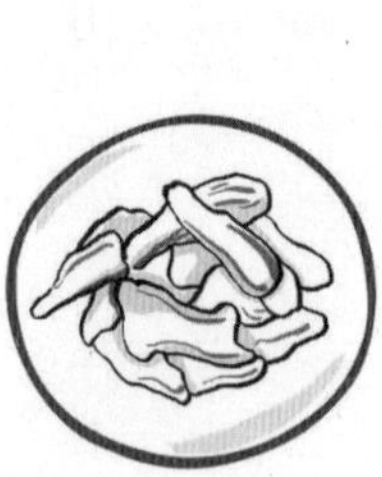

川芎

有行氣開鬱、活血化瘀、祛風止痛的功效，用於調理月經不調、閉經、痛經、產後瘀滯腰痛、胸脅疼痛等多種疾病，是常用的活血藥、行氣藥、祛風藥。

白芍

在《神農本草經》中被列為中品，有「主邪氣腹痛、除血痹、破堅積（意即在胃、肝臟以及子宮中所形成的硬塊）、止痛、利小便、益氣」等諸多功效。

熟地

就是我們常說的熟地黃，有補血滋陰的功效，可用於血虛萎黃、眩暈、心悸失眠、月經不調等症狀。

四物湯的製作方法

熟地十二克、當歸十克、白芍十二克、川芎八克，用水煎服。該湯補血而不滯血，活血而不傷血，溫而不燥，滋而不膩，很適合女性用於調血養血。

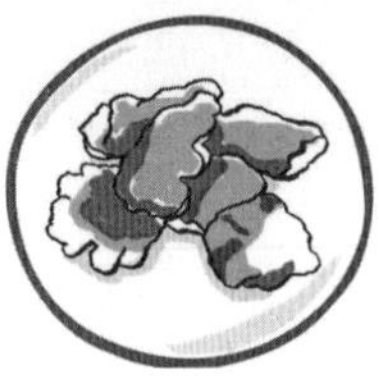

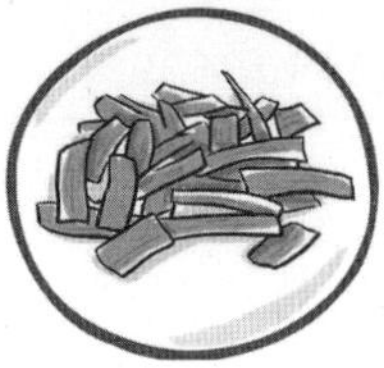

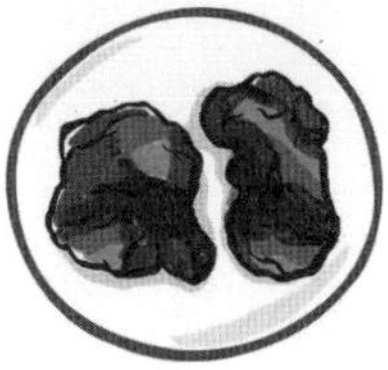

八珍糕：調理脾胃，改善血虛

說到調理脾胃、補養氣血，中醫有許多歷經實證的好辦法，除多吃紅棗、蜂蜜、蓮子外，八珍糕也是佳品之一。

八珍糕的功效

八珍糕是中國傳統名點之一，有「北八珍糕」和「南八珍糕」之分，為明代外科醫家陳實功的家傳祕方。他一生注意脾胃的保養，生前常食用八珍糕，活了八十多歲，讚其「服至百日，輕身耐老，壯助元陽，培養脾胃，妙難盡述」。八珍糕因含有山藥、茯苓、扁豆、蓮子等八味食材而得名，這些食材都有很好的補益脾胃作用，非常適合飲食不規律、脾胃虛弱、氣血不足之人食用。

【八珍糕】

材料：人參五克，茯苓、白朮、扁豆、山藥、蓮子、芡實、薏米各四十克，糯米粉、粳米粉、白糖各一〇〇克，蜂蜜適量。

做法：將上述八種原料碾碎，與粳米麵、糯米麵攪拌均勻，蒸成糕餅。

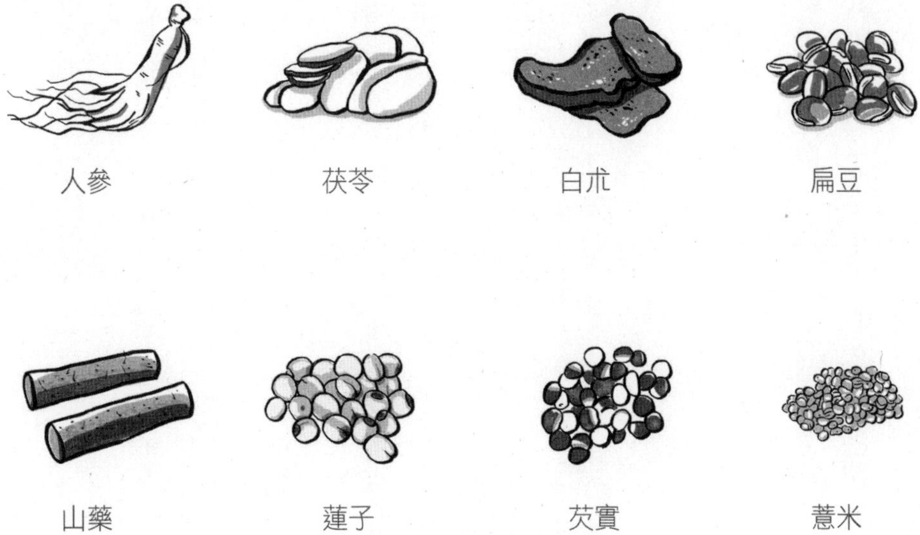

▲八珍糕的材料

坐月子補血，北吃小米南吃雞

產後女性最容易虧血，所以吃對補血的食物很重要。有人說坐月子吃雞蛋好，有人說喝小米粥好，有人說喝雞湯更有營養。究竟哪種坐月子的方法最好呢？適合自己的才是最好的。

中醫認為人體是「參差不齊」的，坐月子要根據自己的健康狀況來進補。南方人和北方人吃的東西往往不一樣。

北方人宜補腎元

北方人坐月子通常喝小米粥，這與體質有關。北方人體質偏水，水性偏寒，通於腎，所以應該大補腎元。

小米為腎之穀

《本草綱目》記載：「粟米味鹹淡，氣寒下滲，腎之穀也，腎病宜食之……降胃火，故脾胃之病宜食之。」就是說腎及脾胃不佳者都能吃小米。小米味甘鹹，有和胃溫中、清熱解渴、健胃除濕安眠等功效，內熱者和脾胃虛弱者更適合食用。產後女性體內氣血虛弱，而脾胃為氣血生化之源，這時適當多喝一些小米紅棗粥、小米紅豆粥、小米紅糖粥等，不僅可以補養脾胃，也有較佳的補血功效。

【雞蛋紅糖小米粥：滋陰養血賽人參】

材料：小米一〇〇克，雞蛋兩個，紅糖適量。

做法：

1. 小米清洗乾淨，雞蛋打散。
2. 鍋中加適量清水燒開，加小米大火煮沸，轉小火熬煮，待粥爛，加雞蛋液攪勻，稍煮，加紅糖攪拌即可。

南方氣溫高，陽虛者多

相對於北方來說，南方氣溫較高，南方人體質雖然偏火，但因陽氣耗散偏大，所以陽虛的情形較多。陽虛的表現就是畏寒怕冷，所以應吃一些補陽食物，如雞、紅棗等。

雞性熱，最補陽虛

中醫認為雞肉性熱，入心、心包，能溫補、生發心經氣血，善於治療心氣、心血不足的虛損證。女性坐月子時，吃雞的首選方法是燉雞湯。這樣，不僅有助於緩解生產過程中流失氣血導致的體力疲乏，而且對產後抑鬱也有很好的治療作用。

【參鬚紅棗雞湯：補血益氣】

材料：雞肉五〇〇克，紅棗三十克，參鬚十克，鹽四克，料酒適量。

做法：

1.將雞肉洗淨，切塊，沸水焯燙，沖去血水備用；紅棗浸泡片刻，洗淨，去核。

2.將雞塊、參鬚、紅棗、適量清水一起加入鍋內，大火燒沸，加入料酒，轉用小火燉四十分鐘，加入鹽即可。

氣虛：總是提不起勁來

氣是能量，很多「虛」始於氣虛

元氣是人體最基本的物質，由腎中的精氣、脾胃吸收運化水穀之氣和肺吸入的空氣等結合而成。人體由於元氣不足引起的一些病理變化，稱為氣虛。氣虛在一般人中最為常見。

氣虛的原因

氣虛有先天的原因，而生活不規律、勞累、久病等也有可能導致氣虛。氣是身體功能運作的基礎，中醫認為「百病皆生於氣」。不管是血虛、陽虛還是五臟六腑虛，通常開始時都會有氣虛的表現。又如，某個臟腑的氣機運行不順利，就會出現功能不足的情況，從而導致脾虛、腎虛等虛證。因此，氣虛經常是身體出現虛弱的預警信號，提醒你要重視養生了。

氣虛的症狀表現

氣虛的常見症狀有：身體虛弱、面色蒼白、呼吸短促、四肢乏力、頭暈、動則出汗、語聲低微、胸悶氣短、食慾缺乏、失眠健忘等。

氣虛應該吃什麼？

調理氣虛的食物：牛肉、雞肉、豬肉、糯米、黃豆、紅棗、鯽魚、鯉魚、鵪鶉、鱔魚、蝦、蘑菇等。

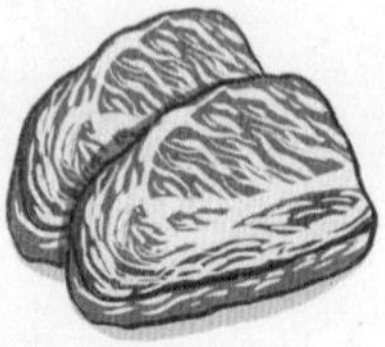
牛肉

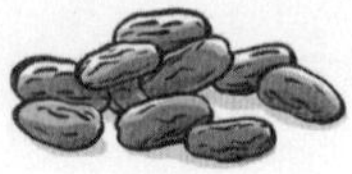
紅棗

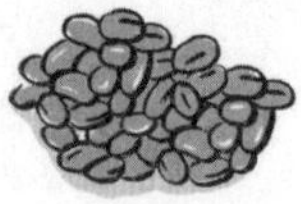
黃豆

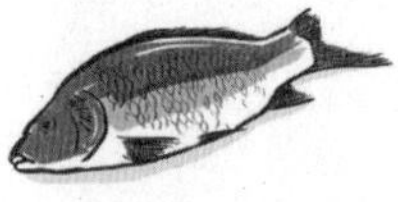
鯉魚

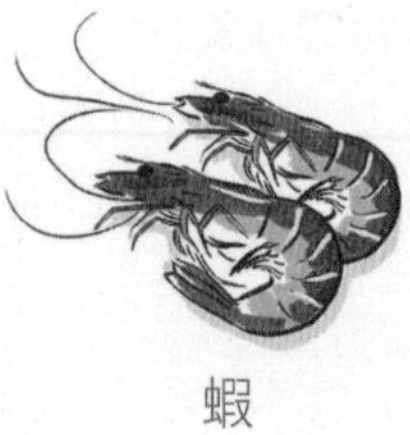
蝦

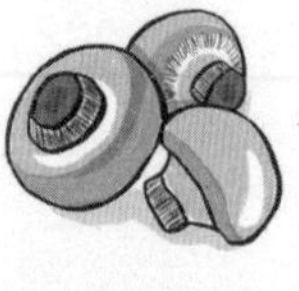
蘑菇

氣虛忌吃食物

山楂、檳榔、香菜、胡椒、紫蘇葉、薄荷。

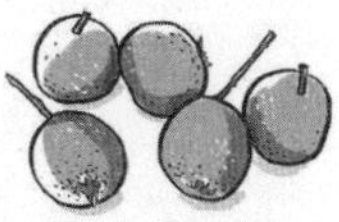

山楂

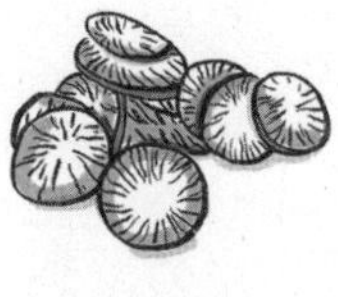

檳榔

香菜

肥胖也可能是「氣虛」

人的體重與氣血有直接關係。人為什麼會胖呢？就是因為氣虛。氣虛之後，人體內氣的運動就沒有力量，於是氣化功能變弱。氣化功能變弱，脂肪和其他廢物就不會正常被代謝出體外，於是人就胖起來了。

肥胖者為什麼氣虛？

要了解肥胖者為什麼氣虛，就需要明白氣在各個臟腑中的功能。人吃完一頓飯後，胃氣會對其進行消化，脾氣會將消化後最精微的物質上傳到肝，化生成血液，再輸入心臟，而將其廢棄物向下傳給大腸，轉成糞便排出。此外，人體內還有元氣、衛氣和營氣（具有營養作用的氣）等，它們共同推動著身體內能量的轉化和新陳代謝。

肥胖者氣虛，是因為體內「垃圾」太多

一個氣血平衡的人，身體內氣的運動充分，進餐後該吸收的營養物質就會被吸收，該排泄的排泄掉了，該氣化的氣化掉了，身體就會不胖不瘦。一個氣虛的人，氣的運動不充分，進餐後該吸收的營養物質沒有吸收，該排泄的沒有排泄，該氣化的沒氣化。結果，這些沒被氣化的物質就會被轉化成脂肪，堆積起來。脂肪其實是體內沒有被氣化掉的垃圾。肝上沒被氣化掉的垃圾叫脂肪肝，血管裡沒被氣化掉的垃圾叫高血脂，肚皮上沒被氣化掉的垃圾叫大肚腩。

因此，氣虛才是肥胖真正的原因，而肥胖則是判斷一個人氣虛最明顯的指標。

一分鐘判斷你是否氣虛	
體重指數＝體重（公斤）÷身高（公尺）的平方	
體重指數	氣血狀況
18.5～25之間	氣血平衡
＞25	略有氣虛
＞30	嚴重氣虛
<18.5	血虛

久臥傷氣，溫和運動健脾利肺

中醫認為「久臥傷氣」。久臥、喜臥或多臥會導致人體氣機運化不暢，氣滯血瘀，水穀精微不能輸布五臟百骸，身體虛弱疲倦。如果長時間躺在床上不動，氣的運行就會變緩慢，新陳代謝速度也會相對減慢，可能導致肺氣、脾氣、心氣、腎氣的不足，從而產生一系列肢體疲倦乏力的症狀。氣虛的人如果長期臥床，不僅不利於症狀的好轉，還有可能使症狀加重。

那麼，氣虛的人應該進行哪些運動呢？氣虛的人不能做劇烈運動，因為這些人的體能通常偏低，機體的代謝能力也變差，運動時非常容易疲憊、出汗，甚至氣喘，從而把體內原本就缺乏的氣消耗掉。

可做慢跑、健走等溫和運動

氣虛之人的運動原則是：低強度、多次數、循序漸進。不適合做大負荷、出大汗的運動，以免使元氣損耗。對這些人來說，慢跑、健走都是較適當的溫和運動，可以有效加強心肺功能。尤其是一些氣虛的老年人，做運動時要保持動作協調統一，最好以深長呼吸的靜坐、練習太極拳為主。

運動要適度，避免過多出汗

氣虛的人，無論做哪項運動，都要適度，以微微出汗為佳，切忌大汗淋漓，練習過程也要循序漸進。此外，溫和運動起效慢，所以須持之以恆，才能取得好效果。

勿思慮過度，別失去氣血生化的「土壤」

氣虛的人要常保一種陽光、積極的心態，尤其注意不要思慮過度。氣虛的人思慮較多，一方面會導致體內的氣不順暢，另一方面還會傷脾，使其消化吸收營養物質的能力下降，從而影響氣血的生成，加重氣虛症狀。

中醫認為「思則氣結」

憂、思、惱、怒都會傷脾，尤其是思影響最大。脾運化不好，容易引起氣結，導致腹部脹滿，從而出現氣血不足、四肢乏力的症狀，形成氣鬱，並進一步發展為血瘀、痰瘀。還會引起女性月經提前、延後，甚至閉經。

思慮過度，易使神經系統功能失調，消化液分泌減少，出現食慾缺乏、形容憔悴、氣短、神疲力乏、心情鬱悶等。思慮過度不僅傷脾，還會影響睡眠，日久則氣結不暢，百病滋生。

補脾氣，多吃黃色食物

中醫五行學說認為，脾屬土，黃色對應脾，所以吃黃色食物可以養脾，例如：小米粥、胡蘿蔔、馬鈴薯、南瓜等。

不求甚解，給自己寬心

日常生活中，如果遇到「百思不得其解」的事情，最好不要去「解」它，因為越「解」越不順，最終可能導致「氣結」。人的一生不可能一帆風順，因此，不妨學習一下陶淵明「不求甚解」的態度，讓自己儘量心寬一些、豁達一些。

拍拍胸，氣血通

歷代養生名家都很重視胸的保養，認為胸腔保養適當，能夠防病強身，振奮精神。另外，保護胸部，還要加強各種鍛鍊。古人認為，胸前分布任脈及胃、脾、肝、腎等連接全身的經脈，時常拍打、按摩胸部，有寬胸理氣、活血養神、養護心肺、延緩衰老的功效。

拍胸

五指並攏，手掌微屈，用空心掌拍擊胸部。可以用單手拍，也可以用雙手同時拍（單手拍時，右手拍左胸，左手拍右胸；雙手拍時，左手拍左胸，右手拍右胸），自上而下拍打三十～四十次即可。拍胸的時候，嘴要微啟，便於氣從口中出去。

摩胸

摩胸時，人可以坐著，也可以仰臥。左手在胸部從左上向右下推，右手從右上向左下推，兩手交叉進行，推摩三十～四十次。

捶胸

站立，雙手握拳，先用左拳捶右胸，由上至下，再由下至上。然後用右拳捶左胸，動作同上，左右各捶四十次。

捶胸時，動作要先慢後快，快慢適中，不要用力過猛，或者頻率過快。捶胸後，再捶幾下背，然後深呼一口氣，這樣更有利於呼吸吞吐。

擦胸

擦胸前，先將兩手搓熱，先用右手自上而下平擦胸部，然後用左手。胸部微熱後，兩手呈梳子形狀，分別從上至下在胸部兩側做梳理，重複二十～三十次。

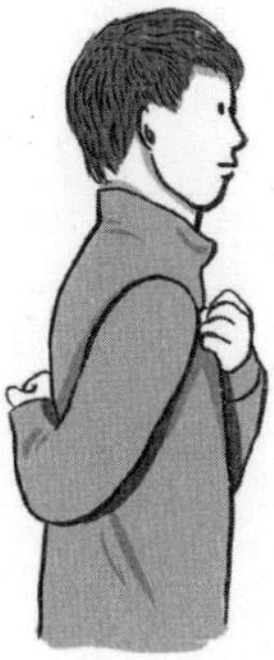

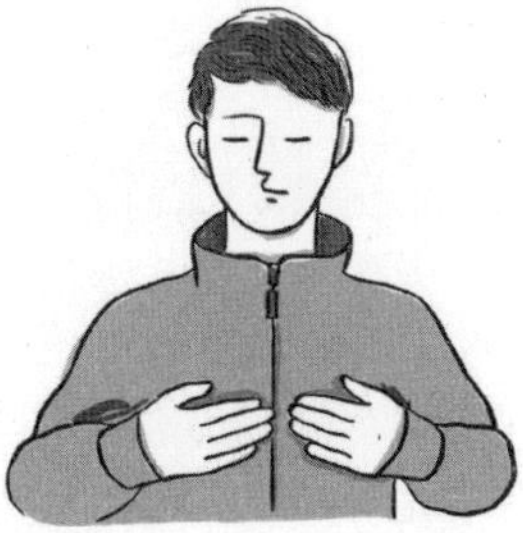

艾灸足三里，勝吃老母雞

中醫認為胃經是人體最多氣多血的經絡，而足三里穴是胃經的主要穴位之一，它有調脾胃、補中益氣、通經活絡、疏風化濕的功能。刺激足三里穴，能夠激發氣血的生化與運行。

民間諺語云：「艾灸足三里，勝吃老母雞。」足三里古稱「長壽穴」，是補脾培本的要穴，具有健脾氣、和胃氣的作用。凡脾胃功能失常、氣血生化不足、氣血虧損所致的臟腑、肢體虛證都可以艾灸足三里調理。

艾灸足三里，不僅能補脾健胃，促使飲食儘快消化吸收，增強人體免疫功能，還能消除疲勞、恢復體力，使人精神煥發、青春常駐。

艾灸足三里：健脾胃之氣

艾灸方法：點燃艾條，靠近足三里一．五～三公分處溫和施灸，使穴位局部感到溫熱舒適為度。每次灸十～二十分鐘，隔日施灸一次，每月灸十次。無病之人，可每週灸一次。

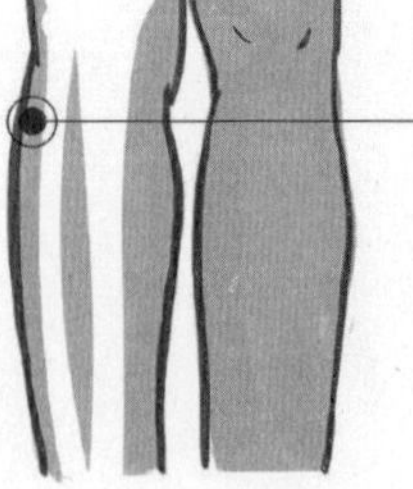
足三里穴
位於膝蓋下方凹陷約二橫指寬的地方，左右各一

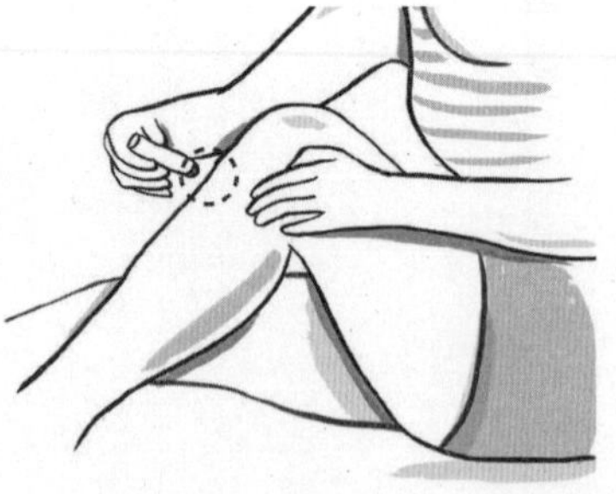

▲除可以用艾條懸灸外，也可以用艾炷隔薑灸，或是使用艾灸盒。

取穴原理：健脾和胃，扶正培元，祛病延年。

精準取穴：位於外膝眼下三寸，脛骨前緣一橫指處。

補元氣，首選氣海穴

顧名思義，氣海就是人體元氣的海洋，具有補益元氣的功能。氣海穴在下腹部，而下腹部是女性的子宮、男性的精囊藏身之處，都是極其重要的部位。中醫認為，刺激氣海穴能夠治療臟氣虛弱、真氣不足等一切因氣虛導致的疾病，所以補氣首選氣海穴。

氣海一穴補全身

古人說：「氣海一穴補全身。」常按摩氣海穴有溫養益氣、補益回陽、益腎固精、強壯全身、延年益壽的作用。現代研究也證實，艾灸氣海穴可以使免疫球蛋白明顯增加。

按摩氣海穴：益氣回陽，強身健體

按摩方法：用拇指或食指指腹按壓氣海穴三～五分鐘，動作要輕柔緩慢，按摩至有熱感，就可以感覺到體內的氣血通暢，身體輕鬆。

取穴原理：氣海穴是人體的中央，是生氣之源，人體的真氣由此而生，所以對於陽氣不足、生氣乏源所導致的虛寒性疾病，氣海穴往往具有溫陽益氣、培元補虛的功效。主治繞臍腹痛、水腫鼓脹、脘腹脹滿、水穀不化、遺精、陽痿、月經不調、痛經、閉經、產後惡露不止、胞衣不下、臟氣虛疲、腰痛、食慾不振等。

三焦通百脈通，養身養氣托天功

在人體的五臟六腑中，有一腑比較特殊，即三焦。三焦雖然屬腑，但「唯三焦最大」，沒有腑可以與它「匹配」，所以才有了「孤府」這個稱呼。三焦有通行元氣、運行水液的作用。

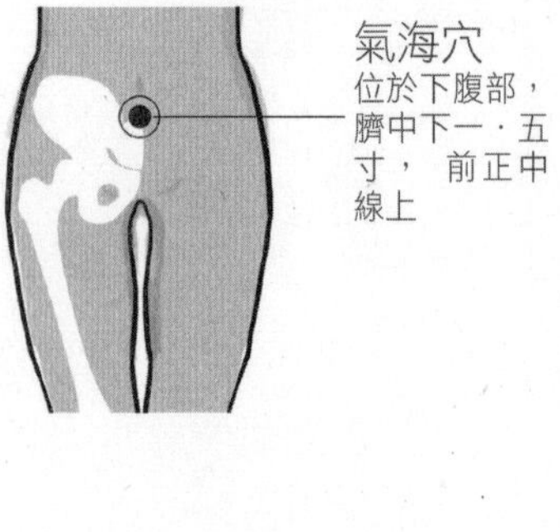

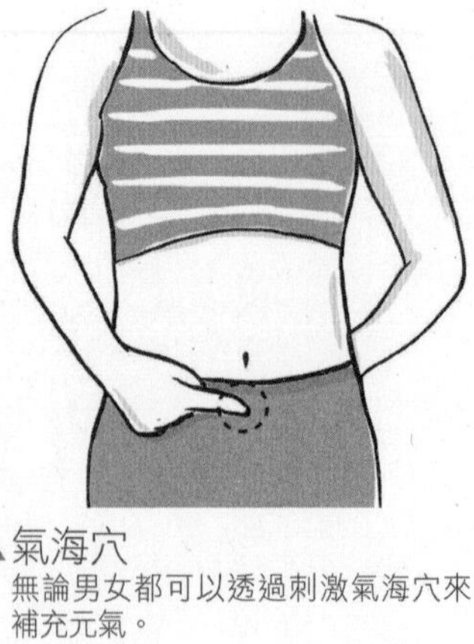

▲氣海穴
無論男女都可以透過刺激氣海穴來補充元氣。

三焦就像三層樓

三焦是哪三焦呢？即上焦、中焦和下焦。這三焦就像三層樓，每層樓都住有不同的臟腑器官。《靈樞・營衛生會》說：「上焦出於胃上口，並咽以上，貫膈而布胸中……」這句話表明，胸腔的膈相當於二樓和三樓的分界線。膈以上的最高層（三層）為上焦，住著心和肺；膈以下、臍以上為中焦（二層），由脾、胃、肝、膽居住；臍以下則為下焦（一層），為腎、大腸、小腸、膀胱等器官的住所。

三焦可通行元氣

元氣是人體的生命之火，由先天之精所化。它是如何輸布的呢？就是透過三焦來完成的。三焦就像人體內的一條公路網，全身的氣血、能量透過這條公路網輸布全身。若這條網路不通，氣血能量就不能運出去。所以中醫說「三焦通則百脈通」，可見養好三焦的重要性。

迴旋灸三焦俞

艾灸方法：迴旋灸三焦俞，每次十～二十分鐘。每星期一～二次。

精準取穴：腰部第一腰椎棘突下，後正中線旁開一・五寸。

晚上九～十一點之間入睡：養護三焦經

三焦經最旺盛的時候是在亥時，也就是晚上九～十一點之間。順應這個趨勢，人在此時就要休息，這樣才可以促進陰陽轉化。陰陽調和，氣血充足，人就不會生病。現在很多女性臉色差、面帶倦容，最好調整一下作息，在晚上九～十點間入睡，堅持一個月，這些症狀就會消失。因為三焦可以通調百脈，此時入睡，可使三焦得到養護，百脈暢通，氣色自然好。

雙手托天理三焦，舒通氣機

八段錦裡有一個招式叫「雙手托天理三焦」，是養護三焦經的好方法。具體動作如下：

1. 身體保持正直，雙腳分開與肩同寬，使肩井對著湧泉。
2. 五指張開，雙手十指交叉抱在腹前，同時

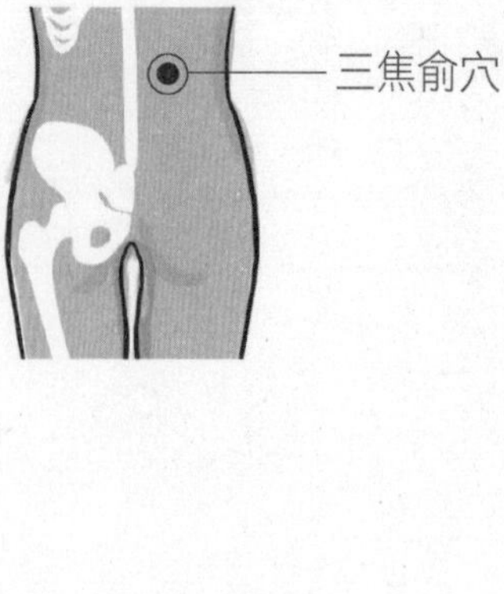

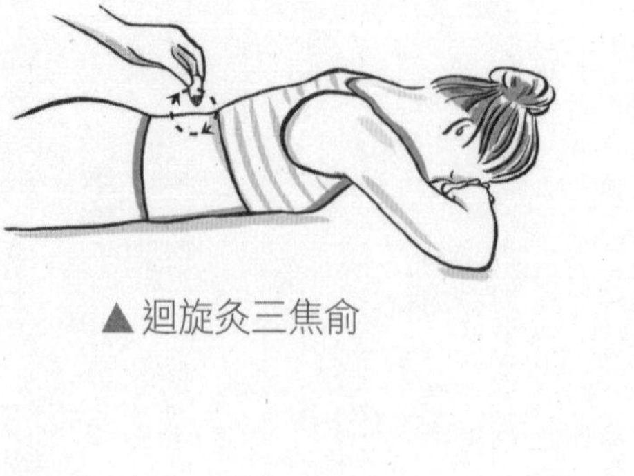

▲迴旋灸三焦俞

雙腿微屈。

3. 雙手緩緩向上提，提到胸前時，再向內旋轉，使掌心向上，用力伸直，腳跟隨之慢慢離地，同時抬頭向上看。這是「頂天」。托的時候，掌根一定要向上撐，這樣才可以將手上的陰經打開，拉伸整個後背。舉到最高點後略停，然後雙臂慢慢打開，從體側緩緩回落，還原。

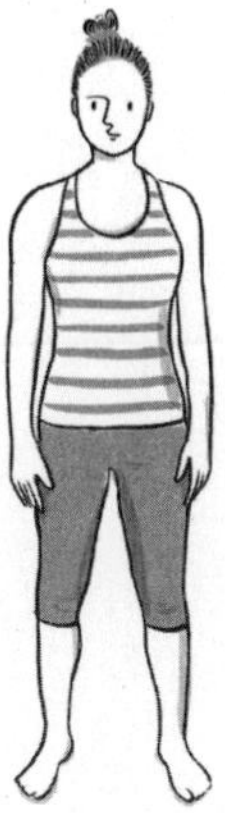
動作1

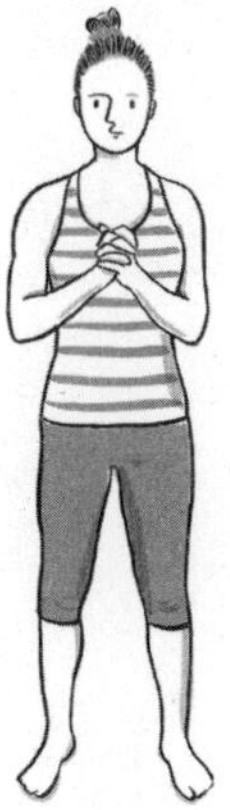
動作2

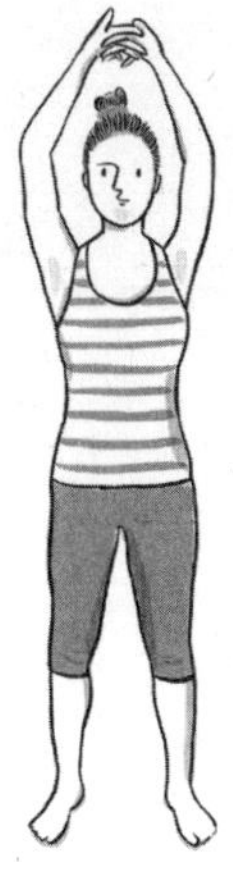
動作3

隨時提肛升陽氣

一說肛門，大家都會覺得是骯髒、忌諱、不想談的地方，但是肛門在中醫養生中占了很重要的地位，對於陽氣的提升也有一定的效果。

肛門影響臟氣

肛門，中醫稱為「魄門」，魄與粕通，傳送糟粕之意。《黃帝內經》說：「魄門亦為五臟使，水穀不得久藏。」明代醫家張景嶽說：「雖儲糟粕固由其瀉，而臟氣升降亦賴以調，故為五臟使。」肛門的啟閉要依賴心神的主宰、肝氣的調達、脾氣的升提、肺氣的宣降、腎氣的固攝，方不失其常度。肛門是人體排除濁氣、濁去新生的所在，既受臟氣控制，也能影響臟氣。

穀道宜常提

肛門不僅有氣的變化，而且氣一足還能化成精。如果這個地方一開放，精氣就要跑出來了；精氣往外跑，人體氣血就易不足，所以要「閉地戶」，但關鍵不是「閉」，而是要往上「提」。中醫學常講中氣宜升提，便是這個道理。我國古代長壽祕方《養生十六宜》中就提到「穀道宜常提」（穀道指肛門）；孫思邈也提出

「穀道宜常撮」（撮，即提縮也），意思都是說，經常隨呼吸做提肛運動，有利於體內氣機的升降，以暢通氣血，強身健體。

提肛的方法

提肛在坐、臥、行中均可進行。具體方法是，全身放鬆，思想集中，將臀部和大腿夾緊，吸氣時收腹，意念集中於會陰部，迅速收縮並升提肛門及會陰，停頓二～三秒，然後緩慢放鬆呼氣，同時放鬆肛門。一提一鬆為一次，反覆十～十五次，每天做二～三遍。

提肛的功效

經常提肛有助於升提陽氣、通經活絡、溫煦五臟而延年益壽，並能防治脫肛、痔、陽痿、早洩、尿失禁、尿頻等疾病，同時對防治冠心病、高血壓、下肢靜脈曲張等慢性疾病有顯著效果。經常提肛還可保護攝護腺，強壯會陰，提升「性」趣。

黃牛肉補氣，與黃芪同功

牛肉是家庭餐桌上不可或缺的一道美食，也是一味補氣的好食材。

補氣可多吃黃牛肉

中醫認為牛肉有很好的補益作用。《韓氏醫通》記載：「黃牛肉補氣，與黃芪同功。」牛肉能補脾胃、益氣血、強筋骨，中氣不足、氣血兩虧、體虛久病、面色蒼白之人，尤其適合多吃牛肉。

相對而言，黃牛肉補氣血、強筋骨的作用更好，很適合有骨質疏鬆的中老年人。平時有體虛乏力等氣虛症狀的人，也可以多吃黃牛肉。但是因黃牛肉性偏熱，所以口舌生瘡、容易過敏的人最好別吃。

吃牛肉，搭配有講究

牛肉與不同的食材搭配，就有不同的功效：

牛肉＋番茄＝補血養顏

牛肉＋枸杞＝改善腎虛

牛肉＋黃芪＝補氣

牛肉＋山藥＝強健骨骼

【牛肉山藥枸杞湯：健脾益氣，增強活力】

材料：牛肉一五〇克，山藥一〇〇克，蓮子十五克，桂圓肉十克，枸杞五克，蔥段、薑片、料酒、清湯、鹽各適量。

做法：

1. 牛肉洗淨，切塊，焯水撈出瀝乾；山藥洗淨，去皮，切塊；蓮子、枸杞、桂圓肉洗去雜質備用。

2. 砂鍋內注入清湯，放入牛肉、蔥段、薑片，大火燒開後，加入料酒，改小火燉兩小時，放入山藥、蓮子、枸杞、桂圓肉，小火燉三十分鐘，加鹽調味即可。

人參童子雞：補氣安神，增體力

千百年來，中國民間流行一種滋補方法，即入冬時用人參燉童子雞，認為這是最佳的進補方式。於是這種做法一代代流傳下來，人們喝人參雞湯補身體的說法越來越普遍。

人參童子雞的功效

童子雞比老雞的肉蛋白質含量多，且童子雞的肉裡含彈性結締組織極少，更容易被人體消化吸收。人參是中醫常用的補氣藥，具有大補元氣、益氣生血、益氣固脫、益氣養心、益氣補腎等功效。人參童子雞是一道補氣的藥膳，具有補肺氣、益脾氣、補虛損、增強免疫力的功效。

【人參童子雞】

材料：童子雞塊五〇〇克，人參五克，枸杞十克，蔥段、薑塊、料酒各十克，鹽三克。

做法：

1.將童子雞塊洗淨，入沸水中焯透，撈出；人參洗淨，枸杞洗淨。

2.砂鍋倒入適量溫水後置火上，放入童子雞塊、人參、枸杞、蔥段、薑塊、料酒，大火燒沸後轉小火燉至雞肉軟爛，用鹽調味即可。

宜忌人群

1.適用於精神困倦、四肢乏力，或兼食慾缺乏、腹部虛脹、大便溏泄、水腫、脫肛，或兼少氣懶言、語言低微、動則喘氣、易出虛汗、易於感冒等肺脾氣虛之人；適用於大手術後或大出血後體虛者。

2.雞湯有刺激胃酸分泌的作用，胃潰瘍、胃酸過多的人不宜喝雞湯。

濕虛：因濕起虛火，濕去好補虛

寒濕困脾，脾不健運自然虛

人體的脾有運化水濕的作用，可以將水濕運化到三焦。正常情況下，食物入胃經過初步消化，然後精微營養部分被脾帶走，上輸給肺；肺朝百脈，透過血液將精微潤養五臟六腑。

如果脾出現了問題，就會失去健運，因而無法帶走水濕造成停滯，如果水濕聚集會形成痰飲。此時再貪吃一些生冷的食物容易導致寒濕困脾，水濕不能正常被帶走，於是停滯引起食慾缺乏、腹脹。寒濕向下注入大腸，就會導致大便帶水濕，變軟或不成形。四肢輕微水腫，舌頭肥大，舌苔也會白膩，這是因為有水濕夾雜。

如何預防寒濕困脾？

1. 採取低鹽飲食。

2.體質肥胖之人多濕，夏秋之交尤其注意不要遭雨淋、受濕。
3.不要貪涼飲冷，避免濕邪外入或內生。
4.吐瀉時期宜暫禁食，停止後再逐漸恢復飲食，先以流質或半流質飲食為宜。
5.吐瀉甚者容易傷胃氣，可飲淡鹽水、米湯養胃氣。
6.腹脹病人不宜食用煎炸、辛辣、堅硬的食物，以半流質和無渣但富有營養的食物為宜。
7.避免情志抑鬱或暴怒，戒除菸酒。
8.飲食上應注意清淡，多以米粥、麵條湯等容易消化吸收的食物為佳。可多食用新鮮水果、蔬菜，保證維生素的攝入量。

【焦米粥：祛除脾濕一身輕】

將大米洗淨放置在鐵鍋中，以文火炒至焦黃色，然後加入清水四〇〇毫升左右，煮至米開，涼溫後食用，每天服食一次，連服三~四天。

手心、腳心出汗：濕虛添的亂

中醫認為濕熱重的人手心、腳心最容易出汗。當一個人情緒緊張、激動或驚恐時，手心或腳心容易出汗，多半是脾失運化、脾胃濕熱，並伴有血虛。

出汗是人體排泄和調節體溫的一種生理功能，但如果出汗的方式，汗液的量、色和氣味發生改變，則可作為某些疾病的一種前兆，須予以重視。

手心、腳心出汗多屬於中醫學的「汗證」。中醫根據汗證的觀察，結合患者的常見症狀表現來做出診斷。手心、腳心汗多，通常多見於以下三種情況：

手心、腳心出汗多，注意防感冒

出汗之時，腠理會空虛，容易被外邪侵體，所以要避風寒，以防感冒。出汗後，要及時用乾毛巾將汗擦乾。出汗多的人，要經常更換內衣，並注意保持衣服、臥具的清潔乾燥。

餐後按摩腹部：調理手心、腳心出汗

出汗症狀	辨症	調理方式
手足出汗兼有手足心煩熱	血虛 陰虛	不吃辛辣食物、不熬夜
手足多汗兼有手足心發涼	氣虛	注意保暖，可服用太子參、西洋參等養陰藥物
手足心多汗而黏，口苦而黏膩	濕虛	減少羊肉、韭菜等辛溫助熱食物，以及油脂類食物攝入；改善屋內通風

每天餐後按摩腹部，先順時針按摩二十圈，再逆時針按摩二十圈。有健脾利濕、斂汗止汗的功效。

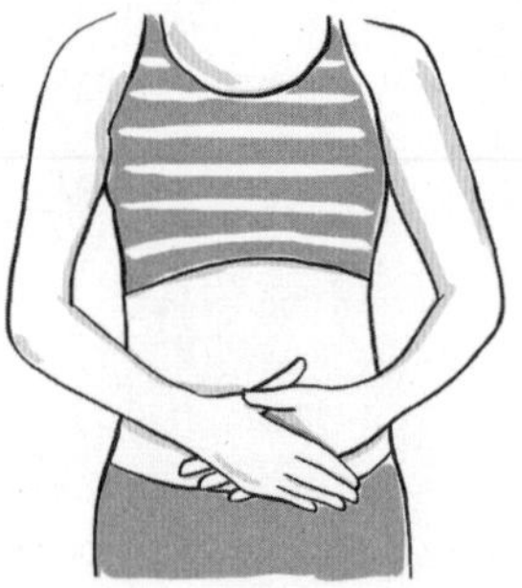

▲按摩腹部

現代人盛夏多感冒，皆因濕傷陽氣

《黃帝內經》認為，人之生長壯老，皆由陽氣為之主；精血津液之生成，皆由陽氣為之化。如果人體沒有陽氣，體內就會失去新陳代謝的活力，不能供給能量和熱量，生命就會停止。

「陽強則壽，陽衰則夭」，養生必須先養陽。但是，寒濕常會阻滯陽氣運行。

炎熱的夏季為何多感冒？

我們時常會看到後述的現象：冬天很少著涼感冒，反而夏天常有這樣的病症發生。炎熱的夏季為何更容易感冒呢？這正是現代人不良的生活習慣造成的。

因為夏季天熱，人們大多待在冷氣房中，身體該出汗時發揮不出來，就在體內淤積，從而導致濕邪堆積，造成陽氣虛衰。尤其是七八月的長夏，濕氣達到最盛，脾胃陽氣本來就相對較虛，最容易受到傷害，如果再受到熱冷的內外夾擊，人體抵抗力下降，自然就容易引發感冒。

夏季宜養陽

夏季暑氣逼人，人體活動量相對增大，且腠理開泄，汗液增多，易導致陽氣宣發太過；同時，人們往往因為防暑降溫，過度貪食生冷，或是過度使用冷氣，內寒加外寒，造成體內陽氣虛衰，因此最需要注意陽氣的養護。

夏季養陽，飲食上要少食苦寒、冷飲、油膩不易消化的食物，宜適當多吃一些清淡、易消化、健助脾運的食物，如魚、蛋、奶、黃瓜、冬瓜、玉米、豌豆等。夏季也要注意透過運動調養陽氣，但此時人體體力消耗較大，宜選擇游泳、釣魚、散步、慢跑等運動，並在早晚太陽不大的時分多到戶外，把握自然界陽氣旺盛的時機，適當地曬曬太陽。

清晨到戶外伸伸腰

對於沒有時間運動的上班族來說，每天早起到戶外、陽台上抒發憋悶了一晚的胸中濁氣，呼吸一下新鮮空氣，順帶伸伸腰、做做擴胸運動，也是養護身體陽氣的好辦法。

掐按足三里：夏季補陽氣

中醫著作《靈樞》中記載：「陽氣不足，陰氣有餘，則寒中腸鳴腹痛……調於足三里。」夏季養護陽氣可以按揉足三里穴。

用拇指指端掐按足三里穴，一掐一鬆，以有痠脹、發熱感為度，連做三十六次，兩側交替進行。

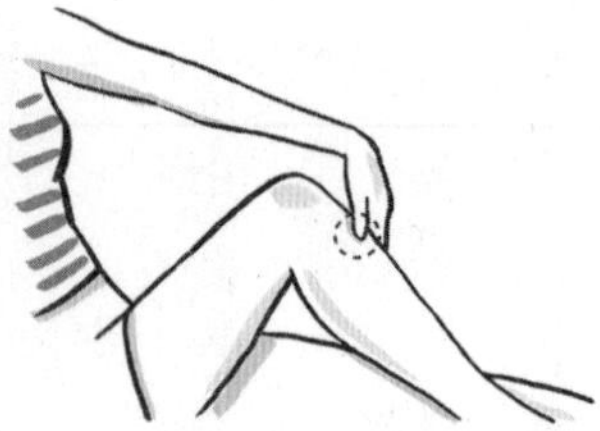

▲掐按足三里

揉揉中衝穴，抗疲勞解困倦

人雙手中指的指尖是中醫經絡學上的中衝穴，此穴對疼痛較為敏感。困倦疲乏時，揉捏一下此穴，能達到醒腦提神的功效。

做法：先用左手揉捏右手的中衝穴一分鐘，再用右手揉捏左手的中衝穴一分鐘，然後比較一下兩隻手的疼痛感。哪一隻手的疼痛感較明顯，就再揉捏那一隻手的中衝穴（疼痛感明顯代表這一側的肢體較疲勞），直到雙手的疼痛感相等時即可停止揉捏。

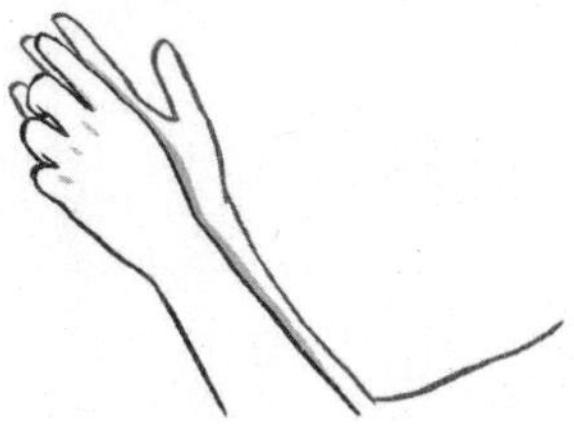

▲按揉中衝穴

藿香正氣水：暑濕感冒的「剋星」

藿香正氣水有解表化濕、理氣和中的功效，可以調理夏傷暑濕導致的感冒，症狀有頭痛昏重、胸膈痞悶、脘腹脹痛、嘔吐泄瀉。

艾灸脾俞：利濕，補脾胃之氣

脾的特徵之一就是喜燥惡濕，所以濕邪容易傷脾胃。濕邪困脾，則脾的健運就會失職而使濕濁內生。濕邪傷人，容易遏制氣機，使氣機升降失常，清陽不升，最容易出現「沉重」的症狀。在上則頭重；在中則脘腹脹滿、食慾缺乏；在經絡，則周身困重，四肢、關節痠痛。中醫認為，艾灸脾俞穴可以健脾祛濕。

脾俞穴：健脾益氣，和胃止痛，祛濕化濁

艾灸脾俞穴，能夠提升脾臟功能，達到健脾益氣的功效，使脾運化水濕的作用正常，將身體多餘的水分轉輸到肺腎，透過肺腎的氣化功能，化為汗液和尿液排出體外，令濕濁消散，解除諸症狀。

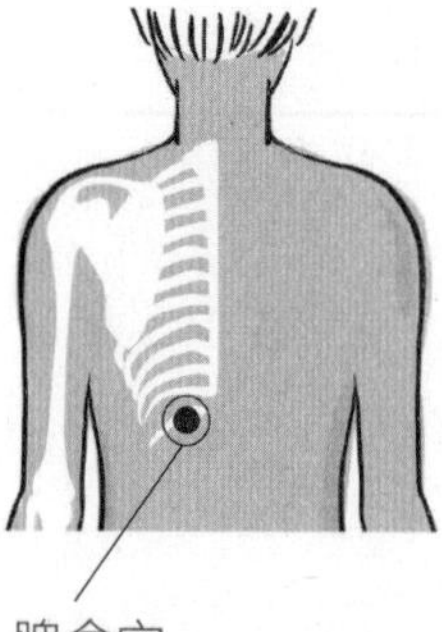

脾俞穴
位於下背部，第十一胸椎棘突下，後正中線旁開一·五寸

隔薑灸脾俞：驅濕邪，強脾胃

艾灸方法：患者取合適體位。選擇新鮮的老薑，切成〇・三公分厚的薄片，在薑上扎小孔。把薑放在脾俞上，將艾炷放在薑片上，點燃，小心施灸五分鐘。

取穴原理：提升脾臟功能，有健脾益氣的功效。

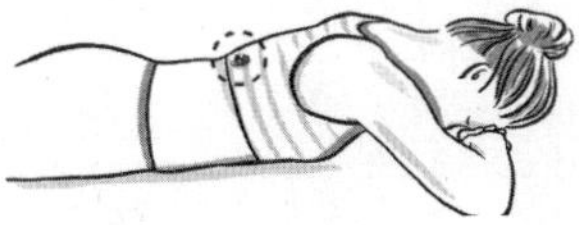

▲隔薑灸脾俞

茯苓煲豬骨：補濕虛，提高免疫力

茯苓「久服安魂養神，不饑延年」。清代慈禧太后將茯苓作為日常補品來享用，得以長壽。在梅雨季節或夏季雨水增多的時期，廣東民間愛用茯苓等煲豬骨湯，以祛濕、解毒、提高免疫力、補鈣。

茯苓煲豬骨的功效

茯苓味甘、淡，性平，具有利水滲濕、健脾補中、寧心安神之功，能夠祛濕、排毒和通利關節。近代科學證明，茯苓的有效成分九十％以上為茯苓多糖，能增強人體的細胞和體液免疫功能，可使惡性腫瘤患者增加食慾、改善症狀，保護骨髓造血機能，減輕放療、化療的副作用。豬骨能壯腰膝、補虛弱、強筋骨，兩者一同燉煮，可以清熱解毒、健脾祛濕。

【茯苓煲豬骨】

材料：茯苓十克，豬龍骨二五〇克，陳皮、薑片、料酒、鹽各適量。

做法：

1. 豬龍骨洗淨，剁塊，用沸水焯一下，撈出用清水洗淨。
2. 藥店買現成的茯苓片，洗淨備用；陳皮泡軟洗淨。
3. 將豬龍骨、茯苓、陳皮和薑片一起放入砂鍋內，加適量清水，以沒過食材為準，大火煮沸後，放入適量料酒，改小火慢煲三小時，加鹽調味即可。

宜忌人群

1. 適用於小便不利、水腫脹滿、停飲不食、脘悶腹瀉、心悸怔忡、失眠多夢、濕疹、關節疼痛，濕熱引起的熱淋、帶下、瘡毒等患者。
2. 陰虛而無濕熱、虛寒精滑、氣虛下陷者慎服此湯。

PART 4

如何補最對症？中醫師教你這樣做

生活中，很多疾病背後都有濕與虛的影子，這兩種致病因素或是單獨成因，或是共同作亂，帶給人體多方面的傷害。

本章就十四種疾病，再加上一個痛證專題，從濕、虛兩個面向出發，詳細介紹致病的具體原因與不同的防治方法。

感冒

衛氣虛的人容易感冒

身邊有一些人特別容易感冒，一年感冒好幾次，甚至有時候感冒才好兩天，就又中獎了。這是什麼原因呢？

其實，這是人體衛氣不足造成的。「衛」是保衛、守衛的意思。衛氣是人體的保護屏障，一旦不足，氣的防禦功能就會減弱，人很容易受到外邪侵犯而連連感冒，出現打噴嚏、流鼻涕、咳嗽等症狀。

衛氣虛的人，容易受到外邪的侵擾

一切對人體有損害作用的外部致病因素，中醫一概稱為「邪氣」，也叫「外邪」。衛氣虛的人，更容易受到風邪的侵擾。風邪就是指隨風而來的邪氣。風邪往往又夾雜著時令之氣侵入人體，比如春季易帶來風熱，夏季易沾惹暑濕，秋天有燥氣，冬天則有寒氣。這些邪氣侵入人體，就會使經絡阻塞，妨礙氣血運行，連帶讓氣血流通不暢，致使人體的防禦能力下降，於是就引起感冒。

調理風邪所致的感冒，首先應該使自己的衛氣增強。這裡有一個簡單的方法，人人都會做。

熱薑水泡腳：增強衛氣，調理感冒

將二～三片生薑放入熱水裡，雙腳浸於熱薑水中，水以能浸到踝骨為宜。浸泡時可在熱薑水中加點鹽、醋，並不斷添加熱水，浸泡至腳面發紅為止，晚上睡前泡一次，蓋被保暖，第二天感冒症狀即可減輕。

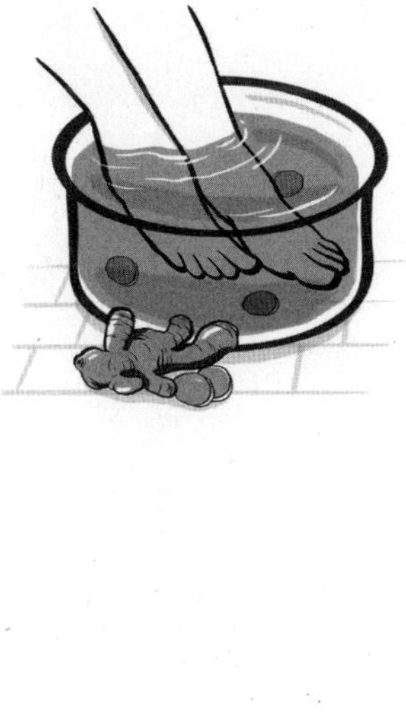

防治感冒，按按印堂和太陽穴

感冒流行季節或是感冒初起，出現喉嚨不適、打噴嚏、鼻塞流涕、呼吸不暢、頭痛等傷風感冒的症狀時，配合按摩印堂、太陽、風池、迎香等幾個穴位，可以達到預防感冒、緩解感冒症狀的作用。

推印堂、太陽穴

方法：用指側面從雙眉間的印堂穴推向太陽穴，反覆推動二～三分鐘；或是用指腹輕輕按壓兩個穴位。

功效：緩解感冒初期的頭痛症狀。

取穴原理：按摩這兩個穴位有疏通經絡、調和氣血的作用，緩解大腦供氧不足狀況。

印堂穴：面部，兩條眉毛中間。

點提太陽、風池

方法：患者仰臥，用拇指和中指指腹點揉風池穴一分鐘，再輕輕向後提拉三次。

功效：緩解頸部痠痛。

取穴原理：點提風池穴有舒經活絡、解痙止痛的作用。

太陽穴：眼角外側一個手指處。

風池穴：後腦雙側骨下。

揉迎香

方法：用雙手食指或中指指端按揉鼻翼旁〇・五寸的迎香穴一～二分鐘，每日可多做幾次。

功效：緩解鼻塞不通。

取穴原理：揉迎香穴可以有效改善局部及其臨近組織的血液循環。

迎香穴：在面部，鼻翼外緣中點，鼻唇溝中。

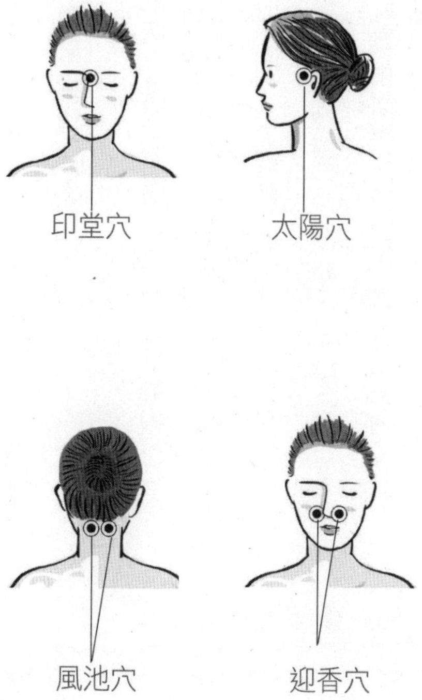

肺氣虛感冒，貼敷肺俞穴

穴位貼敷療法，是以中醫經絡學說為理論根據，將藥物研成細末，用水、醋、酒、蛋清、蜂蜜、植物油、清涼油、藥液等調成糊狀，或用呈凝固狀的油脂（如凡士林等）、黃醋、米飯、棗泥製成軟膏、丸劑或餅劑，或將中藥湯劑熬成膏，或將藥末撒於膏藥上，再直接貼敷在穴位、患處（阿是穴），用來調理疾病的一種方法。

很多易感人群屬於肺氣虛、衛外不固

中醫認為，很多容易感冒的人屬於肺氣虛、衛外不固，所以風邪病菌容易從呼吸道進入人體而導致感冒。肺俞穴屬於足太陽膀胱經，是肺臟的背腧穴。在肺俞穴上做敷貼，能夠增強呼吸功能，使肺通氣量、肺活量及耗氧量增加，明顯減低氣道阻力，改善肺的功能，降低感冒的發生率。

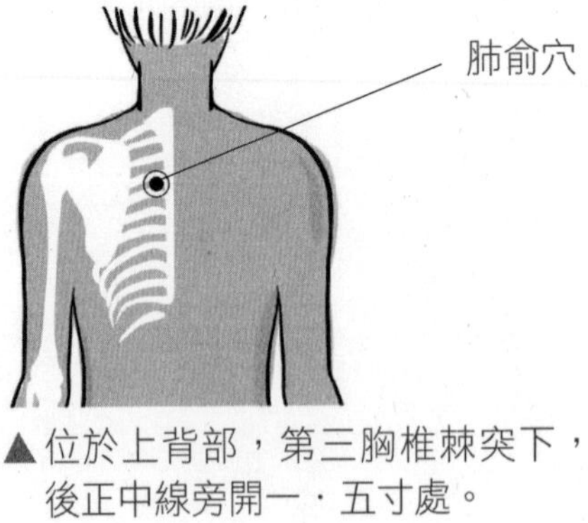

▲位於上背部，第三胸椎棘突下，後正中線旁開一．五寸處。

「肺主皮毛，開竅於鼻。」在肺俞穴上貼敷，還能夠溫肺潤燥、強壯皮毛，防治皮膚乾燥瘙癢和過敏性鼻炎等。

白芥杏仁粉外敷：補肺氣，治感冒

取麻黃、乾薑各十克，白芥子十二克，杏仁二十克，研成細粉，加入適量蜂蜜製成藥糊。每次取藥糊六克，在肺俞穴上貼敷。可調理肺氣虛、寒氣伏肺的感冒，症狀有怕冷、咳吐白痰、胸悶氣短、食慾缺乏等。每次貼敷五~十小時後去掉，隔七天貼一次。

艾灸大椎和風池，感冒繞道走

流感季節做艾灸，防治感冒有一套。發病時，艾灸可調理各種症狀；不發作時，艾灸能夠驅散寒氣、保護衛氣，且操作簡便，見效快。

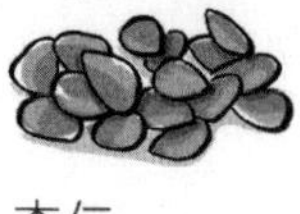

杏仁
止咳平喘，潤腸

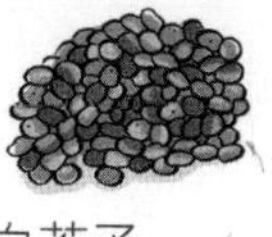

白芥子
溫肺利氣，散結通絡

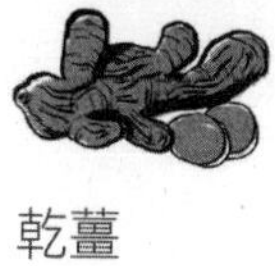

乾薑
溫中散寒，溫肺

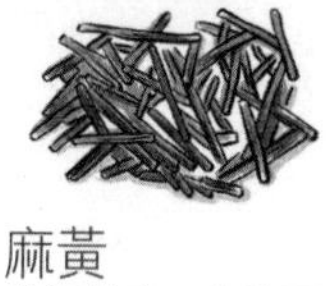

麻黃
發汗散寒、宣肺平喘，利水消腫

艾條溫和灸大椎

方法：取俯臥位。點燃艾條，對準大椎穴，距離皮膚一・五~三公分處，溫和施灸十~十五分鐘。

功效：既可溫陽散寒，又能解表清熱，對調理風熱、風寒感冒有效。

取穴原理：無論溫陽散寒還是解表清熱，都可以用大椎穴調理。大椎為督脈之穴，督脈具有統率和督促全身陽經的作用，而手足三陽經，都匯聚到督脈的大椎上。因此，大椎又被稱為「陽中之陽」。只要適當的刺激大椎，就能振奮陽氣，祛邪防病。

大椎穴：在項背部脊椎區，第七頸椎棘突下凹陷中，後正中線上。

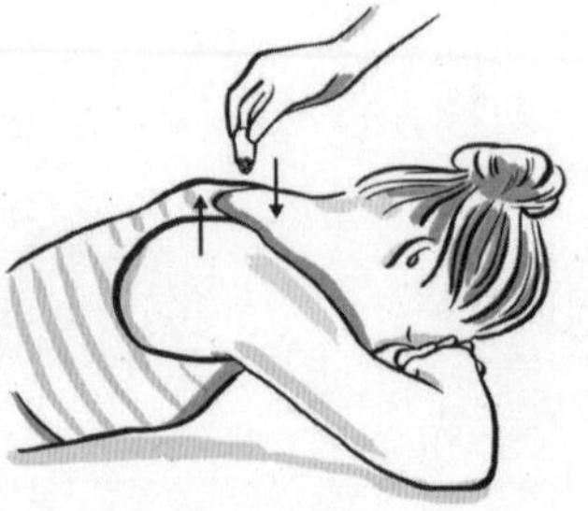

▲雀啄灸大椎

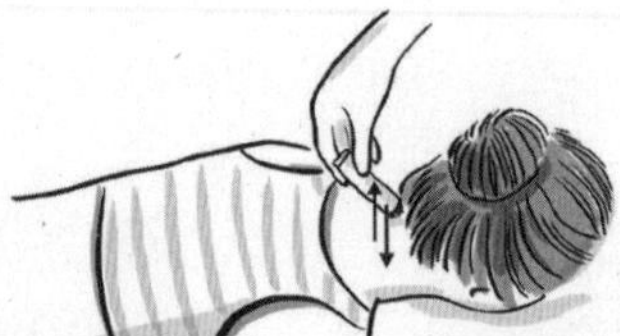

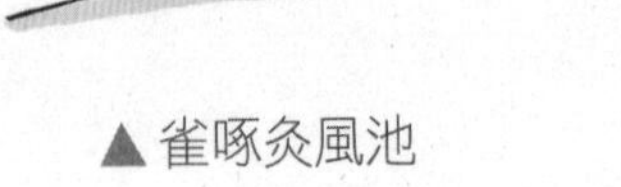

▲雀啄灸風池

艾條溫和灸風池

方法：點燃艾條，對準風池穴，距離皮膚一．五～三公分處，溫和施灸十～十五分鐘。

功效：有效調理感冒、頭痛、眩暈等。

取穴原理：風池穴可平肝息風、祛風散毒。

風池穴：頸部耳後髮際下的凹窩內，相當於耳垂齊平的位置，按之痠麻即是該穴。

感冒調理食譜

【薄荷粥：緩解風熱感冒】

材料：薄荷十五克，大米五十克。

做法：

1. 將薄荷用清水洗淨，然後瀝乾。
2. 大米淘洗乾淨，直接放入鍋中，加入適量清水；先用大火煮沸，再小火慢慢煮，等到米爛粥稠時，加入薄荷葉，燒沸即可。

功效：薄荷有疏散風熱、清利頭目的作用。外感風熱、頭痛目赤、咽喉腫痛的人宜食用。

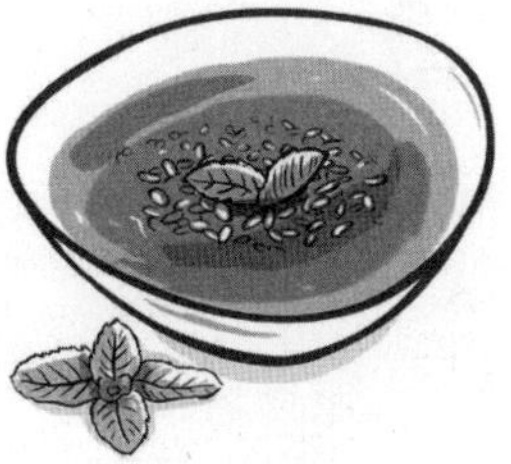

【蔥白大米粥：發散風寒，調治感冒】

材料：大米一〇〇克，蔥白三十克，鹽三克。

做法：

1.大米淘洗乾淨，用水浸泡三十分鐘；蔥白洗淨，切段。

2.鍋置火上，倒入適量清水燒沸，放入大米。待大米將熟時，把蔥白段放進鍋中，米爛粥熟時放入鹽調味即可。

功效：蔥白味辛，性溫，具有解表和中、發散風寒的作用，可用於防治風寒感冒、惡寒發熱、無汗、頭疼痛等症狀；大米具有補中益氣、清肺護肺的功效。兩者煮粥食用，有發汗解表、調治感冒的功效。

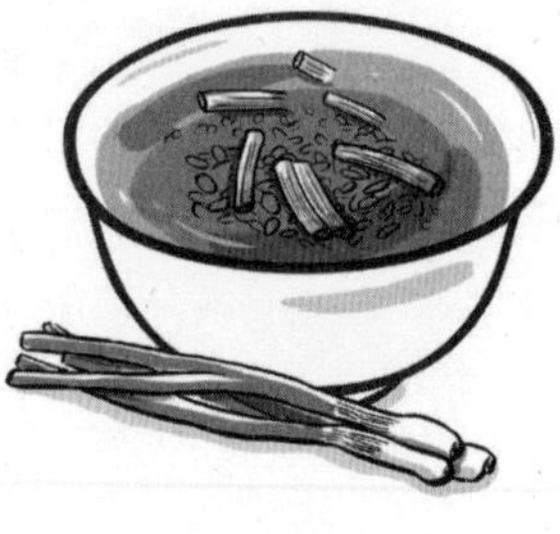

咳嗽痰多

痰濕蘊積，咳嗽痰多，除濕是關鍵

什麼是痰濕？痰濕是怎麼來的？正常狀況下，食物和水進入人體，都會經過脾胃運化，變成津液等精微物質輸布全身。若食物和水不能被正常運化吸收，就會變成中醫常說的「水濕」。中醫認為，「濕聚為水，積水成飲，飲凝成痰」，水濕聚積過多就會變成飲，飲聚集時間長了，慢慢就會成為痰。

脾為生痰之源，肺為貯痰之器

脾是產生痰的源頭，因為脾變得虛弱，水穀精微就無法及時運化，會滯留下來，凝結成痰。脾主升清，它要將精微物質上輸給肺，當脾虛生了痰後，這些痰也會隨著精微物質一起上輸到肺中。當肺中的痰越積越多，我們就會感覺到，並且透過咳嗽將痰吐出來。這就是咳嗽痰多的原因。

調理咳嗽痰多，首先要化解體內的痰濕。脾是生痰之源，應該從脾入手調理。白扁豆陳皮茶就是一款健脾的好茶飲。

【白扁豆陳皮茶：健脾化痰濕】

材料：白扁豆、陳皮、白茯苓各二十克。

做法：將白扁豆、陳皮和白茯苓一起打成粉末，每天用勺子盛五克左右，放入茶杯中，然後倒入開水沖泡；燜五分鐘，代茶飲用。

雙手拍拍，就能改善咳嗽

咳嗽時，透過雙手按摩、拍打等方式刺激身體某些部位，可以幫助恢復氣血能量，進而有能力排除病菌，就能減輕咳嗽症狀，甚至使咳嗽不治自癒，同時這種拍拍打打，還有助於提高身體的免疫力和抗病能力，避免被感冒咳嗽等症狀上身。

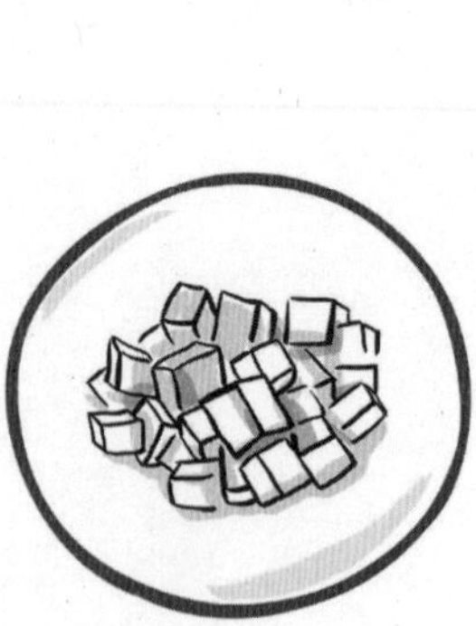

白茯苓
滲濕利水，健脾和胃

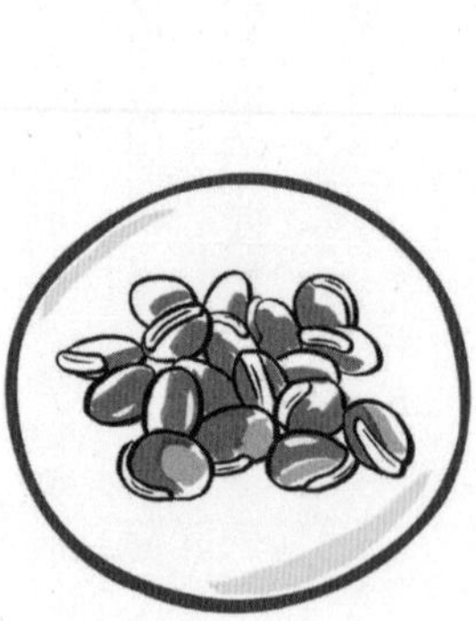

白扁豆
健脾和胃，消暑化濕

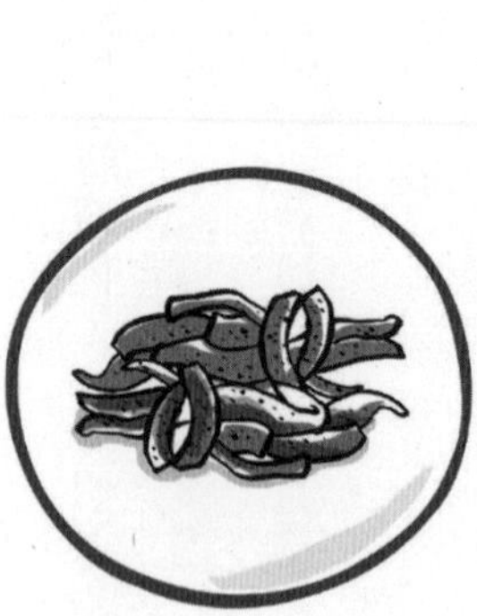

陳皮
理氣健脾，燥濕化痰

輕拍咽喉，減緩嗓子難受

做法：輕拍咽喉和肺部各二十～三次。

注意：如果不習慣輕拍咽喉部，也可以改成用手向下推摩，效果也不錯。

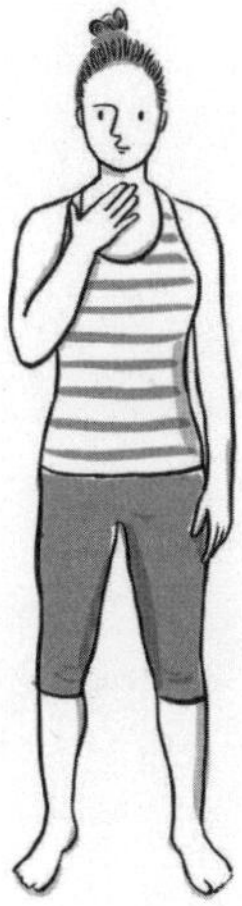

輕拍肺部，治咳嗽

做法：用手輕拍肺部（鎖骨下窩）十五分鐘。

注意：拍打時力度一定要輕，不宜用力過大，以免傷肺。

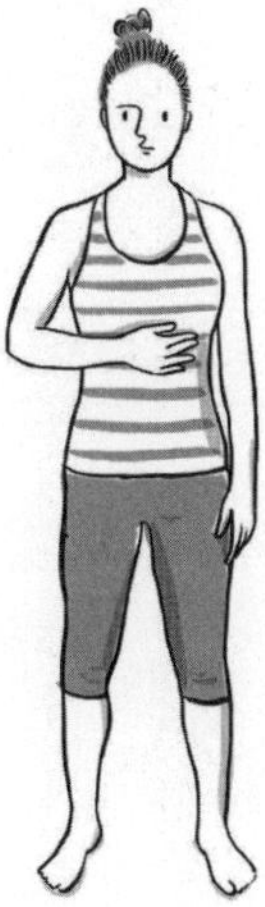

拍四肢改善經久咳嗽

1.左手伸直，手心朝上，右手輕拍左手上臂二十下，再輕拍下臂二十下。

2.換右手伸直，手心朝上，同樣輕拍上下手臂各二十下。

3.取站姿，雙腿伸直，上身下彎，用雙手同時輕拍大腿後側二十下，再輕拍小腿後側二十下。

4.最後，坐在椅子上雙手輕拍膝蓋二十下。

每天早晚各做一次，對於改善經年咳嗽有很好的效果，早期咳嗽一般二～三天就可以明顯改善。

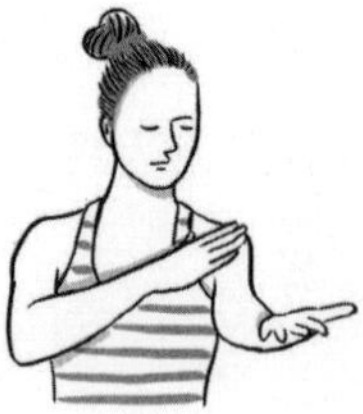
動作1

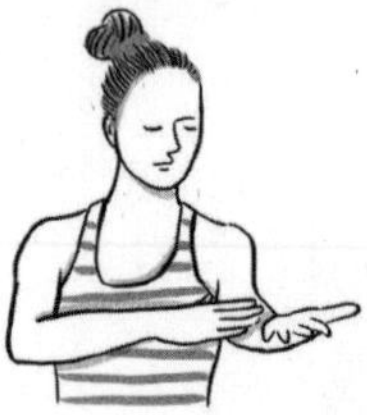
動作2

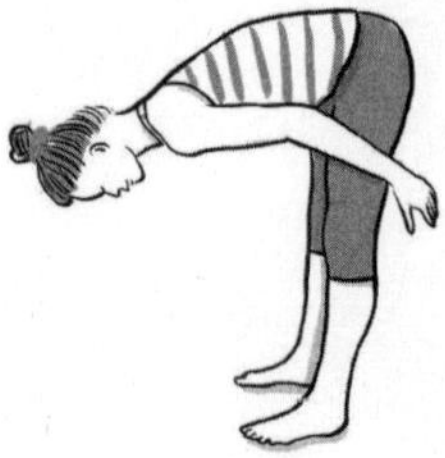
動作3

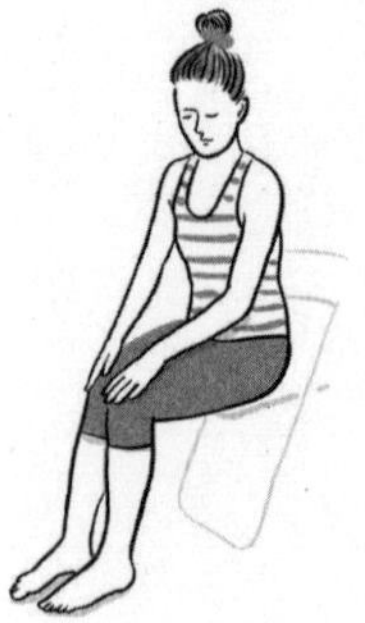
動作4

艾灸孔最穴、列缺穴，清肺除濕、止咳

咳嗽並伴有氣喘、多痰，往往是痰濕惹的麻煩。調理當以清肺除濕、止咳為主要方式。艾灸孔最、列缺穴就有很好的除濕、潤肺、平喘、止咳功效。

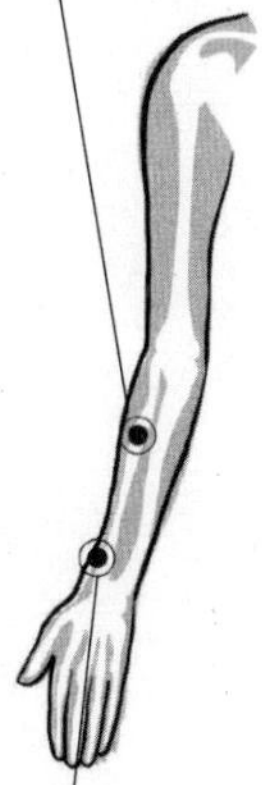
孔最穴
在前臂掌面橈側，尺澤穴與太淵穴連線上，腕橫紋上七寸處。
列缺穴
腕掌側遠端橫紋上一．五寸，拇短伸肌腱與拇長展肌腱之間。

艾條迴旋灸孔最

方法：取俯臥位。點燃艾條，對準孔最穴，距離皮膚一．五~三公分處，反覆旋轉施灸，每次三~十五分鐘，每日一次。

功效：降濁氣，調肺氣。治咳嗽、氣喘、咽痛等。

取穴原理：孔最穴是肺經氣血深集之處，能宣肺平喘、清熱解表。

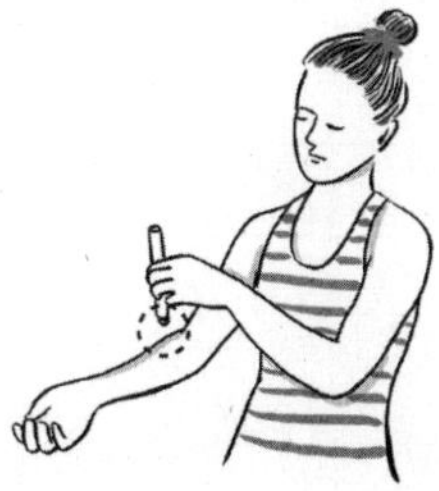

▲迴旋灸孔最穴

艾炷隔薑灸列缺

方法：選擇新鮮的老薑，切成〇・三公分厚的薄片，在薑上扎小孔。將薑放在列缺穴上，然後將艾炷置於薑片上，點燃，每次灸三～五分鐘，隔日灸一次。

功效：可用於調理咳喘、痰多、頭痛、尿血等病症。

取穴原理：列缺穴有宣肺解表、止咳平喘、通經活絡、通調任脈的作用。

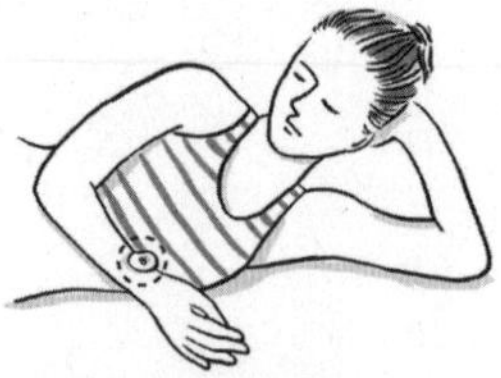

▲隔薑灸列缺

蒜敷腳心，讓咳嗽「煞車」

咳嗽是常見症狀，或因感受風寒，或因感受風熱，或因吸菸，原因有很多種。調理咳嗽，應針對咳嗽的原因施治，這裡介紹一個小偏方：蒜泥外敷湧泉穴。

咳嗽與腎的關係密切

中醫認為，肺主呼氣，腎主納氣，因此，咳嗽與腎的關係密切。湧泉穴屬於足少陰腎經，腎經向上走，通過肝入肺，走喉嚨，到達舌。蒜泥為辛溫之品，可以循經上溫肺氣，下暖腎陽，同時又能引火歸原。因此，該方對風寒犯肺或腎陰虛導致的咳嗽效果很好。

蒜泥敷腳心的具體做法

將大蒜搗成泥，捏成餅狀，敷在患者腳底的湧泉穴上，用膠布固定好。蒜泥敷貼足底一段時間後會出現皮膚灼熱，一般夜晚做敷貼，早晨起來就可以取下。小孩皮膚嬌嫩，糖尿病患者皮膚敏感度較低，使用時須特別留意。

注意，大蒜具有刺激性和腐蝕性，如果發現有過敏現象，要馬上停止使用。

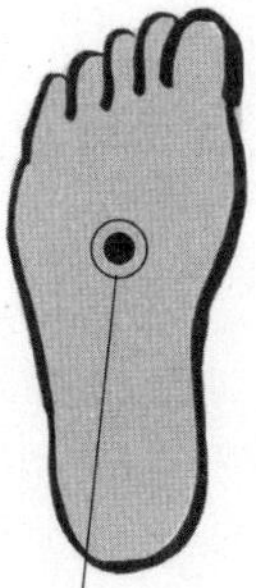

湧泉穴
腳趾屈，在前腳掌中心凹陷處。

咳嗽調理食譜

【豬肉百合蓮棗湯：清肺潤燥，止咳化痰】

材料：豬瘦肉二五〇克，紅棗十顆，百合五十克，蓮子五十克，蜂蜜、冰糖各適量。

做法：

1.將所有食材洗淨，豬肉切塊，蓮子去皮、心，紅棗去核。

2.所有材料加水後大火煮沸，去浮沫，用小火燉至酥爛。

3.加適量蜂蜜、冰糖稍煮一會兒即可。

功效：清肺潤燥，尤其適用於秋季肺燥乾咳、心煩失眠。

【川貝冰糖燉梨：止咳養肺氣】

材料：雪梨一個，川貝十克，冰糖二十克。

做法：

1.將雪梨洗淨，從頂部切下梨蓋，再用勺子將梨心挖掉，中間加入川貝和幾粒冰糖。

2.用剛切好的梨蓋，將梨蓋好，拿幾根牙籤從上往下固定住。

3.將梨置於杯子或大碗裡，加水，放在鍋中燉三十分鐘左右，直至整個梨成透明色即可。

功效：清肺化痰，順氣解毒。

慢性腹瀉

慢性腹瀉，多因脾虛濕盛引起

慢性腹瀉，中醫稱為「慢性泄瀉」、「便溏」，如果去化驗，沒有什麼炎症，主要是因為脾虛濕盛導致的。脾主「水濕」、「運化」，如果脾虛，身體就會出現「水濕痰濁」的問題。

脾虛泄瀉的主要原因是水濕使胃腸受阻，脾虛，運化失常，不能制水，濕流注腸道導致。其症狀主要表現為身體單薄怕冷、面色萎黃、手足冰涼、四肢無力、缺乏食慾、時瀉時停。

調理慢性腹瀉，以溫運健脾為主。平常應吃一些健脾的食物，如山藥、紅棗等。同時要注意節制飲食，不能暴飲暴食，不過多食用寒涼之品，也不要吃太油膩和不易消化的食物。

山藥：健脾胃，止瀉痢

山藥肉質細嫩，含有豐富的營養成分。《本草綱目》認為，山藥能「益腎氣、健脾胃、止瀉痢、化痰涎、潤毛皮」。山藥有促進消化的作用，有利於改善脾胃消化吸收功能，是一味平補脾胃的藥食兩用佳品。

紅棗：補脾胃，益氣血

早在《神農本草經》中就有「紅棗安中養脾」的記載。李時珍稱「棗為脾之果，脾病宜食之」。脾虛便溏、胃弱食少、氣血不足之人，最適合經常食用紅棗。

薯蕷粥：祛濕健脾止瀉的古方

該方出自中醫大家張錫純，用生懷山藥五〇〇克碾成碎粉，每次用三十克，調入適量涼水，慢火熬煮，要不停用筷子攪動成糊狀，每天食用，一兩個月後就會見效。

睡前摩腹、捏脊、推背，改善腸胃功能

中醫認為背、脊、腹是人體重要的部位。加強這些部位的保健，能夠促進血脈流通，調節脾胃，改善胃腸功能，防止慢性腹瀉。

摩腹：調理腸胃，止腹瀉

腹部按摩的原理是調整人體陰陽氣血，改善胃腸功能。對於脾虛型腹瀉，應該採用逆時針方向按摩。具體方法是：睡前平臥在床，將雙手搓熱，手在臍腹周圍，按逆時針方向繞臍摩腹數十圈，注意力量適中。

另外，堅持摩腹還能夠促進血液和淋巴液的循環，改善胃腸功能，還能夠刺激末梢神經與機體代謝，有良好的減肥功效。

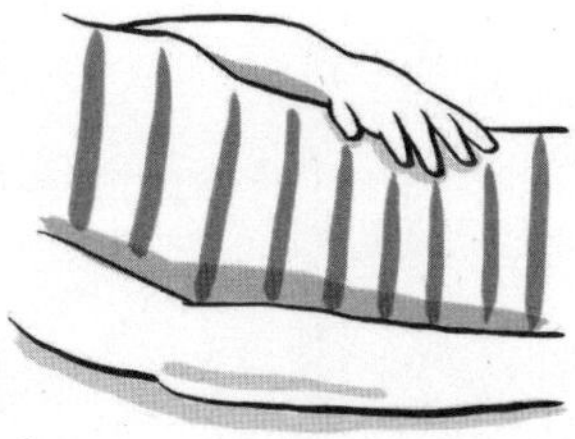

捏脊：健脾養胃，止瀉

捏脊有全面保健作用，它可以健益脾胃、止腹瀉，督一身之氣；還可以調理臟腑、疏通經絡、升降氣機。長期持續捏脊，可使人胃口好轉、面色紅潤。

捏脊就是捏脊椎骨，從尾椎一直捏到脖子。捏的時候，不必拘泥於穴位，因為脊椎及其兩側正是督脈和足太陽膀胱經的行走路線，捏脊可以刺激兩條經絡。

捏脊的方法很簡單，捏起皮肉，放開；再捏起皮肉，再放開，不斷重複。

推背：疏通經絡，調和脾胃

現代醫學研究證實，人的背部皮下蘊藏著大量「戰鬥力很強」的免疫細胞，透過推背能夠啟動這些免疫細胞，達到疏通經絡、流暢氣血、調和臟腑、健脾止瀉的目的。

一方俯臥在床上，不枕枕頭，頭側向一方，上肢放鬆。另一方立在床邊，面向俯者頭部，雙腿拉開小弓字步，雙手五指伸展，並列平放於俯者背上部，然後將腰腿部的力量作用於前臂和掌上，力量適中，向前推出，使背部皮膚肌肉在瞬間隨手掌快速推移，自上而下，推至腰部。

三種臍療法，止瀉效果佳

肚臍與人體十二經脈相連、五臟六腑相通，透過肚臍調理慢性腹瀉是一種簡單、直接又有效的好方法。中醫對此早有發現，並研製出一套臍療的治病方法。

臍療就是把藥物直接貼敷或用艾灸、熱敷等方法施治於患者臍部，透過藥物作用及對臍的刺激作用，激發經絡之氣，促進氣血運動，調理臟腑功能，用以防治疾病的一種外治療法。

臍療具有簡、便、廉、驗的特點，其功用及適應症非常廣泛，對消化、呼吸、泌尿、生殖、神經、心血管等系統均有效果，並能增強機體免疫力，可廣泛用於內、外、婦、兒、皮膚、五官科疾病；此外，用於養生保健也非常好。

下面介紹三種常見又簡單的臍療調理慢性腹瀉的用法。

藿香正氣膠囊敷臍

取等量的藿香正氣軟膠囊的藥粉（將膠囊外殼去掉，取其粉末）和生薑，將兩者搗爛，敷在肚臍上。每天一次，適合濕熱下注的急性腹瀉患者，對調理小兒濕熱腹瀉效果很好。

大蒜生薑敷臍

取等量的大蒜和生薑，搗爛後敷在肚臍上。外敷的時間不要超過一小時，否則時間過長皮膚會發燙。這種方法適合瀉下量多、黃臭且偏於濕熱的腹瀉患者。

大蒜：溫中健脾，消食理氣。

生薑：減輕腹脹，緩解腹痛和腹瀉。

肉桂薑附敷臍

取等量的肉桂、高良薑、乾薑、附子，一起搗碎，再混合適量麵粉，加水調成糊狀，貼敷在肚臍上。這種方法適合慢性腹瀉患者做調理。

肉桂：補元陽，暖脾胃，除積冷，通血脈。

高良薑：溫胃止嘔，散寒止痛。

乾薑：溫中散寒，和胃止嘔，止瀉。

附子：補發助陽，散寒止痛。

艾灸脾俞和天樞，脾胃調和瀉立停

脾有運化水穀的作用，對食物的消化和吸收影響很大。艾灸脾俞穴，能夠達到健脾和胃、理氣止痛的效果。可以治療脾失健運、胃氣失和導致的腹脹、嘔吐、泄瀉等病症。

艾炷直接灸脾俞

方法：取俯臥位。取艾炷若干（艾炷如半粒棗核大），放在脾俞穴上施灸，每次灸三壯或十分鐘。

功效：健脾和胃，止腹瀉。

取穴原理：脾俞穴是調理消化系統疾病的重要穴位，有助於調治胃潰瘍、胃炎、腹瀉、腸炎等。

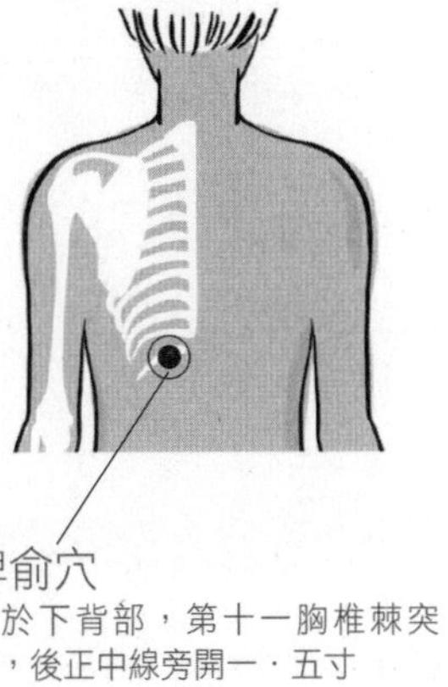
脾俞穴
位於下背部，第十一胸椎棘突下，後正中線旁開一．五寸

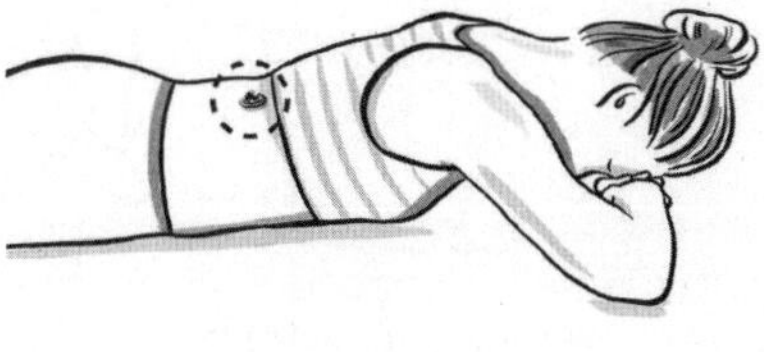

▲艾炷直接灸脾俞

艾條溫和灸天樞

方法：點燃艾條，對準天樞穴，距離皮膚一．五～三公分處，溫和施灸，每次十～二十分鐘。每日一次，五～七天為一個療程，間隔兩日可行下一個療程。

功效：健脾止瀉，改善腸蠕動。

取穴原理：天樞穴為大腸募穴。此穴與胃腸道聯繫緊密，對調節腸腑有明顯的雙向性療效，既能止瀉，又能通便。

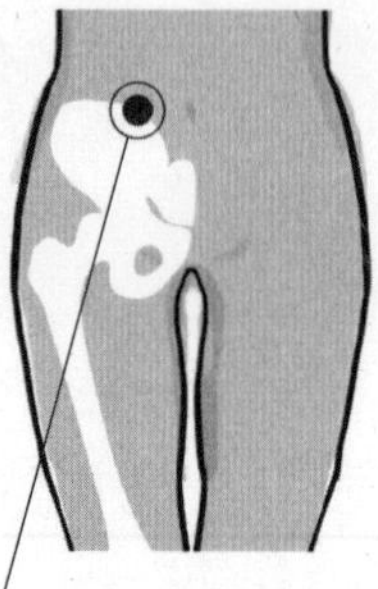

天樞穴
位於腹中部，平臍中，距臍中兩寸

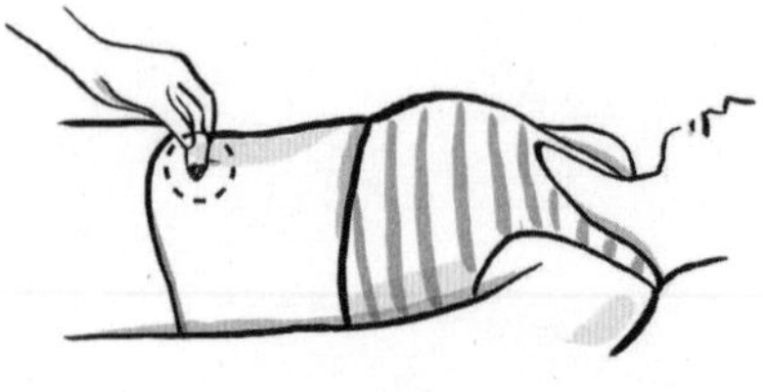

▲溫和灸天樞

慢性腹瀉調理食譜

【山藥小米粥：養脾胃，止腹瀉】

材料：小米一〇〇克，山藥五十克，蜂蜜、枸杞各適量。

做法：

1.小米洗淨；山藥去皮後洗淨，切塊，放入冷水中浸泡。

2.鍋中加入適量水煮小米，煮沸後加入山藥，大火燒開後轉小火熬煮至黏稠，然後放入枸杞再煮五分鐘左右關火，待粥稍微冷卻時淋入蜂蜜即可。

功效：小米是養脾胃佳品，具有防止反胃、止嘔、止瀉的功效；山藥含有澱粉酶、多酚氧化酶等物質，有利於脾胃消化吸收。兩者一同熬粥，養脾胃效果更佳。

【鱸魚湯：補虛損，健脾胃】

材料：鱸魚五〇〇克，紅棗十克，枸杞五克，蔥花、薑末、鹽各適量。

做法：

1. 鱸魚刮鱗去內臟，洗淨；紅棗、枸杞分別洗淨。
2. 將鱸魚放入鍋中，加入適量清水和薑末、蔥花、紅棗、枸杞，大火煮沸，轉小火燉煮至魚肉熟爛，加鹽調味即可。

功效：鱸魚含豐富的蛋白質、鐵質、鈣質，以及各種維生素，加入補血的紅棗和滋陰的枸杞燉湯食用，不僅味道鮮美，而且熱量低，易於消化，適合腹瀉者補充營養。

肥胖

十個胖子九個虛，減肥補虛先健脾胃

中國醫學史上「金元四大家」之一的李東垣在《脾胃論》提到：「脾胃俱虛，則不能食而瘦或少食而肥；雖肥而四肢不舉，乃脾實而邪氣盛也。」身體肥胖的人，九十％都是體質虛弱者。

體虛是導致肥胖的根本

體虛是身體脾胃功能減弱衰退導致的。它會讓新陳代謝變慢，使機體活力不足，從而消耗營養的能力減低，多餘的營養在體內堆積，就會形成肥胖。

健脾胃，才能解決肥胖

正常情況下，食物入胃經過初步消化，然後精微營養部分被脾帶走，上輸給肺。肺朝百脈，透過血液將精微潤養五臟六腑。如果脾出現問題，就會失去健運，營養物質全部堆積在身體內，形成肥胖。要解決肥胖，一定要先健脾益氣。

健脾胃補體虛的食物

蘿蔔：補脾益氣，可緩解消化不良、感冒、脾胃燥熱等不適症狀。

蓮藕：易消化，可補益氣血，增強人體免疫力，適合脾胃虛弱的人食用。

山藥：補脾養胃，補肺益腎，固腸止瀉。

調理脾胃三大妙法

1. 脾胃不好要注意冷暖。氣候多變的春季，有虛寒胃痛的病人要注意保暖，避免受冷；有脾虛泄瀉的，可在臍中貼暖臍膏藥，同時還應少吃生冷瓜果等。
2. 脾胃不好，飲食應有規律。三餐要定時、定量，不暴飲暴食，以素食為主，葷素搭配。要常吃蔬菜和水果，滿足機體需求，保持大便通暢。
3. 脾胃不好要多運動，如散步、慢跑、打太極拳等，適當的鍛鍊能增強人體的胃腸功能，使胃腸蠕動加速，促進食物的消化吸收。

胖人多濕

「肥人多濕，瘦人多火」，這是中醫裡經常提到的一句話。這句話中含有多層意思：首先，它告訴我們體態可以反映一個人的體質；其次，又告訴我們造成體質不同的根本原因；最後，還告訴我們該如何透過這一根本原因去改善自己的體質、體態。

痰濕在體內停滯，人就容易變胖

中醫所指的肥人為肥胖之人或容易發胖的人。通常，他們體內的津液代謝不夠通暢，容易產生痰濕，泛溢肌膚或在體內停滯，從而形成肥胖。痰濕在人體內停阻如同廢物，會進一步影響臟腑經絡功能。所以，肥胖會引發各種疾病。

中醫認為脾主運化水濕，是津液代謝的總開關；一旦脾虛失去運化，就會產生痰濕，所以，有「脾為生痰之源」一說。同時，脾虛還會使人氣血不足，所以，胖人常見懶惰乏力、皮膚白、沒有光澤等問題。

胖人，健脾祛濕很重要

重口味，暴飲暴食，進食速度過快，經常吃甜食、生冷食品、喝飲料都容易傷脾生濕，應該儘量避免。而「動能生陽」，平時多運動，就能使脾胃陽氣受到鼓舞，痰濕自然會減少。

臉色差、身體胖可吃薏米

身體發胖，同時臉色發黃、眼瞼下面有斑的人可以適當多吃薏米。薏米有健脾祛濕、清熱作用。另外，還可以多吃山藥、蓮子、冬瓜、蘿蔔等食物。

【冬瓜薏米湯】

材料：冬瓜一〇〇克，薏米五十克。

做法：

1. 薏米洗淨，清水浸泡四~五個小時；冬瓜去皮洗淨，切塊備用。
2. 鍋裡加適量冷水，放入泡好的薏米，大火燒開後改文火煮十分鐘，然後加入冬瓜塊，再煮八分鐘即可關火。

功效：健脾祛濕，利尿消腫。

按摩天樞、足三里，可消脂減肥

在人體神祕複雜的經絡、穴位裡，有兩個減肥效果明顯的穴位：天樞和足三里。平時可經常按摩這兩個穴位，對減肥瘦身會有很大幫助。

按壓天樞穴

方法：用食指或拇指的指腹按壓天樞穴，同時向前挺出腹部並緩慢吸氣，上身緩慢向前傾呼氣，反覆做五次。

功效：可對腹部氣血進行局部調整，消除小腹贅肉。

取穴原理：按摩該穴能夠確保腸道健康，清除腸道內常年累積的宿便，輕鬆趕走堆積在腹部的贅肉。

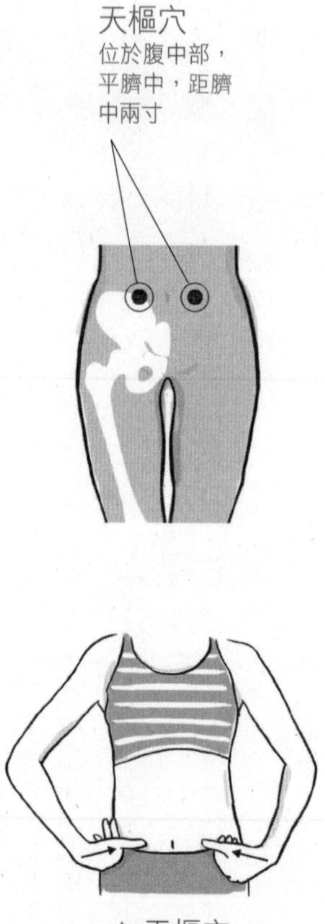

▲天樞穴

按掐足三里穴

方法：用大拇指和食指指腹掐按足三里穴三～五分鐘。

功效：按摩足三里穴，可通經活絡、疏風化濕，消除小腿浮腫，使小腿變纖細。

取穴原理：傳統中醫認為，足三里穴能夠促進腸胃蠕動，還能美化小腿曲線。

自製三款減肥茶，瘦出動人好身材

茶葉本身就具有很好的減肥作用。古代曾有「除痰去膩」、「多飲消脂」的記載，唐代《本草拾遺》中說「茶久食令人瘦，去人脂」。現代科學證明，茶葉中含有豐富的生物鹼、維生素、胺基酸、微量元素等上百種成分，其中許多成分能促進體內脂肪代謝，降低膽固醇和三酸甘油酯。

茶葉和一些降脂減肥、藥食兩用的中藥材泡在一起，時常飲用，保健、減肥的功效更明顯。

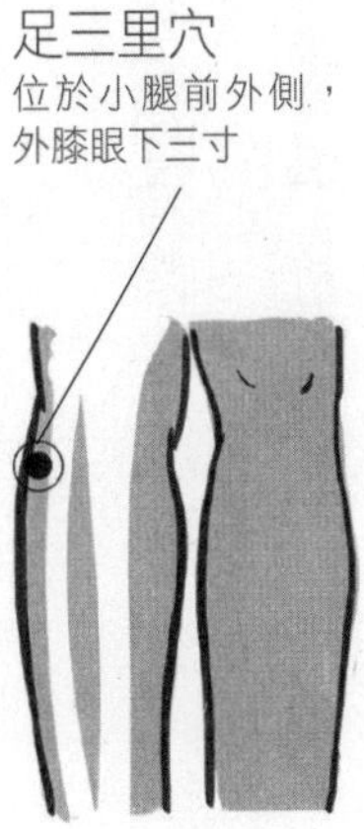

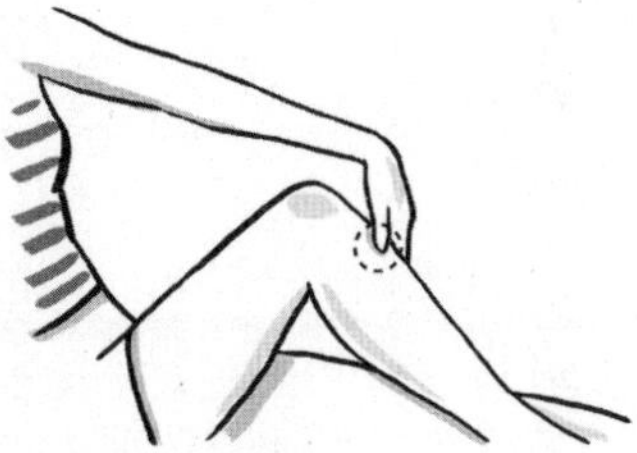

▲足三里穴

【菊花決明子茶】

取菊花五克，決明子十克，用沸水沖泡，長期飲用，減肥功效顯著。該方法適用於肝火旺盛的肥胖者。

【山楂荷葉茶】

山楂、荷葉各五克，紅棗十克，將五〇〇毫升開水煮沸，放入所有材料，煮沸約五分鐘後即可飲用。山楂有健胃、消食、化瘀的功效，荷葉可利尿祛濕、消水腫，紅棗可榮養氣血。三種用料相互補充，能讓人輕鬆瘦身。

【荷葉首烏茶】

取荷葉、何首烏各十克，用沸水沖泡，長期飲用，不但能夠減肥，還有美容功效。本法適用於陰虛腸燥的肥胖者。

肥胖調理食譜

【海米黃瓜：清腸排毒，除濕減肥】

材料：黃瓜三〇〇克，蝦米二十克，蔥末、薑末各五克，鹽兩克。

做法：

1. 黃瓜洗淨，切成長條；蝦米用清水沖洗，放入溫水中泡軟。
2. 鍋置火上，放油燒至六成熱，下蔥末、薑末炒香。
3. 加入蝦米略炒後，放入黃瓜翻炒，加鹽調味，炒一分鐘即可。

功效：鮮黃瓜中含有一種丙醇二酸的物質，它可抑制糖類轉化為脂肪。同時黃瓜性涼、刮油，晚上吃還可以去除多餘脂肪。

【紅豆綠豆瘦身粥：減少多餘脂肪】

材料：紅豆、綠豆各三十克，大米一〇〇克，山楂三十克，紅棗十顆。

做法：

1. 紅豆、綠豆分別淘洗乾淨，浸泡四小時；大米淘洗乾淨，浸泡三十分鐘；山楂、紅棗分別洗淨。
2. 鍋置火上，加適量清水煮沸，放入紅豆煮十五分鐘，倒入大米、綠豆、紅棗煮至七成熟，加山楂，煮至豆爛即可。

功效：豆類富含大量膳食纖維，可以增強飽腹感，從而達到少食的效果；山楂可健胃益氣，減少多餘脂肪，尤其可以顯著降低血清總膽固醇及三酸甘油酯水準，達到降脂目的。

多汗（自汗、盜汗）

自汗的「罪魁禍首」：氣虛

中醫所謂的多汗，有自汗、盜汗的分別，白天稍微活動就大汗淋漓稱為自汗。

自汗的常見症狀

自汗的人，一般都伴有不耐風寒、容易感冒、畏寒、氣短氣促、倦怠懶言、面色慘白等症狀。以中醫來講，自汗主要是由氣虛導致。

氣的主要功能之一是固攝，精力充沛說明氣的固攝作用強，而一旦氣虛則固攝功能會減弱，那麼體內的陰液就會有一部分透過毛孔以出汗的形式排出來。所以，有的人雖然不動，卻還是在不停地出汗。

汗為心之液

中醫認為汗為心之液。它是由人體精氣化生，不能太過外泄。如果外泄太多，就會造成精氣的損耗，出現渾身乏力、缺乏食慾、神情懈怠等症狀。一般來說，單獨出現的自汗，經過調理後很快就能好轉。

自汗者應注意避免風邪

日常生活中，自汗患者應注意隨時擦汗。因為出汗的時候，最易遭受風邪，受涼感冒，所以要及時擦汗，並要儘量保持衣服的乾爽。

【黃芪紅棗湯：益氣止汗】

材料：黃芪十二克，紅棗十五顆。

做法：加水適量，小火煎一小時。食棗喝湯，每日分二～三次服用。可用於氣虛多汗者，表現為面色蒼白、動則汗出如雨、體虛易感冒、舌淡苔白。

功效：補氣升陽，益衛固表。

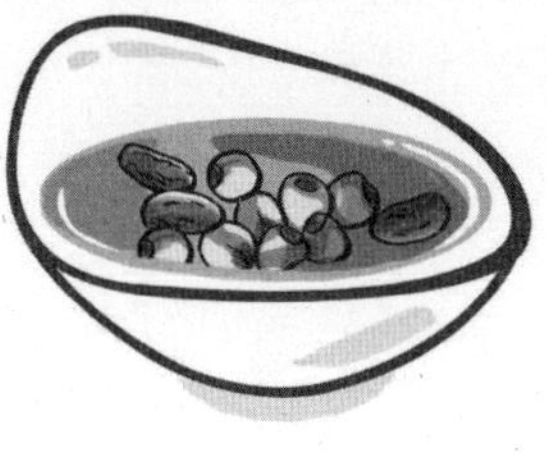

盜汗主要是陰虛引起

和自汗相對，盜汗是指睡著了以後出汗。從中醫角度而言，盜汗主要是由陰虛引起。

陰虛的人往往都有內熱

陰虛的人往往都有內熱，體內的這股「火」會將身體裡的津液逼出來，於是不停地出汗。人出汗後，身體裡的陰液就會更少，陰虛加重，陰虛則內熱，自然會表現出各種熱證的症狀，如面色發紅、低燒等。

哪些人容易盜汗？

一般來說，年老、久病、氣血虧損、陰液內傷、急性熱病等都會引發盜汗。這就需要透過調和氣血、益氣養陰來防治疾病。

盜汗會引發哪些疾病？

盜汗可能會暗藏某些疾病，如不及時檢查，明確病因，就會延誤治療。

糖尿病：糖尿病患者盜汗的主要原因是自主神經功能紊亂，交感神經興奮，而致汗腺分泌增加；其次，血糖代謝率增高也是糖尿病病人盜汗的原因之一。

結核：盜汗是結核病中毒症狀之一，乃結核菌的毒素及其代謝產物刺激中樞神經系統，導致自主神經系統功能紊亂的結果。

甲亢：由於甲狀腺功能亢進，分泌過多的甲狀腺素，代謝率增加，表現為神經興奮性增高，交感神經過度興奮，容易出現怕熱、多汗，也有夜間盜汗者。

另外，高血壓、低血糖、更年期綜合症、心內膜炎等疾病及術後體虛、精神緊張、心理壓力等因素都會引起盜汗。

【烏梅紅棗湯，止盜汗】

材料：烏梅五個，紅棗六個，冰糖適量。

做法：將烏梅和紅棗洗淨，放入砂鍋中加清水大火燒開，小火燉煮二十分鐘，加適量冰糖即可。

功效：經常服用，對調治盜汗很有幫助。

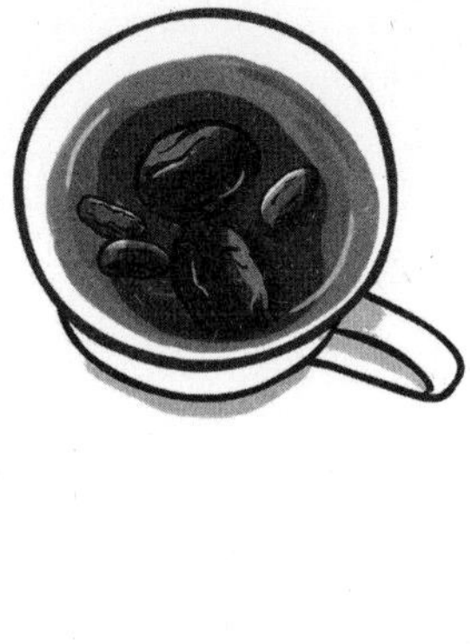

按摩合谷、復溜、足三里穴，可治出汗過多

穴位按摩對於調理出汗過多，有很好的療效。按摩合谷、復溜、足三里三個穴位，有助於止汗。

捏揉合谷穴

方法：用食指、拇指夾住合谷穴捏揉，捏揉時緩緩呼氣，吸氣時手不要動。每側按揉二～三分鐘，左右各四～五次。

功效：補虛斂汗，調理出汗過多。

取穴原理：現代研究表明，按揉合谷穴有收縮汗腺的效果。

快速取穴：位於大拇指和食指根部的中間凹陷處，也就是我們常說的「虎口」之上。

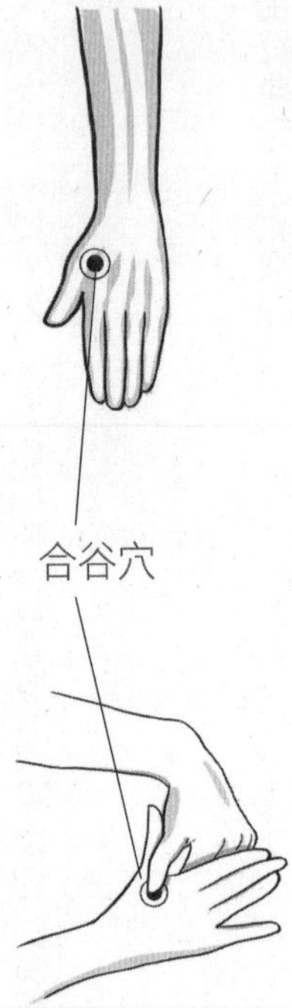

揉按復溜穴

方法：用拇指指腹由上往下推按復溜一～三分鐘。

功效：主治氣血虧虛引起的自汗。

取穴原理：按揉復溜穴的止汗原理在於刺激它能使水分代謝正常。

快速取穴：位於小腿內踝和跟腱之間向上二指寬處。

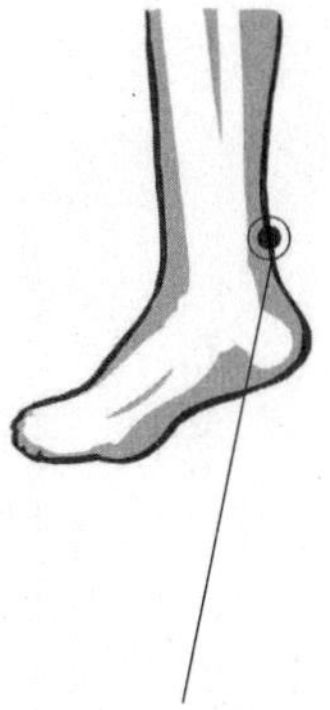

復溜穴

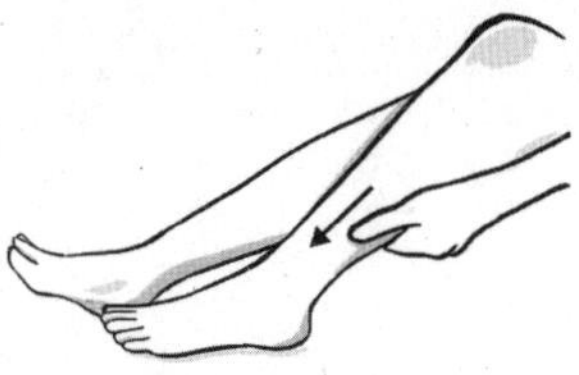

掐按足三里穴

方法：用拇指抵住兩側的足三里穴，用力掐按三分鐘，以有痠脹感為度。

功效：強身健體，調理出汗過多。

取穴原理：足三里是一個強壯身心的大穴，按摩它有調節機體免疫力、增強抗病能力、調理脾胃、補中益氣、通經活絡、疏風化濕的作用。

快速取穴：正坐，屈膝九十度，手心對髕骨，手指向下，無名指指端處即是足三里穴。

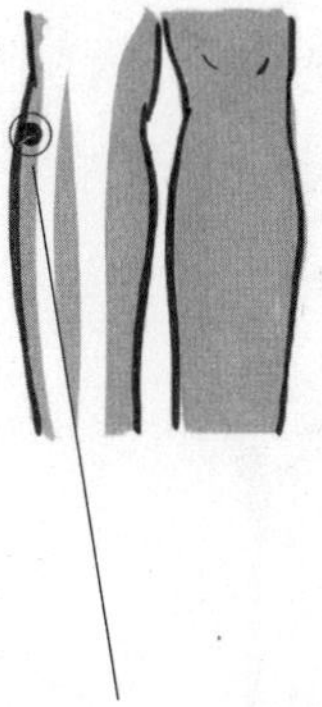

足三里穴

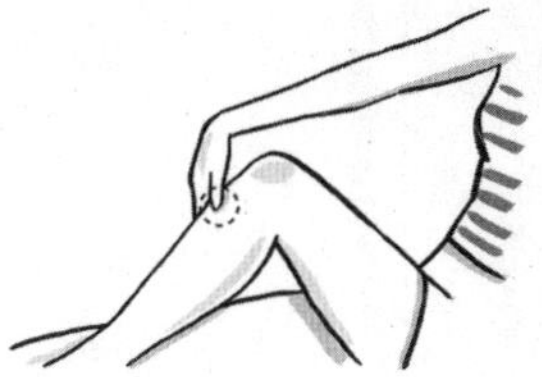

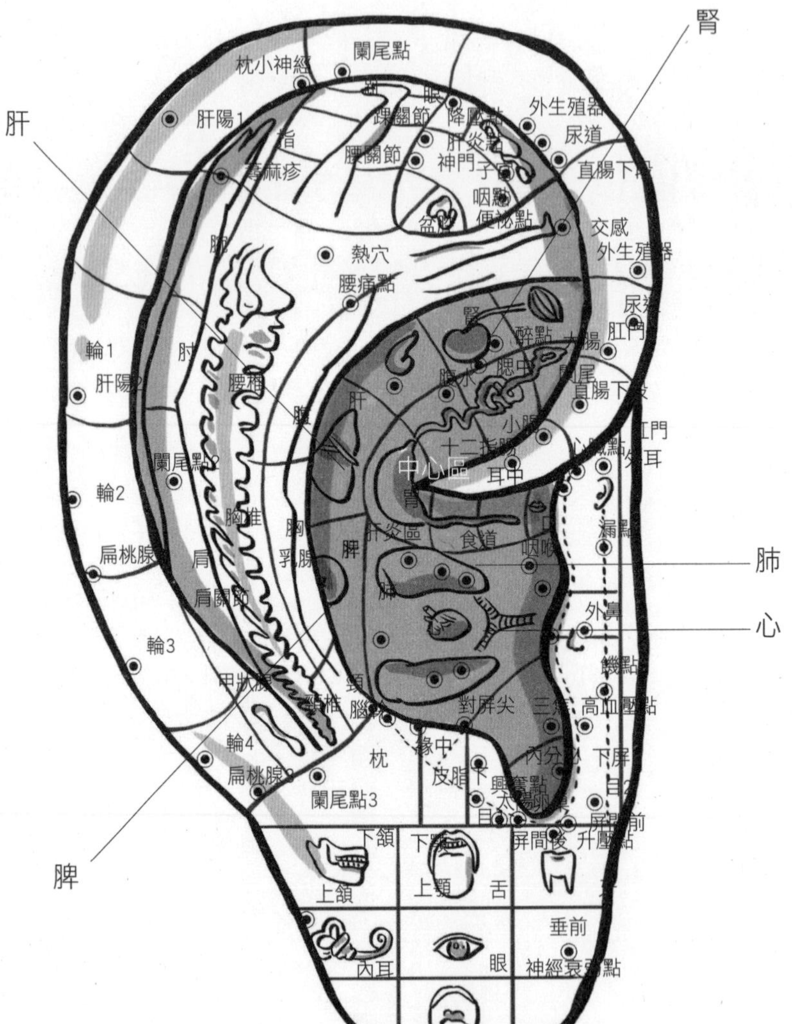
腎
肝
肺
心
脾
闌尾點
枕小神經
肝陽1
外生殖器
尿道
直腸下段
交感
熱穴
腰痛點
輪1
肝陽2
闌尾點2
輪2
扁桃腺
肩
肩關節
輪3
甲狀腺
輪4
扁桃腺3
闌尾點3
頸椎
胸椎
胸
乳腺
中心區
耳中
食道
對屏尖
高血壓點
下屏
外鼻
上頷
下頷
舌
內耳
眼
垂前
神經衰弱點
扁桃腺
▲耳正面反射區示意圖

在穴位貼敷中藥，止盜汗效果倍增

在相關穴位貼敷中藥，能夠有效調理陰虛盜汗。

五味子、五倍子貼敷

分別將五味子和五倍子研成末，各取等量，在心俞穴、肝俞穴中任選一個穴位，用傷濕止痛膏將藥粉貼敷在穴位上，每日一次，可調理陰虛盜汗。

肉桂、山萸肉貼敷

分別將肉桂、山萸肉研成末，各取等量，用傷濕止痛膏將藥粉貼在湧泉穴上，每次貼十二小時，每天一次。該方適合任何年齡層的盜汗患者。孕婦禁用。

王不留行子貼耳穴

在耳部的心、肝、腎、肺、脾、交感、神門等穴位，取幾粒王不留行子，用膠布固定，貼敷在穴位上，每天貼十二個小時。該方對於調理盜汗有很好的功效。

多汗調理食譜

【百合安神豆漿：養心除煩，調理盜汗】

材料：黃豆五十克，冰糖十五克，小米十五克，鮮百合十克。

做法：

1.黃豆用清水浸泡八～十二小時；小米淘洗乾淨，用清水浸泡兩小時；鮮百合分瓣，擇洗乾淨。

2.將上述食材一同倒入全自動豆漿機中攪打，煮至豆漿機提示豆漿做好，加冰糖攪拌至化開即可。

功效：百合可補心益氣，對於心氣虛弱引起的盜汗有很好的調治作用；小米有滋陰補血功效，可止虛汗、養心神、定心氣。二者合用，可養心除煩，調治盜汗。

【桂圓童子雞：調理心氣虛弱引起的自汗】

材料：童子雞一隻（約一千克），桂圓肉三十克，蔥、薑、料酒、鹽各適量。

做法：

1.將雞掏出內臟洗淨，放入沸水中焯一下備用。

2.將雞撈出，放入湯鍋，再加桂圓肉、料酒、蔥、薑、鹽和清水，上籠蒸一小時左右即可。

功效：補益心神，調治心氣虛弱引起的自汗。

冠心病

濕熱氣候影響下，痰濕體質易患冠心病

中醫認為冠心病的發生，與心、肝、脾、腎各臟器的盛衰關係很密切。心的氣血不足或肝的疏泄、脾的運化、腎的溫煦滋養等生理功能失調，就會引起痰濁、瘀血、氣滯、寒凝等病理產物阻塞心脈，使心脈不通、心失所養，容易導致冠心病發生。

痰濕體質有哪些表現？

在濕熱氣候影響下，痰濕體質更容易被冠心病盯上。痰濕體質是指人的臟腑功能失調時，容易引起氣血津液運化不平衡，水濕停聚，聚濕成痰而成痰濕內蘊表現，常見為形體肥胖、腹部肥滿、胸悶、痰多、容易疲倦，喜食肥甘厚味，舌體胖大，舌苔白膩。

痰濕體質者如何避免冠心病？

痰濕體質者在養生方式上應多注意平時的生活，改掉一些不良習慣，加強運動。

痰濕體質者不宜居住在潮濕的環境中，陰雨季節要注意避免濕邪侵襲。平日還應定期檢查血糖、血脂、血壓；嗜睡者應逐漸減少睡眠時間，多從事戶外活動；洗浴應洗熱水澡，以全身皮膚微紅、通體出汗為佳；穿衣儘量要寬鬆，材料以散濕透氣的天然纖維為主，這有利於汗液蒸發，將體內濕氣祛除。

【決明五加棗芪湯：調理痰濕型冠心病】

取刺五加子十二克，決明子、枸杞各五克，紅棗三顆，黃芪三克，加水五〇〇毫升，煎煮十～十五分鐘，代茶飲用。每天一劑，宜長期服用。

刮痧郤門、膻中穴，就能預防冠心病

郤門穴屬於心包經腧穴，絡屬心臟，刮拭該穴可舒經活絡、行氣活血；膻中穴是心包經的募穴，刺激膻中可以擴張血管，調整心臟功能。

刮拭郄門穴

方法：用面刮法（將刮痧板的二分之一長邊或整個長邊接觸皮膚，向刮拭方向傾斜三十～六十度（四十五度最為常用），均勻地向同一方向刮拭。適用於軀幹、四肢、頭部的平坦部位）從上向下刮拭上肢心包經雙側郄門穴，直至手臂微微發熱即可。

功效：疏通心臟氣血，改善心臟不適，可預防冠心病發作。

取穴原理：郄門穴是手厥陰心包經郄穴（郄穴為氣血深藏之處，多分布於四肢肘、膝關節以下），指心包經的體表經水由此回流體內經脈。刮拭該穴，可以寧心、理氣、活血。

快速取穴：於前臂掌側，在曲澤穴與大陵穴的連線上，腕橫紋上五寸。

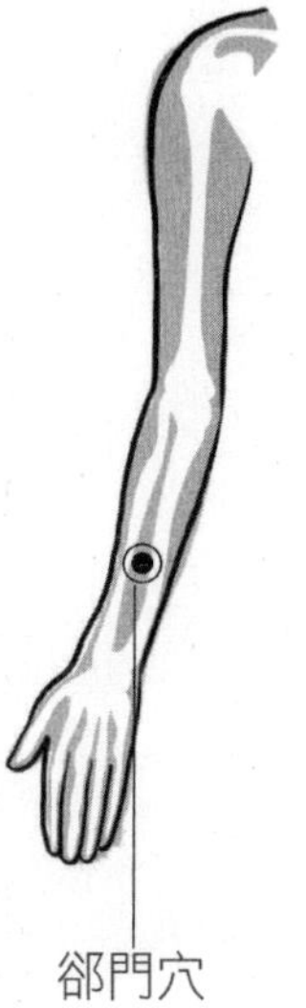

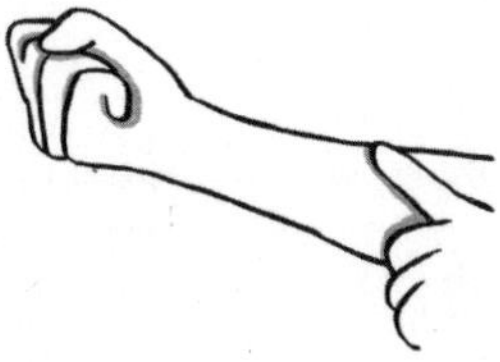

刮拭膻中穴

方法：用單角刮法（用刮痧板的一個角部朝刮拭方向傾斜四十五度，在穴位處自上而下刮拭。適用於肩貞、膻中、風池等穴位）從上向下刮拭膻中穴十～十五次。

功效：寬胸理氣，呵護心臟。

取穴原理：膻中穴位於胸部中央，在胸膜當中，是心的周邊，乃代替心來行使職權的地方。膻中穴是心包經的募穴。刺激該穴，有呵護心臟、安定心神的作用。

快速取穴：在胸部，橫平第四肋間隙，前正中線下。

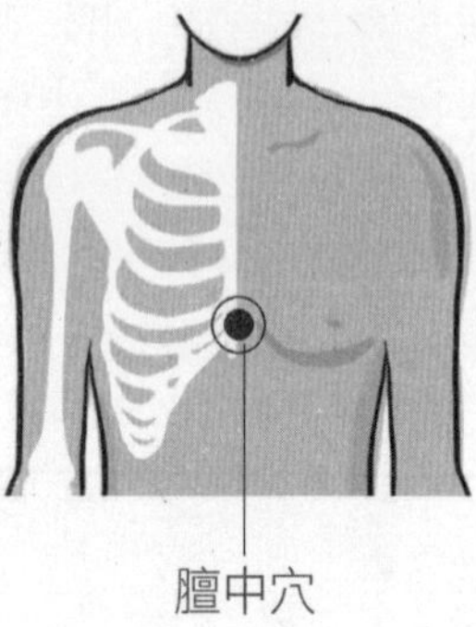

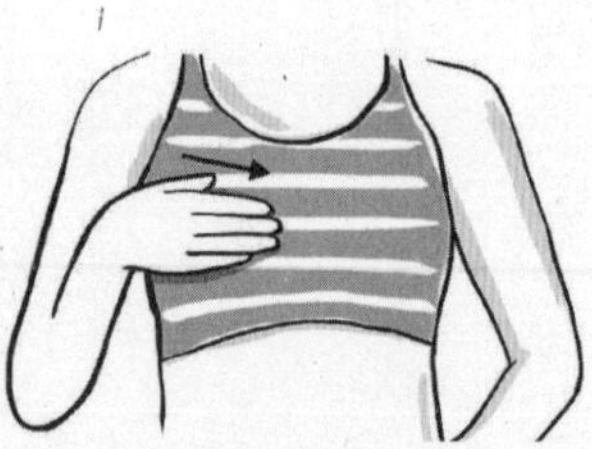

壓壓內關摩摩胸，緩解冠心病、心絞痛

按摩內關和胸部，具有通經絡、暢氣血、行滯消瘀、散腫止痛的作用，能夠緩解冠心病、心絞痛症狀。

按壓內關穴

方法：用拇指指端垂直按壓內關穴。

功效：對胸脅部位的疾病有很好的療效，適用於心絞痛、心肌炎、心跳過速、心律不整等症狀。

取穴原理：內關穴能夠理氣鎮痛，寧心安神，益胃和逆。

快速取穴：在前臂前區，腕掌側橫紋上兩寸，凸出的兩筋之間的點。

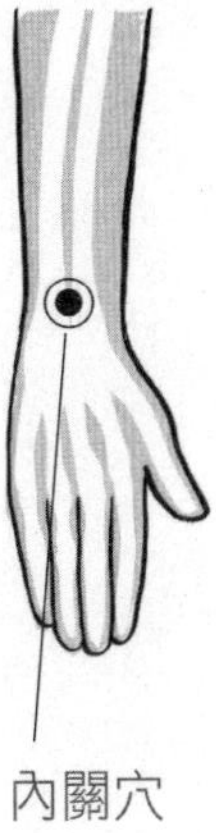

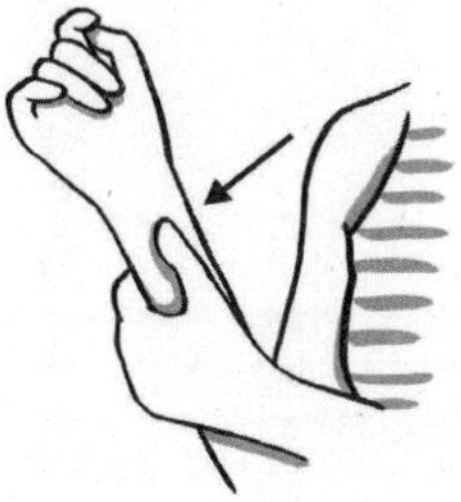

摩胸

方法：用一手掌緊貼胸部，由上向下按摩。兩手交替進行，按摩三十次。

功效：按摩胸部，有寬胸理氣、改善心臟功能的效果。

取穴原理：摩胸可提高人體免疫功能、調節胸腺素、改善臟腑血液循環，並能緩解胸悶、心慌、心悸、輕微心痛等症狀。

彈撥極泉穴

方法：伸出左臂，用右手拇指伸入腋窩內，用力彈撥腋窩頂點的極泉穴。

功效：可在幾分鐘內快速緩解胸悶氣短、心悸、心痛的症狀。

取穴原理：極泉穴位於腋窩的最深處，集中了許多與心臟有關的神經和血管。因此，彈撥極泉穴，能夠將刺激傳導到心臟，具有保健和急救功效。

快速取穴：位於腋窩頂點，腋動脈搏動處。

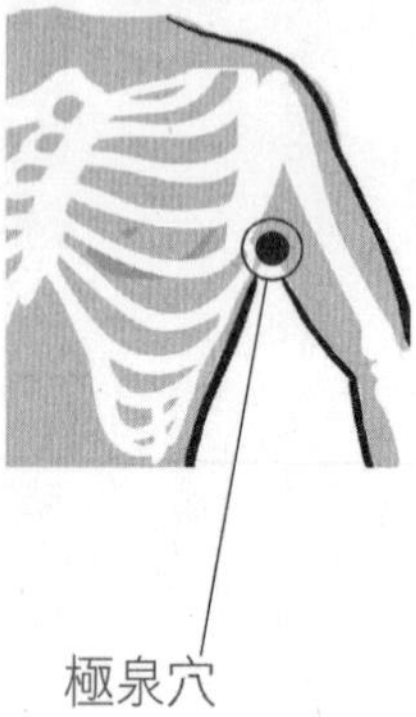

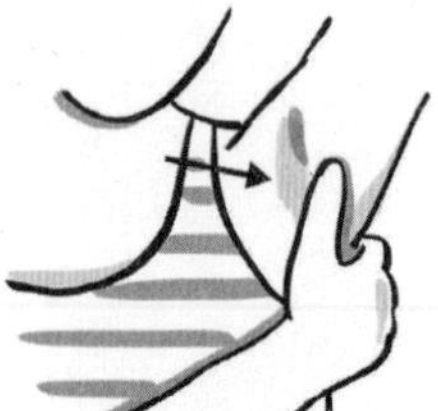

三大貼敷法，調理冠心病

現代醫學研究顯示，貼敷療法能調節自主神經的功能，以暢通冠狀動脈的血流，進而改善冠心病的各種不適症狀。

當歸丹參貼敷方

材料：當歸、丹參、川芎、沒藥、紅花、乳香、公丁香、山藥、茯苓、枸杞各十克，生地黃三十克。

製作：將上述藥物製成膏劑，每帖膏藥的劑量為二十克。

貼法：每次在心前區部位、膻中穴或心俞穴、內關穴中任選兩個穴位貼敷，每個穴位貼一張，每次六～八小時，每日換藥一次，一周為一個療程。

半夏桂枝貼敷方

材料：半夏、瓜蔞、薤白、陳皮各十五克，紅花、川芎、丹參、桂枝各十二克。

製作：將上述藥物製成膏劑，每帖膏藥的劑量為三十克。

貼法：分別貼在膻中穴、內關穴、心俞穴。每個穴位貼一張，每次六～八小時，每日換藥一次，一周為一個療程。

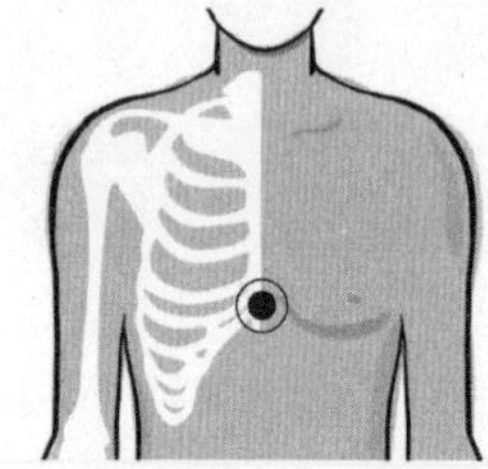

▲膻中穴

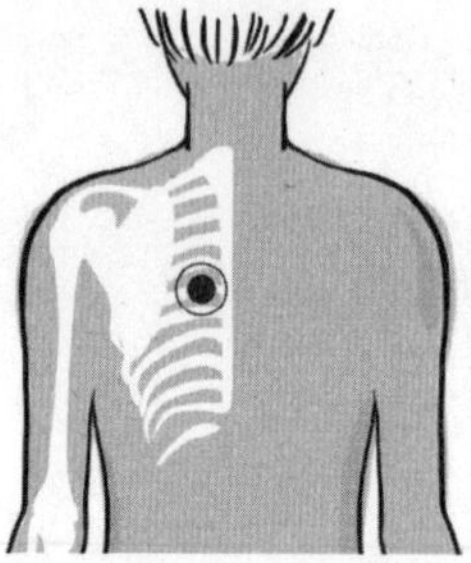

▲心俞穴

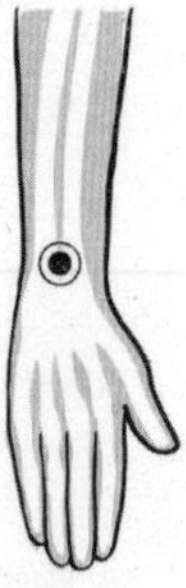

▲內關穴

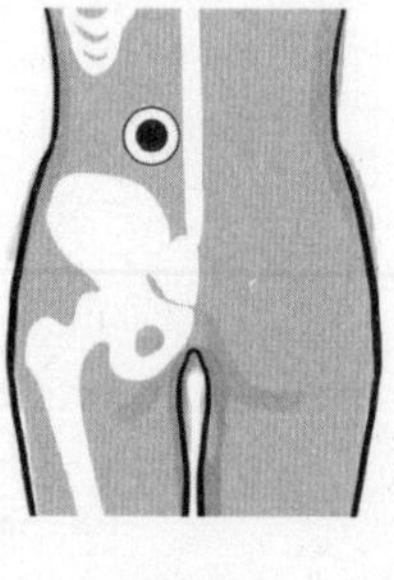

▲腎俞穴

肉桂附子貼敷方

材料：肉桂、附子各五克，山藥、杜仲各十克，丹參、三七、乳香、檀香、沒藥、鬱金各十二克。

製作：將上述藥物製成膏劑，每帖膏藥的劑量為二十克。

貼法：分別貼於天池、內關、心俞、腎俞各穴。每個穴位貼一張，每次六～八小時，每日換藥一次，一周為一個療程。

冠心病調理食譜

【山楂紅棗蓮子粥：寧心安神，呵護心臟】

材料：大米一〇〇克，山楂肉五十克，紅棗、蓮子各三十克，紅糖十克。

做法：

1.大米洗淨，用水泡三十分鐘；紅棗、蓮子分別洗淨，紅棗去核，蓮子去心。

2.鍋置火上，倒入適量清水大火燒開，加大米、紅棗和蓮子燒沸，等蓮子煮熟爛後放山楂肉，熬煮成粥，加紅糖攪拌均勻即可。

功效：山楂可以增加冠狀動脈血流量，對心肌缺血有一定作用；紅棗能補血活血，促進心臟造血；蓮子有清心安神的功效。

【首烏天麻甲魚湯：活血通絡，調理冠心病】

材料：何首烏三十克，制天麻十五克，甲魚一隻（約五〇〇克），生薑四片，枸杞三十克，蔥花、薑末各五克，料酒、醬油各十克，鹽三克。

做法：

1. 將甲魚活殺，去內臟，洗淨，用開水燙去血水，去黑皮，切塊。
2. 將所有用料一齊放入砂鍋內，加適量清水，大火煮沸後，再以小火煮兩小時後調味即可。

功效：適用於老年人腎陰虧虛者，尤其適合兼患高血壓、冠心病等心腦血管病症患者。

血脂異常

體濕使脾胃運轉排泄不及時，造成血脂異常

血脂異常是一種全身性疾病，指血液中的總膽固醇、三酸甘油酯過高或高密度脂蛋白過低，其主要危害是導致動脈粥狀硬化，進而引發眾多的相關疾病，其中最常見的是冠心病。此外，血脂異常還是引發腦中風、心肌梗塞、心因性猝死的危險因素。

血脂異常的主要症狀

高脂血症早期並無明顯症狀，可能有反覆發作的腹痛、頭暈，皮膚、黏膜上有黃色瘤，患者多肥胖。

脾失健運、痰濁內生就會導致血脂異常

中醫認為，高脂血症的重要病因之一，就是平常喜歡吃肥甘厚味的食物，導致

脾失健運、水穀不化，痰濁內生而引發此病。所以，要從飲食中控制高脂血症，就要減少脂肪和膽固醇的攝入量。

意即儘量不吃豬油、肥豬肉、奶油、肥羊、肥牛、肥鴨等食物；限制膽固醇的攝取，每日膽固醇攝入量不超過三〇〇毫克，少吃動物內臟、蛋黃等富含膽固醇的食物。

活血化瘀改善血液流動，可調節血脂

人的血液暢通，身體才會健康。如果血液處在高凝狀態或血流遲緩，血管壁不光滑，就會使得瘀血阻滯，血流不暢，血脂在血管壁凝固，從而導致血脂異常，如同河流裡的泥沙或垃圾，影響正常流動，所以活血化瘀很重要。

如何判斷自己體內是否有瘀血阻滯？

體內瘀血阻滯的表現是：身體特定部位疼痛，痛處固定，以刺痛為主。主要表現為：頭痛、頭暈、失眠、健忘；胸悶、胸痛、心悸；肢體麻木、發涼、疼痛；女性月經不調、痛經等。在體徵上表現為：面色發黑、無光澤；口唇、舌頭顏色紫暗；皮膚乾枯、粗糙、瘙癢；體內有腫塊，疼痛且長期不能緩解。

活血化瘀、調血脂的食物		
黑木耳	益氣強身、滋腎養胃、活血。它能抗血栓、降血脂、抗脂質過氧化，從而降低血液黏稠度、軟化血管，使血液流動通暢。	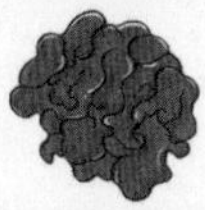
洋蔥	溫陽活血。洋蔥中含有的大蒜素，能抗血小板凝集，降低外周血管阻力和血液黏稠度，並能使血壓降低。	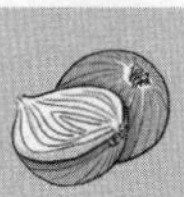
生薑	性溫，味辛。能降低膽固醇、血糖、血液黏稠度，預防心腦血管堵塞。	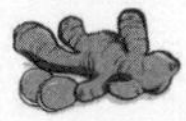
魚	魚類含有對抗血液凝固和血栓形成的EPA、DHA兩種不飽和脂肪酸，吃魚能有效預防心腦血管病。	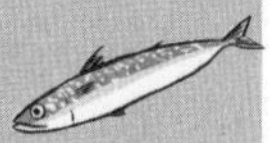
玉米油	含有豐富的亞麻油酸、α-亞麻酸等必需脂肪酸，對於調節血脂、軟化血管、防止血栓形成有輔助作用。	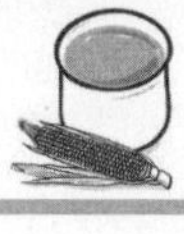

艾灸神闕、足三里，可有效調控血脂

在神闕、足三里穴上艾灸，有活血通絡、補陽益虛的功效，可以消瘀化滯，調節血脂水準。

艾炷隔薑灸神闕穴

方法：選擇新鮮的老薑，切成〇．三公分厚的薄片，在薑上扎小孔。把薑放在神闕穴上，然後將艾炷放置在薑片上，點燃，每次小心施灸五～十分鐘。

功效：溫補腎陽，化瘀去滯。

取穴原理：神闕與藏先天之精的兩腎命門聯繫緊密，而衰老始於腎衰，血脂異常皆因腎陽不足、命門火衰、代謝產物堆積為瘀。艾灸神闕穴可培益腎陽，化解高脂血症之瘀滯。

艾條溫和灸足三里

方法：點燃艾條，對準足三里穴，距離皮膚一．五～三公分處，溫和施灸十五～二十分鐘。

功效：疏通氣血，增強脾胃功能。

取穴原理：中醫認為調理血脂異常需要健脾和胃、行氣運中，取足三里穴有增強脾胃運化，使氣機暢通的功效。

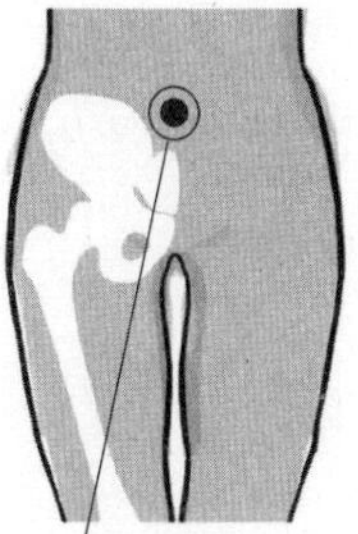

神闕穴
位於肚臍的正中央

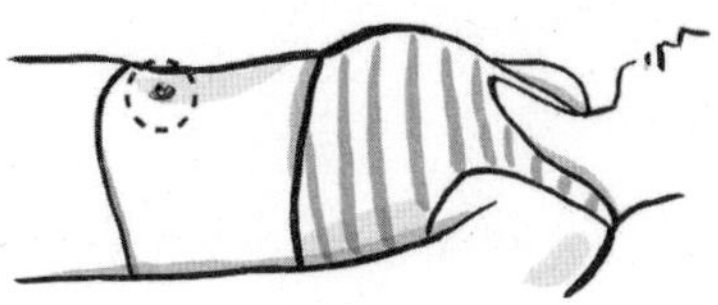

▲艾炷隔薑灸神闕

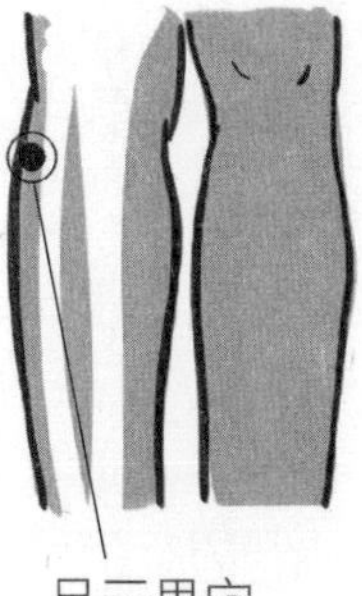

足三里穴
位於小腿前外側，
外膝眼下三寸

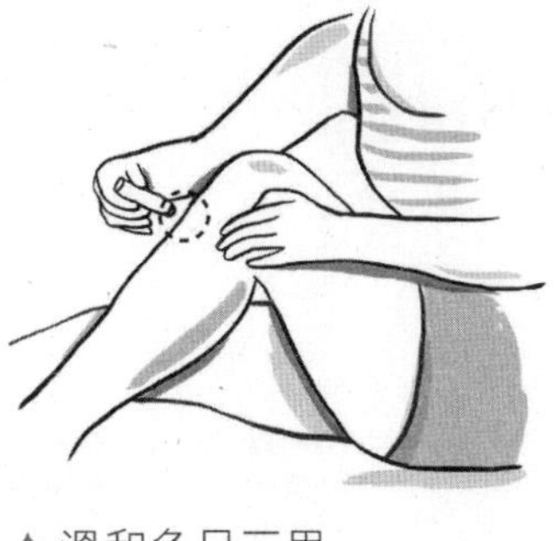

▲溫和灸足三里

辦公室降脂小動作：頭繞環、下蹲

頭繞環可增強頭部血管的抗壓力，提高頸部肌肉、韌帶、血管和頸椎關節的耐力，減少膽固醇沉積於頸動脈，預防血脂異常、頸椎病、中風；長期堅持做下蹲動作，有利於減少腹部脂肪，更能消耗熱量，進而達到降脂的功效。

頭繞環

頭部先沿前、右、後、左方向，再沿前、左、後、右方向用力而緩慢地旋轉繞環，每天做十次為宜。

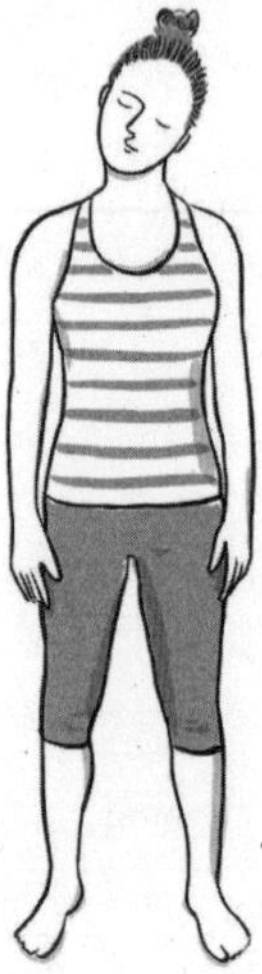

下蹲

自然站立，全身放鬆，排除雜念，緩緩下蹲，大腿頂腹部，連續蹲三十次。每日早中晚各做一遍。

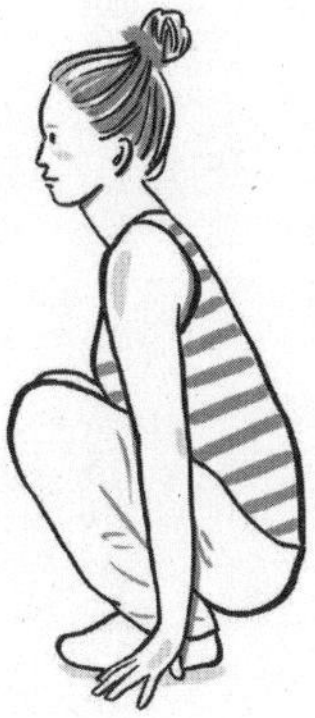

血脂異常調理食譜

【蒸玉米棒：降脂，營養不流失】

材料：玉米棒兩根（約三〇〇克）。

做法：

1. 玉米棒去玉米皮和玉米鬚，洗淨。
2. 蒸鍋置火上，倒入適量清水，放上蒸屜，放入玉米蒸製，待鍋中的水開後再蒸二十分鐘即可。

功效：玉米用蒸的最好吃，與其他烹飪方法相比，蒸的玉米油脂含量最少，降脂效果好，營養也不易流失。

【山楂木耳粥：降壓降脂，益心臟】

材料：大米五十克，新鮮山楂二十克，木耳五克。

做法：

1. 將木耳泡發，洗淨，切絲；大米淘洗乾淨，備用；山楂洗淨，去核，切丁。
2. 鍋中倒入適量水，把木耳絲倒進去，開中火煮，水開後，倒入淘洗乾淨的大米，大火燒開後，改小火煮二十分鐘，倒入切好的山楂丁，待山楂丁和大米熟爛後即可關火。

功效：山楂能夠防治心腦血管疾病，降低血壓和膽固醇，軟化血管；木耳有降血脂及抗動脈粥狀硬化的作用。

慢性支氣管炎

慢性支氣管炎的「導火線」：肺、脾、腎三臟虛損

慢性支氣管炎簡稱「慢支」，又稱為「老慢支」，多發生在秋冬寒冷季節，天氣轉暖後則逐漸緩解。調理以抗感染為主，炎症消除後，喘息則會自然趨緩。

中醫認為，形成慢性支氣管炎的原因有風寒、風熱、燥火、脾虛不運、痰濕浸肺、陰虛火灼、肺失宣降、氣上逆等，導致咳喘咯痰而形成。

急性發作期，大多因肺氣虛弱所致

支氣管炎急性發作期，大多因肺氣虛弱、衛外不固使外邪入侵，導致咳嗽反覆發作；或因久咳，不斷發作，或因年老體虛，肺脾腎氣虛，使得痰飲貯於體內，使肺受到阻滯，引起長期咳喘；或因吸菸、飲酒等原因傷肺，從而形成該病。

脾不能運化水濕，聚濕則化為痰

脾主運化，位於中焦，負責人體氣機升降。脾虛不能運化水濕，聚濕則成痰，濕痰上漬於肺，就會影響氣機通暢而發生咳喘、咯痰等症狀。

腎不納氣，可使肺失宣降

腎主納氣，腎陽虧虛導致氣失攝納，津液輸化失職，肺氣升降受阻，氣化功能就會失常。水氣不能宣化，則會化為痰飲，使氣道阻塞；腎陰虧損，虛火內熾，就會灼傷肺津，使肺失宣降，肺氣上逆而咳喘咳痰。

肺不傷不咳，脾不傷不久咳，腎不傷不咳不喘

中醫認為，脾、肺、腎三臟功能失調都會導致慢性支氣管炎。痰、火、瘀既是臟腑失調的病理產物，又是直接或間接致病的因素。

正常情形下，肺主氣，司呼吸，主宣發肅降，外合皮毛，為氣機出入升降的通道。風寒熱燥之邪由口鼻或皮毛而入，肺氣受到束縛，失其肅降而發病；喜好菸酒、辛辣助火之品，均會灼津生痰，阻塞氣道，使肺氣上逆而發生咳嗽。病久不癒，愈傷肺氣，正氣無力抵禦邪氣，則外邪又容易侵犯，以致經久不癒。

秋吃百合，防治老慢支

百合質地肥厚、爽口甘美，兼具美食與中藥的雙重身分，是優良的營養滋補保健品。乾燥的秋季，時常食用一些百合，有養陰潤肺、解除秋燥的效果，能有效防治「老慢支」。

肺燥、肺熱咳嗽最宜用百合

中醫認為百合性平，味甘，乾品略帶苦味，歸肺經和心經，有潤肺止咳、清熱潤燥、寧心安神的效果。現代醫學研究發現，鮮百合中的黏液質有鎮咳祛痰的作用。因此，支氣管不好的人，夏秋之季適量食用一些百合，有助於改善肺燥、肺熱咳嗽等症狀。

但要注意，風寒咳嗽、虛寒出血、脾胃不佳者不宜食用。

百合選購小技巧

新鮮的百合以個大、色白、瓣勻、肉質厚者為佳。選購乾百合時，不宜挑太漂亮、太白者，以白底帶黃者較優。因為顏色太白一般是化學薰蒸所致。

【百合粳米粥：清熱潤燥，化痰止咳】

材料：鮮百合四十克，杏仁十克，粳米一二〇克，白糖十五克。

做法：先將鮮百合洗淨，杏仁去皮，粳米洗淨後用常法煮粥，煮沸後加入百合、杏仁，待粥煮熟後，調入白糖即可。

功效：清熱潤喉，緩解咳喘，可用於慢性支氣管炎，症狀有咽喉乾燥、聲音嘶啞、咳痰黏稠者。早晚溫服，半個月為一個療程。

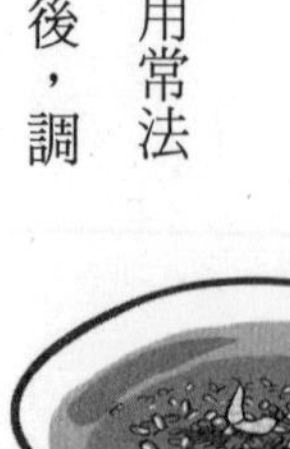

溫灸肺俞穴、中府穴，補正氣除痰濕

中府穴，屬手太陰肺經，中即與外相對的內部；府，即臟腑；中府，意指本穴的氣血物質來自臟腑。這條經絡本就與呼吸系統功能密切相關，再加上中府穴為脾肺之氣匯聚之處，因此也是治療咳嗽、哮喘、氣管炎、支氣管哮喘、肺炎等病症的最佳穴位。

中府穴與肺俞穴一起，有調理肺氣、止咳喘的功效，可有效防治慢性支氣管炎的侵擾。

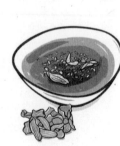

艾條溫和灸中府

方法：點燃艾條，對準中府穴，距離皮膚一・五～三公分處，溫和施灸十五～二十分鐘。

功效：主治咳嗽、氣喘、胸痛、咽喉痛、肩背痛。

取穴原理：中府穴，屬手太陰肺經之脈。艾灸該穴，有調理肺氣、止咳鎮痛的功效。

中府穴：在胸部，橫平第一肋間隙，前正中線旁開六寸。

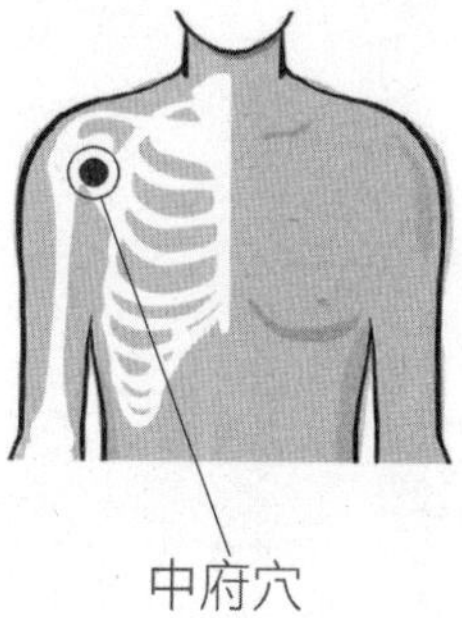

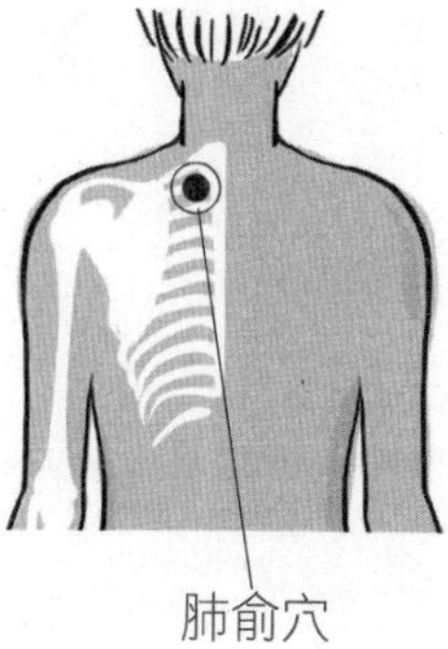

艾條迴旋灸肺俞

方法：取俯臥位。點燃艾條，對準肺俞穴，距離皮膚一・五～三公分處，迴旋施灸十～十五分鐘。

功效：主治咳嗽、氣喘、咽喉腫痛、肺癆。

取穴原理：肺俞穴有宣肺解表、清熱理氣的作用。

肺俞穴：位於上背部，第三胸椎棘突下，後正中線旁開一・五寸。

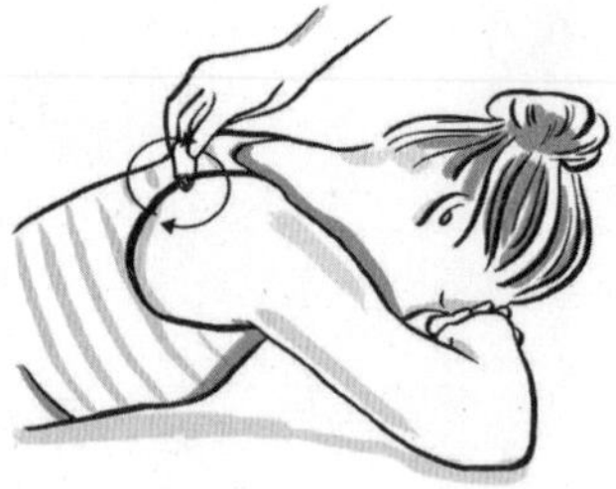

▲迴旋灸肺俞

大蒜、中藥貼敷穴位，可溫肺止咳化痰

用大蒜和中藥在人體相關穴位上貼敷，有不錯的潤肺化痰功效，對於慢性支氣管炎引起的久咳不癒，也有很好的調理作用。

大蒜貼敷湧泉穴

材料：大蒜一瓣，傷濕止痛膏一帖。

做法：大蒜搗爛，取豆瓣大小的蒜末，放在傷濕止痛膏（中成藥名。為外用劑，具有祛風濕、活血止痛之功效）中心，然後貼在湧泉穴上即可。每晚在兩側湧泉穴上貼敷，次日足心出現較強的刺激便可揭去，七天為一個療程。

功效：止咳祛痰，適用於慢性支氣管炎風寒化燥證，症狀有咳嗽、咳痰、痰白、口乾等。

注意：防止發疱感染。

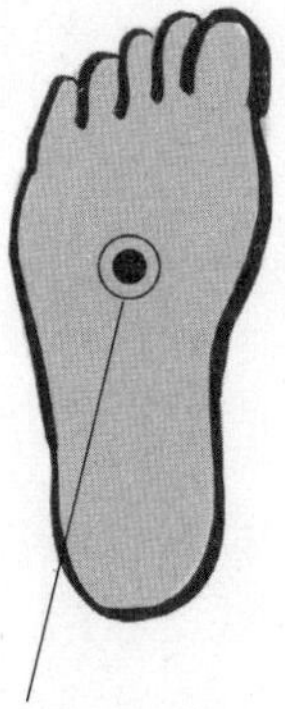

三白膏貼穴位

材料：白芷、白芥子、白礬各三十克，麵粉、醋各適量。

做法：先將三者磨成細末，加麵粉用醋調成膏狀，每次取藥膏五克，貼在肺俞、膏肓、定喘、足三里穴上，夏天伏天開始貼敷，每隔十天貼敷一次，每次貼敷五~十小時揭去，連貼三伏為一個療程。

功效：溫肺祛痰。

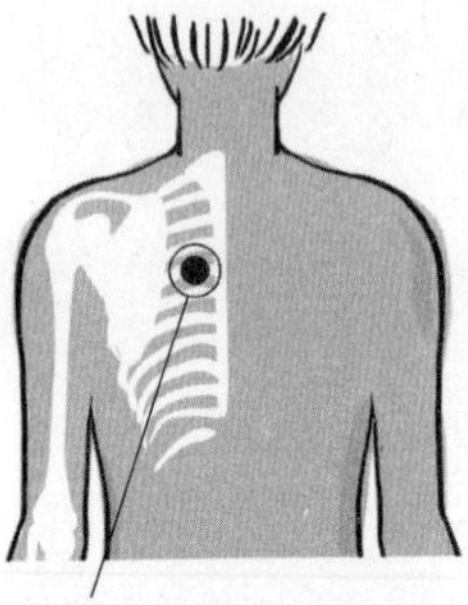

膏肓穴
位於背部，第四胸椎棘突下，左右四指寬處

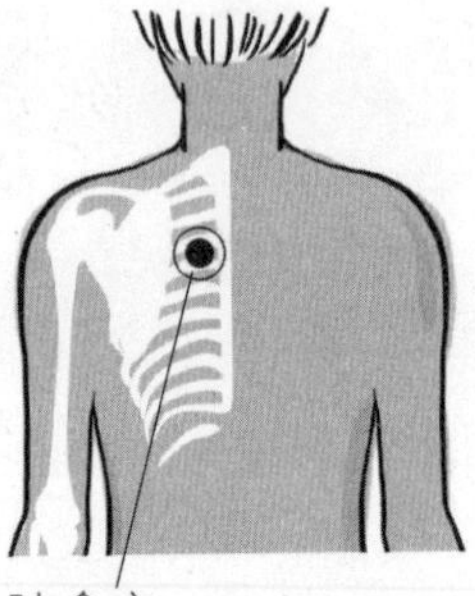

肺俞穴
位於上背部，第三胸椎棘突下，後正中線旁開一·五寸

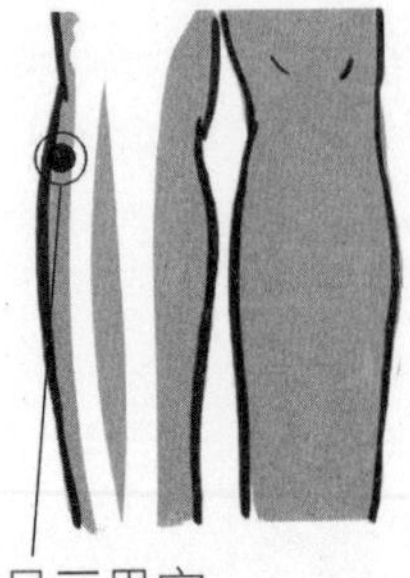

足三里穴
位於小腿前外側，外膝眼下三寸

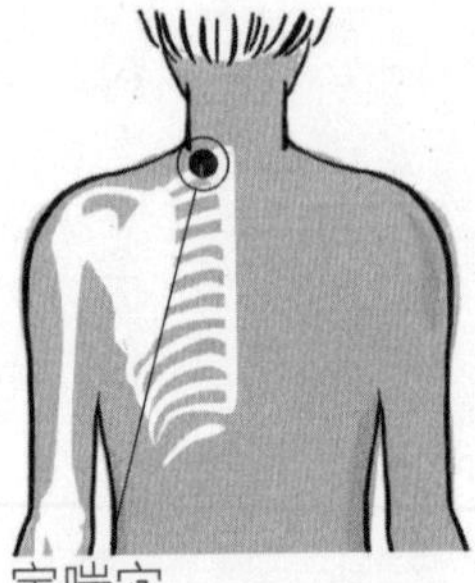

定喘穴
位於後正中線上，第七頸椎棘突下，旁開0·五寸處

慢性支氣管炎調理食譜

【柿餅鯽魚百合湯：養肺止咳】

材料：柿餅兩個，鯽魚一條，百合三十克，豬油十克，鹽三克。

做法：

1. 百合、柿餅用溫水泡軟洗淨，鯽魚去內臟，清洗乾淨。
2. 所有材料一起放入鍋中，加適量清水，大火煮沸後加豬油、鹽，改小火煮兩小時即可。

功效：養肺止咳，適用於慢性支氣管炎、支氣管擴張者。

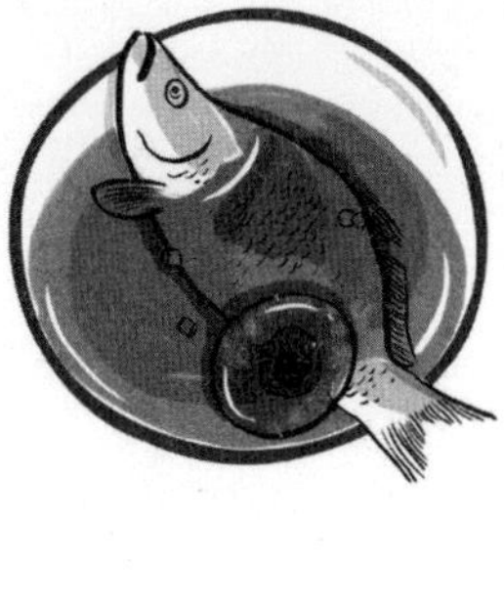

【蟲草鴨肉湯：調補陰陽，補氣虛】

材料：老鴨一隻，蟲草十克，薑、蔥、花椒、雞精、鹽各適量。

做法：

1. 把鴨肉切塊放在沸水中焯燙，備用。
2. 蔥切段，薑去皮切片，連同蟲草一起準備好。
3. 將鴨塊放入鍋內加清水，放入蔥段、薑片、蟲草、花椒，先大火煮沸去掉浮沫，再用小火燉至熟爛，加雞精、鹽調味即可。

功效：適用於陰陽兩虛所造成的支氣管炎。

濕疹

濕疹多因濕熱過盛引起

濕疹是臨床常見病，中醫稱之為「濕毒瘡」或「濕氣瘡」，認為濕疹主要與濕邪有關，濕可以蘊熱，發為濕熱之證，時間一久，濕就會傷脾，而導致虛實夾雜之證。濕疹在濕熱天氣最為好發。

濕疹的常見症狀

濕疹起病急，其症狀表現複雜，經久難癒。初起時多為紅斑，會迅速形成腫脹、丘疹或水疱，病變繼續發展，會導致水疱破裂、滲液，出現紅色濕潤的糜爛面，待炎症消退後，腫脹和滲液就會消失，表面乾燥結痂，這個過程會多次反覆。

濕疹和飲食的關係密切

濕疹和飲食的關係密切，有些食物會導致濕疹產生，有些食物則可以清熱涼血、除濕止癢，有助於祛除濕疹。

濕疹患者宜吃食物

冬瓜、薏米、紅豆、綠豆：這些食物有清熱解毒、健脾利濕的功效，濕疹好發季節可適當多吃一些。

濕疹患者忌吃食物

辛辣食物、海鮮、牛羊肉：容易誘發濕疹，易發者要少吃，尤其是濕疹好發時期最好不吃。

濕疹患者的生活調理

濕疹患者可以在醫師指導下，用一些龍膽瀉肝湯等清熱利濕的中草藥；濕疹最忌「燙、抓、洗、饞」，患濕疹處可用冷水敷一下緩解瘙癢，但濕疹有滲液的部位要儘量少洗，保持乾燥，避免接觸化學清潔用品。

皮膚是人的心理器官，若長期處在過度緊張、疲勞、焦慮失眠等精神狀態下，也容易導致濕疹發生、加重。所以，濕疹患者要學會休息，使心情放鬆。

連翹敗毒茶，除疹又解煩

連翹性涼，味苦，入心、肝、膽經，是一味常用中藥，有清熱解毒、散結消腫的作用，對濕疹的治療有很好的功效。

金銀花，又名忍冬，因其花初開時為白色，後轉為黃色，由此得名。金銀花性甘寒氣芳香，甘寒清熱而不傷胃，芳香透達又可祛邪，自古就是清熱解毒的良藥，既能宣散風熱，還善清解血毒，用於各種熱性病，如身熱、發疹、發斑、熱毒瘡癰、咽喉腫痛等症狀，均效果顯著。

調理濕疹，要常喝連翹敗毒茶

連翹敗毒茶的主要成分是連翹、金銀花。連翹可清熱解毒、消腫散結、疏散風熱，對斑疹、丹毒等有較好的防治作用。金銀花與連翹都有良好的清熱解毒功能，既可透熱達表，又可清裡熱、解瘡毒，臨床上兩藥時常同用，能夠清熱、涼血、治濕疹。

連翹敗毒丸也有除疹功效

中成藥連翹敗毒丸也有除疹功效。其主要成分是金銀花、連翹、大黃、蒲公英、梔子、白芷、黃芩、赤芍、浙貝母、桔梗、玄參、防風、木通、甘草、蟬蛻、天花粉。能清熱解毒、消腫止痛。常用於瘡癤潰爛、灼熱發燒、流膿流水、丹毒疱疹等。

【連翹敗毒茶】

材料：連翹五克，金銀花五克。

做法：連翹、金銀花擇洗乾淨，一同放入茶杯中，加入沸水沖泡，代茶飲用。

用量：每日飲用一劑。

功效：祛風散熱，宣肺透疹，清熱利濕。

艾灸肺俞、脾俞，祛濕疹

艾灸可以有效排出體內毒素，有清熱利濕、養血、祛風止癢的功效。濕疹之證，雖病發於皮膚，其根還在脾肺，所以可取肺俞穴、脾俞穴，調理主管肌膚的各自內臟機能。

艾條雀啄灸肺俞

方法：點燃艾條，在肺俞穴上像鳥雀啄食一樣，上下施灸，每次五～十分鐘，每日一次。

功效：清肺熱，除濕疹。

取穴原理：中醫認為「肺主皮毛」，皮膚問題可以透過養肺來調理。艾灸肺俞穴，可以驅走肺裡的濕熱，消除濕疹。

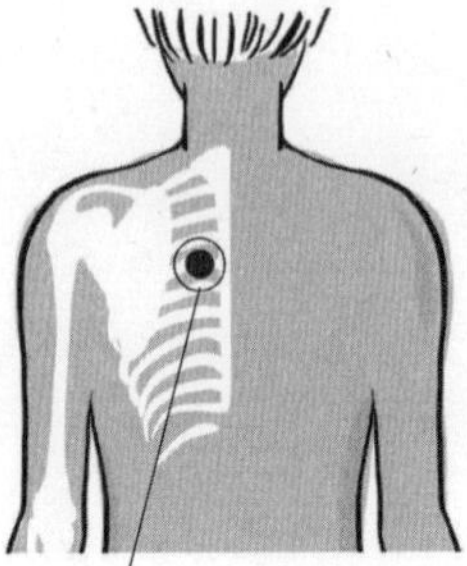

肺俞穴
位於上背部，第三胸椎棘突下，後正中線旁開一．五寸

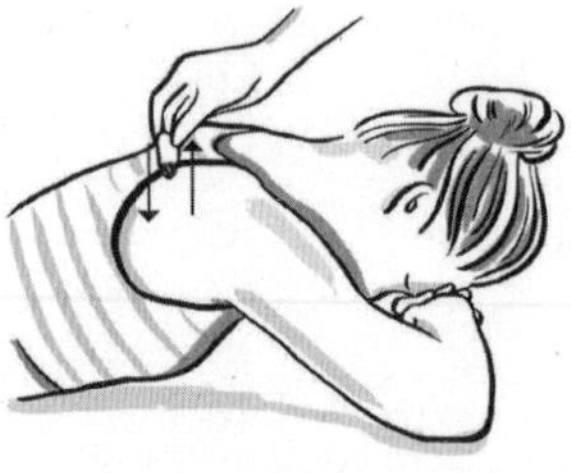

▲雀啄灸肺俞

艾條溫和灸脾俞

方法：點燃艾條，對準脾俞穴，距離皮膚一．五～三公分處，溫和施灸，每次灸十五～二十分鐘，每日一次。

功效：健脾利濕，除疹。

取穴原理：脾俞穴有健脾益氣、祛濕化濁的功效。艾灸脾俞穴，能達到健脾益氣的作用，使脾運化水濕功能正常，消散濕濁，解除諸症狀的煩惱。

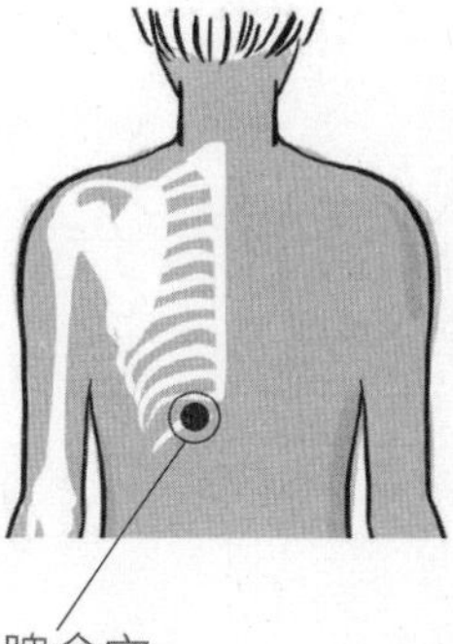
脾俞穴
位於下背部，第十一胸椎棘突下，後正中線旁開一・五寸

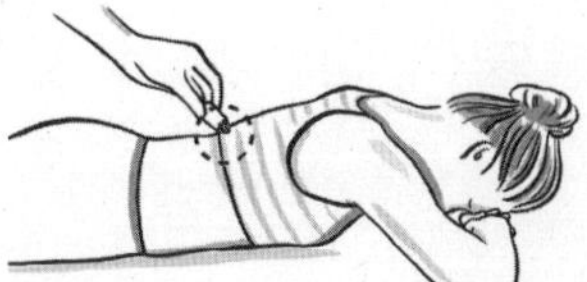
▲溫和灸脾俞

綠豆清熱解毒除濕疹

中醫認為綠豆味甘，性寒，具有消腫通氣、清熱解毒及利尿等功效，除濕疹也有不錯的效果。

綠豆可入三焦經，能抗過敏；常有過敏現象，身上屢屢長濕疹的人，只要經常食用綠豆，這些症狀都能改善。那綠豆如何使用才能夠清熱除濕呢？

【綠豆扁豆飲：清熱化濕，消腫】

材料：綠豆五十克，白扁豆三十克。

做法：二者洗淨放入砂鍋中，加適量水，燜煮至豆子全部熟爛。每日一劑，空腹時可隨意飲用。

功效：綠豆可清熱解毒，消暑化濕；白扁豆可補脾胃，和中化濕。兩者一起搭配能清熱解毒、健脾和中、消暑化濕，對熱蘊結所致的濕疹有很好的調治作用。

【綠豆粥：清熱祛濕，除疹】

材料：綠豆五十~一〇〇克，大米一〇〇克。

做法：綠豆洗淨後用開水浸泡，大米洗淨入鍋，加水約八〇〇毫升，大火煮沸後轉小火熬煮。十五~二十分鐘後，放入泡好的綠豆同煮至兩種食材都開花、熟透。

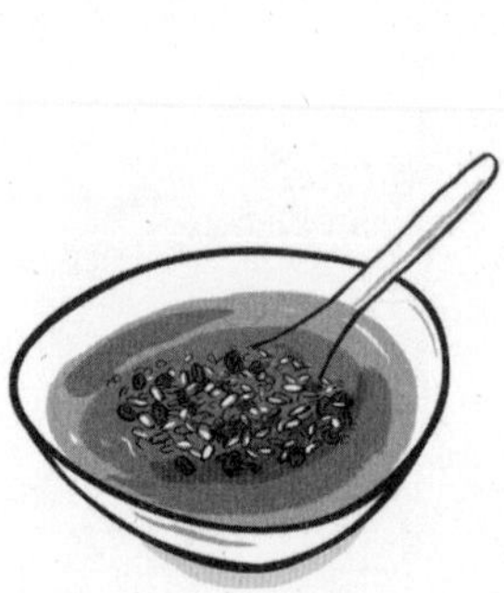

小叮嚀

食用綠豆時，還可以添加其他一些清熱除濕的食材，如白扁豆、紅豆、薏米、海帶、南瓜等。但是要控制好綠豆的用量，每人每天以十五~三十克為宜。同時提醒大家不要盲目吃綠豆，尤其是體質虛寒的人，以免導致腹瀉或消化系統免疫力下降。

濕疹調理食譜

【冬瓜紅豆鯽魚湯：祛濕消腫除疹】

材料：紅豆五十克，冬瓜二〇〇克，鯽魚一條，薑片、鹽、植物油各適量。

做法：

1紅豆洗淨，用冷水浸泡兩小時以上；冬瓜洗淨，去皮切片。

2.鯽魚收拾乾淨，放油鍋中煎至兩面微黃。

3.將煎好的鯽魚和紅豆、冬瓜、薑片一起放入砂鍋，加清水沒過材料，大火煮沸後改小火慢燉兩小時，加鹽調味即可。

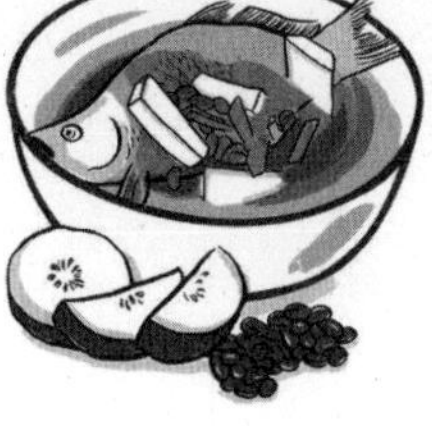

功效：紅豆有健脾祛濕、消腫解毒的功效；冬瓜能利尿消腫、解暑氣；鯽魚也是很好的健脾祛濕材料。三者都有祛濕功效，一起熬湯，味道清淡，富有營養。

【冬瓜薏米粥：清濕熱，除濕疹】

材料：冬瓜一〇〇克，薏米、糯米各三十克。

做法：

1.冬瓜去子、去皮，洗淨並切小丁；薏米和糯米分別淘洗乾淨，用清水浸泡四小時。

2.鍋置火上，倒入適量清水燒開，放入薏米、糯米大火煮沸，用小火煮二十五分鐘，加冬瓜丁煮熟即可。

功效：冬瓜能清熱化痰、除煩止渴、祛濕解暑、利便消腫，薏米有利水消腫、健脾祛濕等功效，二者搭配煮粥，可利水消腫，祛除濕疹。

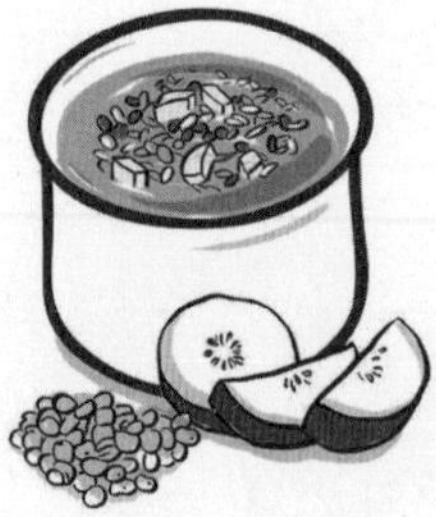

風濕性關節炎

風濕性關節炎的「禍首」：風寒濕邪乘虛而入

風濕性關節炎多為風寒濕邪乘虛而入，氣血經絡不通、關節痹阻而成。在冬季寒冷、潮濕的環境下更容易加重。

風濕性關節炎的臨床症狀

風濕性關節炎臨床上主要表現為關節和肌肉遊走性痠楚、疼痛，可出現急性發熱，患處多為膝、踝、肩、肘、腕等關節，病變局部呈現紅腫、灼熱、劇痛。如果風濕活動影響心臟，則會發生心肌炎、瓣膜性心臟病等。

風濕性關節炎的日常起居

風濕性關節炎患者在起居方面，夏季不能貪涼，不能露宿，更不能睡在地板上。不要長期居住在濕地，避免風吹雨淋，這樣才能減少風寒濕邪的侵襲，以及受涼、疲勞。夏天的冷氣溫度不宜開得過低，特別不能在出汗後馬上吹電扇，或直接進入冷氣房。冬天要戴手套，不讓冷水和化學清潔劑接觸患處。睡前和早晨醒來後，最好能活動一下筋骨。

飲食宜忌

宜吃

清熱、利濕、消腫食物：薏米、綠豆、鯽魚、砂仁

解毒止痛、改善新陳代謝食物：山藥、芹菜、苦瓜、香菇、絲瓜、扁豆、豆腐、黑木耳

忌吃

寒涼食物：冰涼果汁、綠豆湯、啤酒、蝦、蟹、竹筍

辛辣刺激食物：辣椒、咖啡、柑橘

艾灸曲池、陽陵泉，疏風散寒利關節

艾灸能行氣活血、疏風散寒，時常在手足穴位上灸療，關節疼痛會逐漸減輕，紅腫也會得到改善。

艾條溫和灸曲池

方法：取坐位或仰臥位。點燃艾條，對準曲池穴，距離皮膚一．五～三公分處，溫和施灸，每次十五～二十分鐘。每日一～二次，七天為一個療程。

功效：改善風濕性關節炎引起的關節疼痛。

取穴原理：艾灸曲池穴，可散寒、降逆、活絡，通利關節。

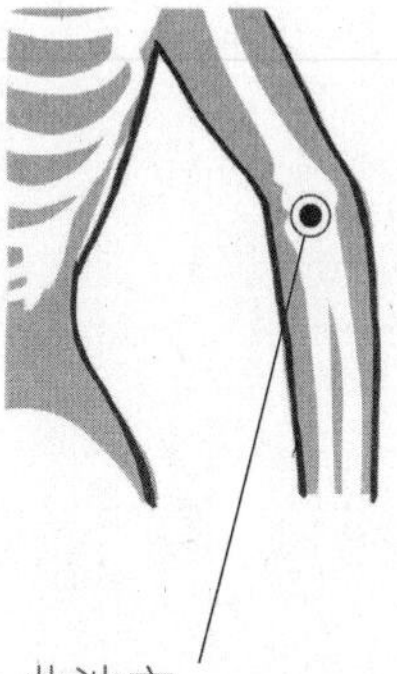

曲池穴
位於肘橫紋外側端，屈肘，尺澤與肱骨外上髁連線中點

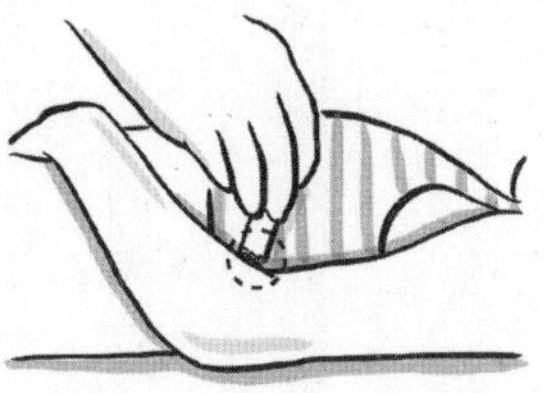

▲溫和灸曲池

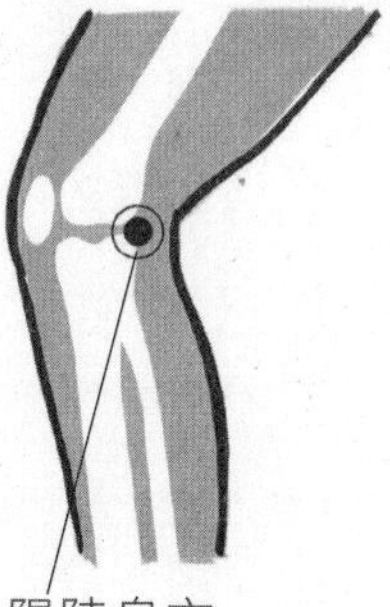

陽陵泉穴
位於小腿內側，脛骨內側髁後下方凹陷處

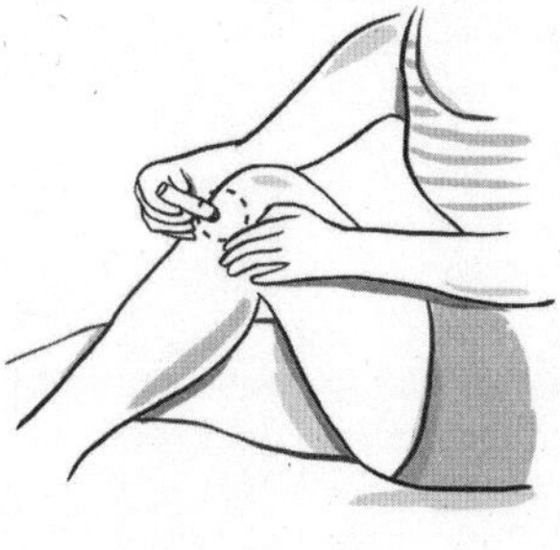

▲溫和灸陽陵泉

艾條溫和灸陽陵泉

方法：取坐位或仰臥位。點燃艾條，對準陽陵泉穴，距離皮膚一．五～三公分處，溫和施灸，每次十五～二十分鐘。每日一～二次，七天為一個療程。

功效：治療膝關節炎及周圍軟組織疾病、腰痛、膝蓋疼痛、腳麻痹、五十肩等。

取穴原理：艾灸陽陵泉，可以舒經通絡、行氣活血，能將體內的風寒邪氣、氣滯血瘀趕走。

三伏天貼敷疼痛關節，可消腫止痛

三伏貼療法，源自於清代，又名天灸，對風濕性關節炎引起的疼痛，採用穴位貼敷法有獨特的療效。這種方法是利用人體在三伏天陽氣容易達於表、毛孔開放、血流加速的特點，選用辛溫袪寒、宣痹通絡、益氣補腎類中藥粉末或膏藥，貼敷在關節部位的穴位上，既可以袪除寒濕、通脈化瘀，又可以透過穴位吸收，達到補腎壯骨、益氣養血、增強機體免疫力的目的。

為什麼要選三伏天貼敷？

夏季氣溫高，體內的陽氣充沛，體表經絡中的氣血旺盛，此時適當地內服或外敷一些方藥，可疏通經絡、調理氣血、寬胸降氣、健脾和胃、鼓舞陽氣，還能調節人體的肺脾功能與陰陽平衡，進而振奮陽氣、促進血液循環、祛除寒邪、提高衛外功能，因此有利於減輕頸、肩、腰、腿等風濕與類風濕性關節炎帶來的疼痛，並減少發病率，加速身體恢復。

活血止痛膏貼敷

材料：川椒、梔子、川芎、細辛各一〇〇克，植物油八〇〇克。

製作：將上述藥物放到植物油中加熱，去渣煉油加輔料製成膏。

貼法：將膏藥貼敷在患部關節周圍。夏天貼用，五天換一次藥，十天為一個療程。

功效：溫經止痛，活血化瘀。

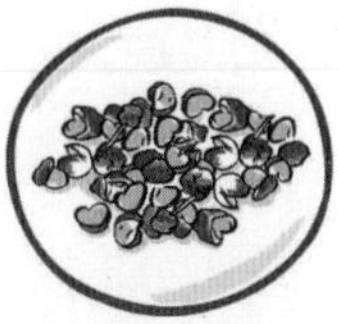
▲川椒

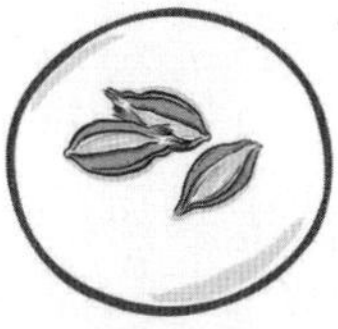
▲梔子

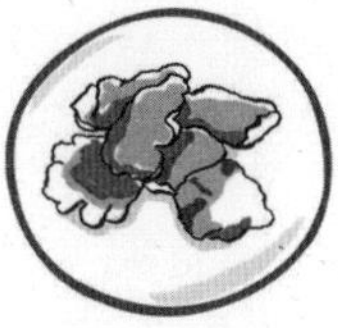
▲川芎

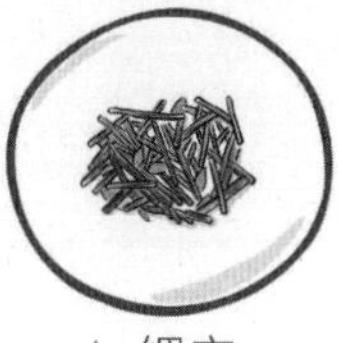
▲細辛

威靈仙泡酒，祛風濕、止疼痛

中藥威靈仙有祛風濕、通經絡的功效，而酒為百藥之長，有溫陽祛寒、活血通絡的作用。用威靈仙泡酒，是風濕患者祛風濕、止疼痛的一個好方法。

威靈仙有三大功效

威靈仙，性溫，味辛、鹹，有毒，歸膀胱經，其根及莖入藥有祛風濕、通經絡、消骨鯁（骨鯁是指各種骨頭或其他不同的異物哽於咽、喉或食道等部位而言）三大功效，可用於調理肢體麻木、關節腫大疼痛、屈伸不利、風濕痹痛等。現代醫學研究發現，威靈仙不僅有強力的消炎止痛作用，還有解除食道、支氣管、輸尿管、胃及膽道等處平滑肌痙攣的作用。

【威靈仙酒】

材料：威靈仙五十克，白酒一五〇〇毫升。

做法：將威靈仙切碎，與白酒共同放置在乾淨帶蓋的容器中，密封；隔水小火蒸三十分鐘，取出過濾後即可飲用。

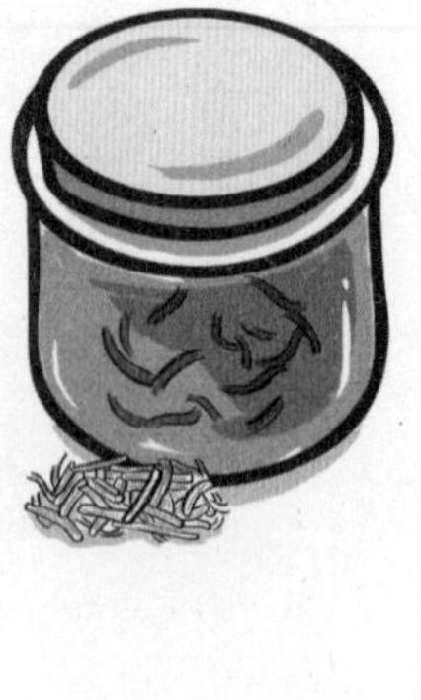

用法：口服。每日一～二次，每次十～二十毫升。

功效：通經絡，祛風濕。主治肌肉、筋骨、關節等處疼痛、痠楚、痲木、腫脹、屈伸不利等。

禁忌：孕婦、氣虛血弱及無風寒濕邪者忌服。

風濕性關節炎調理食譜

【木瓜燉奶：祛風除濕、補鈣】

材料：木瓜一個，紅棗五顆，牛奶一瓶。

做法：

1. 紅棗洗淨，去核；木瓜洗淨，在頂部切開，將子及部分果肉刮出，備用。
2. 燉盅置火上，將牛奶、木瓜肉、紅棗及適量清水放入木瓜內，再將木瓜放入燉盅燉二十分鐘即可。

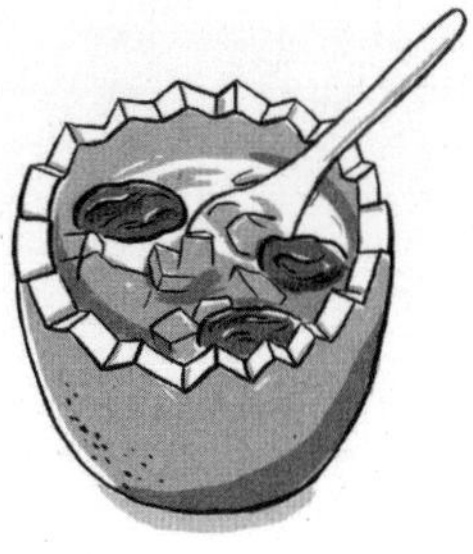

功效：木瓜可舒肝活絡、祛風除濕，牛奶補充鈣質，兩者與紅棗一起燉食，不僅可祛除風濕，還有助於鈣質的補充。

【牛尾湯：補氣、養血、強筋骨】

材料：牛尾五〇〇～一〇〇〇克，蔥、生薑、黃酒
各適量。

做法：將牛尾洗淨，剁成段，用清水浸泡六小時，
中途換水三～四次，然後加水、黃酒、蔥、
生薑，用砂鍋燉至爛熟。

功效：牛尾既有牛肉補中益氣之功，又有牛髓填精
補髓之效，加生薑、黃酒燉湯食用可益氣、強筋、壯骨，適用於風濕性
關節炎引起的腰膝痠軟。

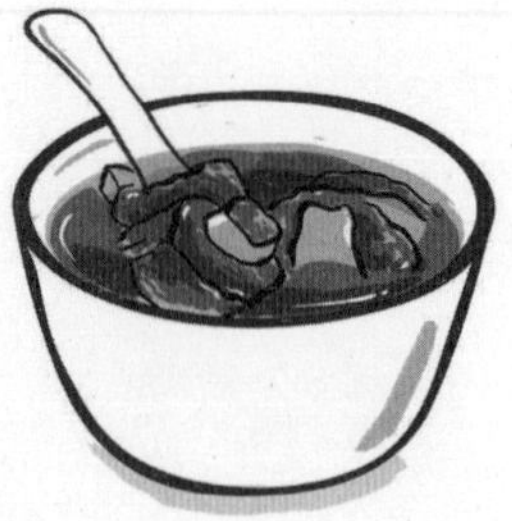

五十肩

五十肩：祛除風寒濕邪最重要

常聽到家裡有了年紀的人說肩膀疼，尤其在氣候變化或勞累後更是疼得厲害，這往往都是五十肩在作怪。調理此病，祛風散寒祛濕才是關鍵。

什麼是五十肩？

即沾黏性肩關節囊炎，好發年齡在五十～六十歲之間，所以俗稱「五十肩」、「冰凍肩」。中醫認為，五十肩的發病主要是與患者陽氣不足或氣血虧虛，導致肩部長期受到風、寒、濕的侵襲，造成肩部氣血瘀阻不通所致，因此病情往往會在冬季加重，且氣血虧虛的女性發病率要略高。

五十肩的症狀主要表現為肩部疼痛，甚至整個上臂活動明顯受限，嚴重者無法自行洗臉、梳頭、穿衣、上舉。

五十肩患者，生活中如何保養？

1.注意肩關節局部保暖，隨著氣候變化增減衣服，避免受寒受風及久居潮濕之地。

2.避免過度勞累與提重物。

3.要加強身體各關節的活動與戶外鍛鍊，注意安全，防止意外受傷。

4.急性期不宜做肩關節的活動，可採用熱敷、拔火罐、輕手法推拿等方法綜合調理，熱敷時須留意，避免燙傷。

5.飲食上，注意少吃或不吃冰品、涼西瓜、冰果汁等生冷寒涼食物，以及辣椒、烈酒、濃咖啡、濃茶、油條等辛辣、油膩、刺激食物，可適當多吃一些補鈣食物，如牛奶、雞蛋、豆腐、排骨、黑木耳等。

按摩肩井、肩中俞，通經活絡肩痛消

肩井穴和肩中俞穴，都是中醫防治肩頸不適和病痛的常用穴位。兩穴均屬陽穴，其中肩井屬足少陽膽經，肩中俞屬手太陽小腸經，為氣血活躍的部位。現代研究也發現，兩穴位深處均有背肩胛神經及頸橫動、靜脈的分布。

中醫認為，對這兩個穴位進行按摩或艾灸刺激，有溫陽散寒、行氣活血、祛除病邪的功效，對於以寒濕為重，兼有瘀血阻滯的五十肩有不錯的治療成果。因而日常不妨對這兩個穴位進行按揉。

按壓肩井穴

方法：用食指和中指按壓肩井穴一~三分鐘，以有痠脹感為度。

功效：主治肩背疼痛、手臂不舉、頸項強痛等。

取穴原理：大椎穴與肩峰連線的中點處。

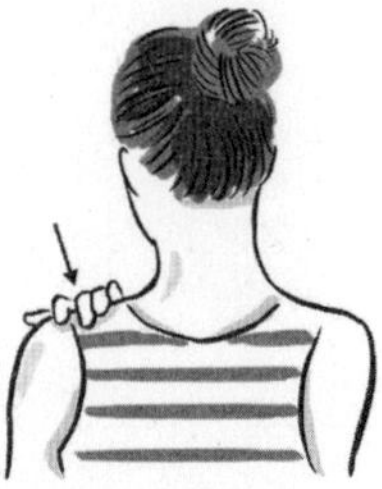

▲按壓肩井穴

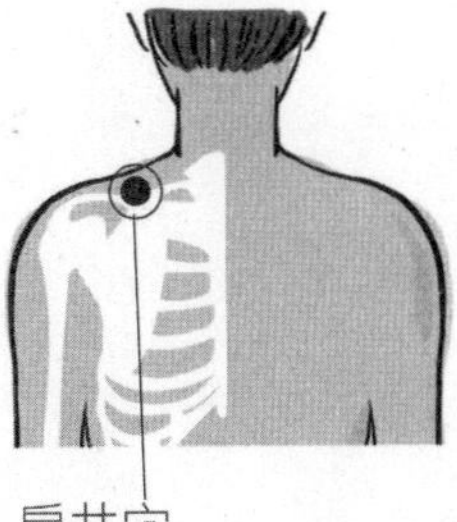

肩井穴

位於大椎穴與肩峰連線的中點處

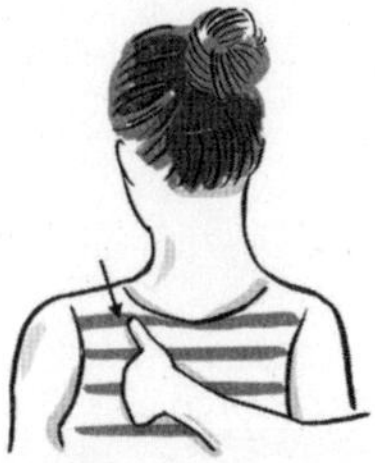

▲按揉肩中俞穴

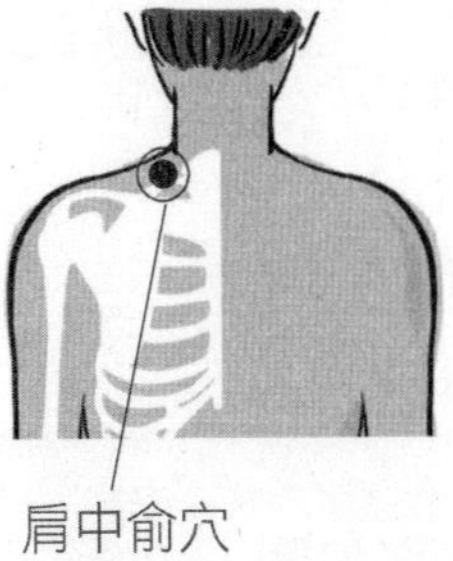

肩中俞穴

位於脊椎區，第七頸椎棘突下，後正中線旁開兩寸處

按揉肩中俞穴

方法：用拇指指腹按揉肩中俞穴，並做環狀運動，注意力度要適中，每次三～五分鐘，每天兩次。

功效：可以緩解五十肩引起的頸肩疼痛。

取穴原理：按揉肩中俞穴，有溫陽散寒、行氣活血的作用，可以改善五十肩引起的肩膀疼痛。

快速取穴：在背部脊椎區，第七頸椎棘突下，後正中線旁開兩寸處。

白酒炒老薑外敷，攻克五十肩

一旦有了五十肩，要長期忍受疼痛，這給人帶來很多煩惱和痛苦。那麼，有沒有效果好的調理方法呢？中醫有一個白酒炒老薑外敷方，可以祛風散寒、解痙通絡、活血化瘀，調理五十肩效果很好。

薑借酒勢，酒借薑熱

老薑，俗稱薑母，指立秋之後收穫的薑，也稱薑種，被認為是薑中上品，有皮厚肉堅、味道辛辣濃郁的特點，正如俗話所說：「薑是老的辣。」作為常用中藥，老薑有溫中散

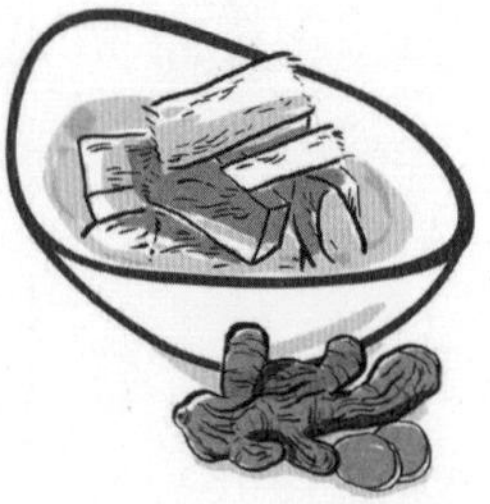

寒、回陽通脈、解表化痰等效果，外敷用於治療五十肩的效果很明顯。

方中的白酒既是重要的藥引，本身的藥性也不可忽略，有舒筋活絡、活血化瘀、止痛的功效。跌打損傷後用白酒塗抹、按摩患處，便能使疼痛減輕；對於某些由寒、濕導致的關節疼痛，也可以用白酒揉搓關節調理。

老薑用白酒炒熱後，兩者的祛寒通絡作用相加，薑借酒勢、酒借薑熱，再加上外來的熱力，其舒筋活絡、散寒止痛的作用也就更強了。

【白酒炒老薑】

材料：老薑兩塊，白酒少許。

做法：老薑拍碎後放在鍋裡炒熱，再烹入白酒烘炒。

用法：起鍋後放在寬大的樹葉上（樹葉包裹著老薑，既可以保溫，又不至於燙傷皮膚，沒有樹葉也可以用毛巾替代），稍涼（以不燙為度）敷在肩上約三十分鐘，連續用兩次，疼痛就會減輕。

注意：烹入白酒後輕炒出鍋；外敷時要掌握溫度，炒薑不熱效果不好，太燙又容易灼傷皮膚。

五個小動作，改善年輕人的五十肩

年輕人因為整天坐著不動，再加上操作電腦或伏案工作，患五十肩的比例也越來越高，對於這類族群，建議平時不妨常做下面五個小動作。

一、手臂爬牆

面對牆壁，用雙手或患手沿牆壁緩緩向上爬動，使上肢儘量高舉，然後緩慢向下回到原處，反覆操作。

二、外旋鍛鍊

背靠牆而立，雙手握拳屈肘，做上臂外旋動作，儘量使背脊靠近牆壁，反覆操作。

三、體後拉手

雙手向後反背，用健手拉住患肢腕部或用毛巾拉住患肢，漸漸向上拉動抬起，反覆操作。

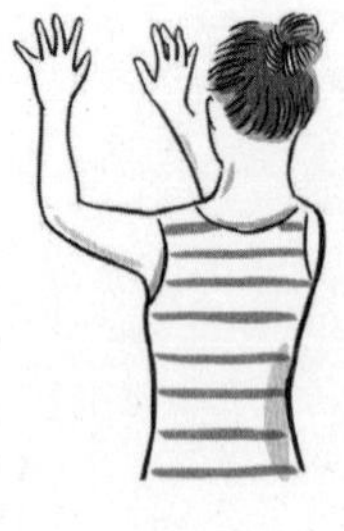
動作1

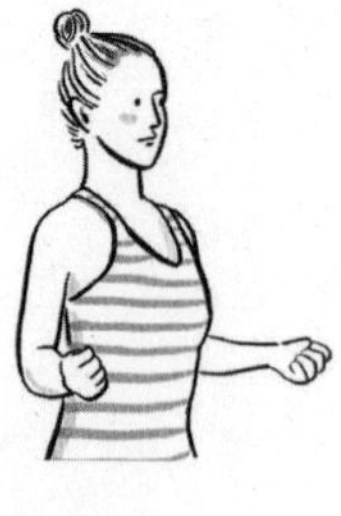
動作2

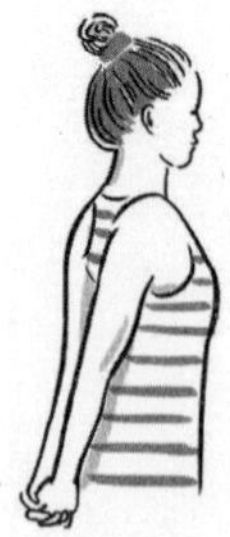
動作3

四、手臂畫圓

弓箭步，一手叉腰，另一手握空拳靠近腰部，做前後環轉搖動，幅度由小到大，動作由慢到快。

五、前臂過頂

患者站、坐皆可，以健側手握患側腕，拉患側前臂沿胸前高舉，經臉部，過頭頂，達腦後，可反覆操作。

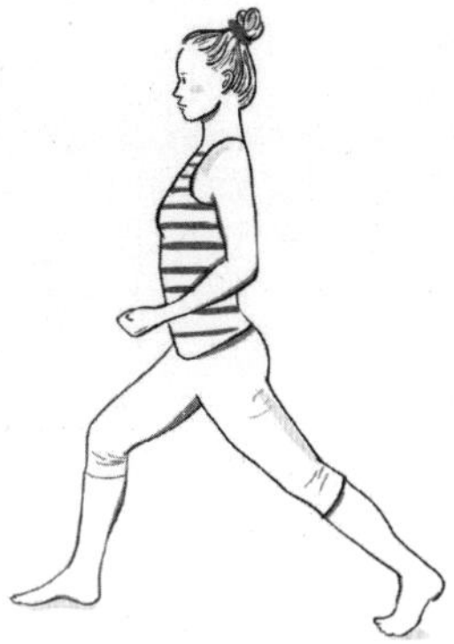

動作4

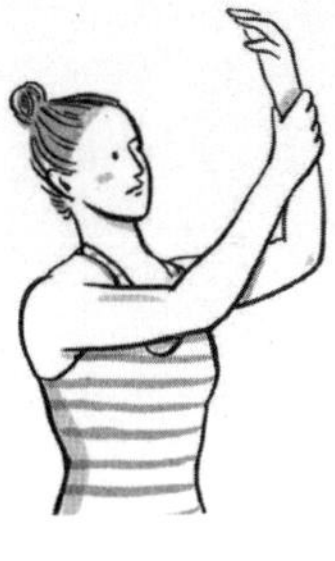

動作5

五十肩調理食譜

【桂圓紅棗粥：溫補陽氣，化瘀止痛】

材料：糯米一〇〇克，桂圓肉二十克，紅棗十五克，紅糖十克。

做法：

1. 糯米淘洗乾淨，用水浸泡四小時；桂圓肉去雜質，洗淨；紅棗洗淨，去核。
2. 鍋置火上，倒入適量清水燒開，加糯米、桂圓肉、紅棗，大火煮沸，再用小火熬煮成粥，加入紅糖攪勻即可。

功效：適合肩膀隱痛、精神疲乏、舌質淡者。

【排骨豆腐蝦皮湯：舒筋補鈣】

材料：排骨二五〇克，豆腐三〇〇克，蝦皮五克，洋蔥五十克，薑片、料酒、鹽、雞精各適量。

做法：

1.排骨洗淨，斬段，用沸水焯燙，撇除浮沫，撈出瀝乾水分；豆腐切塊。

2.將排骨、薑片、料酒放入砂鍋內，加入適量水，大火煮沸，轉小火繼續燉煮至七分熟。加豆腐、蝦皮、洋蔥，繼續小火燉煮至熟，加鹽、雞精調味即可。

功效：豆腐、排骨富含鈣和蛋白質，蝦皮含鈣較多。此湯可有效防治五十肩。

頸椎病

頸椎病：寒濕是致病的真正根源

頸椎病，又稱頸椎症候群，是頸椎骨關節炎、增生性頸椎炎、頸神經根綜合症、頸椎間盤突出症的總稱，為一種以退化性病理改變為基礎的疾患。隨著發病年齡越來越年輕化，發病人群越來越多，人們對頸椎病的關注度也越來越高。

中醫認為，不管具體致病原因如何，但其根源都是頸部受風寒濕邪侵擾，阻滯經絡，以致氣血閉塞不通，引發疼痛。

頸部暴露受寒濕，血管痙攣

頸部和腰腹部是人體血脈通道的關鍵部位，而頸部屬於最薄弱的區域，受寒濕後會引起局部肌肉保護收縮，導致張力增高，容易出現力量失衡，頸部肌肉緊張痙攣，進而壓迫到神經、血管，致使頸部疼痛。長期下來，頸椎不適自然也就會接踵而至，表現為痠脹、隱痛、發緊、僵硬等，嚴重者還會出現頭暈、頭痛、噁心、抵抗力下降等症狀。

長期伏案工作，導致經脈陽氣不通

辦公室白領，長期保持同一姿勢伏案工作或學習時，上體前傾，頸椎緊張，會導致督脈經氣不通。督脈掌管全身的陽氣，當經氣不暢，則陽氣不通，頸椎脊背缺乏陽氣的滋養，再加上受夏天空調的冷氣、冬天外界的寒氣侵襲影響，導致血管痙攣，血液循環緩慢，如不注意保暖，就可能引發頸部疼痛、腰腿痛等不適。若頸部已有病變的情況下，更容易誘發頸椎病。

背部受寒濕侵擾，也會引發頸椎病

背部是人體陽氣最盛的部位，也是最容易受寒濕侵襲的地方，背部上面有膀胱經和督脈循行。如果背部受寒濕，日久漸積，也會引起頸椎病、五十肩、腰椎間盤突出、腰肌勞損及慢性腰腿痛等疾病。

艾灸風池、大椎，呵護頸椎

艾灸調理頸椎病，可以借助艾條點燃後的火力，祛除頸椎病的禍源——寒邪和濕邪。灸風池、大椎兩個穴位，調理效果更佳。

艾條雀啄灸風池

方法：點燃艾條，對準風池穴，距離皮膚一．五～三公分處，像鳥雀啄食一樣上下施灸，每次十～十五分鐘。

功效：祛風散寒，呵護頸椎。

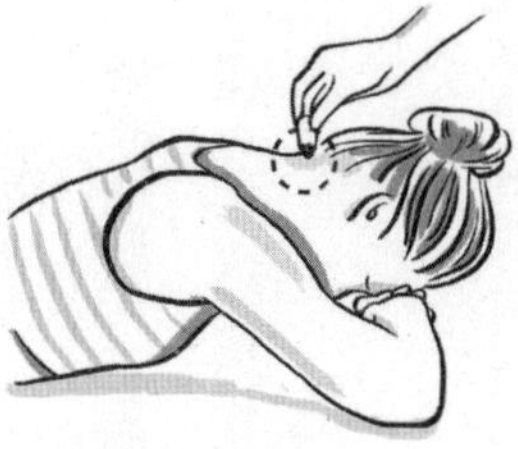

▲雀啄灸風池

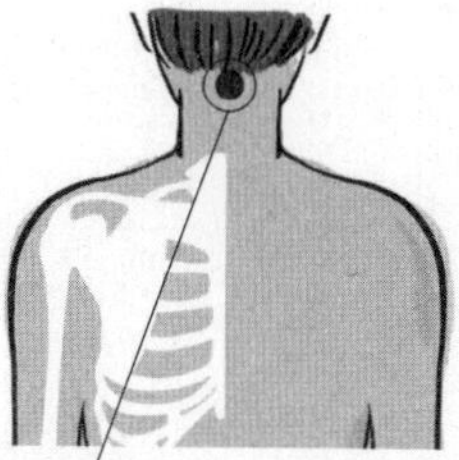

風池穴
位於頸部耳後髮際下的凹窩內，相當於耳垂齊平的位置

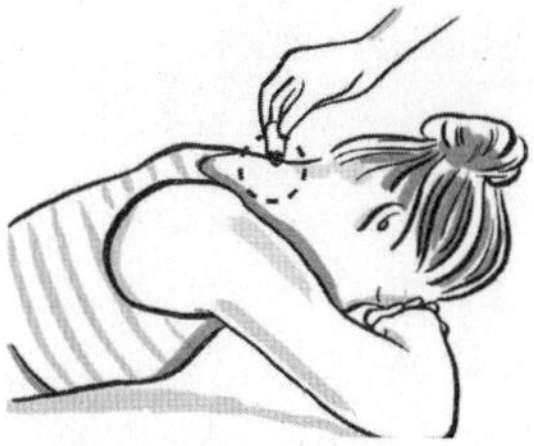

▲溫和灸大椎

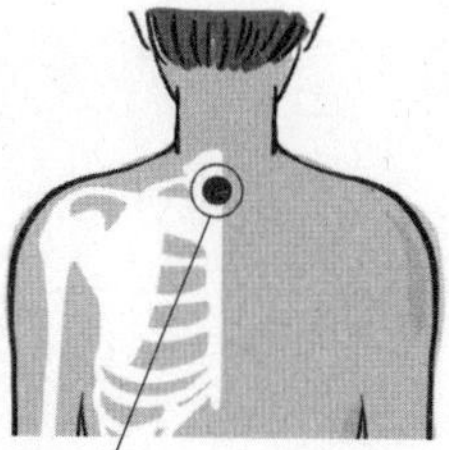

大椎穴
位於第七頸椎棘突下

取穴原理：風池穴有平肝息風、祛風散毒的功效，艾灸該穴，可以祛除身體的風邪，保護頸椎。

艾條溫和灸大椎

方法：點燃艾條，對準大椎穴，距離皮膚一·五～三公分處，溫和施灸十～十五分鐘。

功效：散寒祛濕，防治頸椎病。

取穴原理：艾灸大椎穴可以使頸部的頸動脈、椎動脈等血脈的血液循環恢復暢通。

三個小動作讓頸椎變輕鬆

頸椎疾病三分治，七分養。注意頸椎功能的鍛鍊對頸椎病的預防、調治和康復都很重要。下面提供一組康復體操，給頸椎病患者參考練習：

一、回頭望月

頭頸左旋，雙眼向左側後上四十五度眺望，達最大幅度時用力拔伸頸部，保持五秒鐘，還原後右側重複同樣動作。如此重複五～十次。

二、雛鳥起飛

站立位，雙足分開與肩同寬，雙手在身後相握，用力向後拉伸；同時頭頸盡力向後仰，頸肩背部肌肉用力收縮，保持五秒鐘；然後頸肩部肌肉放鬆，恢復原位。重複五~十次。

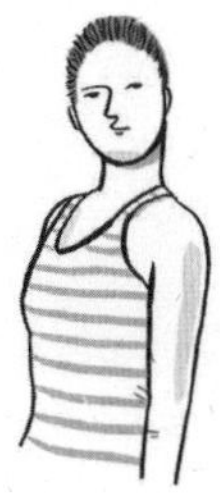

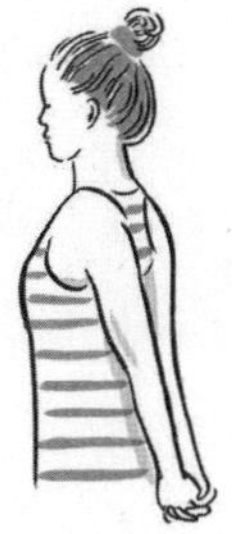

三、前屈後伸

頸部緩慢前屈，達最大幅度，保持五秒鐘，再回原位；頸椎緩慢後仰，達最大幅度，保持五秒鐘，再回原位。重複十次。

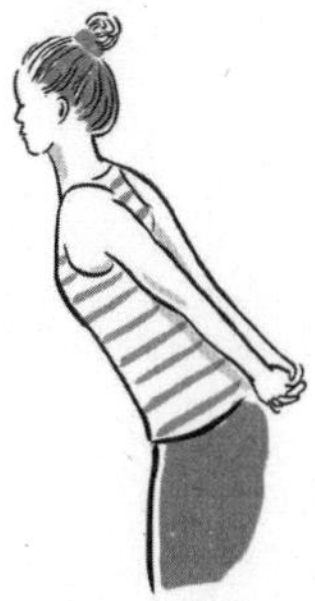

葛根減輕頸椎痛

頸椎病的具體病因是多方面的，如慢性勞損、頸椎的老化等，都可能會導致頸椎病的形成；從中醫來講，頸椎病形成的重要原因之一，要歸結濕熱阻滯經絡，葛根、苦瓜、絲瓜等食物有清熱解肌通絡的作用，多吃這些蔬果，有利於頸椎病的恢復，其中葛根效果顯著。

葛根可從多個角度改善頸椎病

《神農本草經》中記載，葛根「主消渴、身大熱、嘔吐、諸痹，起陰氣，解諸毒」，這充分證明葛根在調治頸椎病方面的功效。

葛根中含有多種營養成分，分別從不同角度緩解頸椎病。其中所含的葛根素能鬆弛血管平滑肌，減少肌肉不適；類黃酮能使微血管的口徑擴張，增加血流量和流速，從根本上改善頸椎不適；大豆異黃酮能解除平滑肌痙攣的狀況，減輕疼痛；葛根異黃酮有消炎的功效。

【葛根薏米五加粥：祛風除濕，止痛】

材料：葛根、粳米、薏米各五十克，五加皮十五克。

做法：將上述材料洗淨，葛根切碎，五加皮先煎，去渣取汁，和餘料一起放進鍋中，加水適量。大火煮沸，再用小火熬成粥。可加適量冰糖。

用法：日服兩次，一般可以連續服用兩周。

功效：適合風寒濕痹阻型頸椎病、頸項強痛者。

【葛根赤小豆粥：祛風化濕，舒筋活絡】

材料：葛根十二克，赤小豆二十克，粳米三十克。

做法：葛根水煎去渣取汁，加入赤小豆、粳米，大火煮沸，再用小火熬至粥成即可。

用法：日服兩次，一般可連服兩周。

功效：適用於頸椎病痹痛型，以上肢竄痛、麻木為特徵者。

頸椎病調理食譜

【滑蛋牛肉粥：滋養脾胃，強健筋骨】

材料：牛里肌肉五十克，大米一〇〇克，雞蛋一個，薑末、蔥末、香菜末、鹽各適量。

做法：

1.牛里肌肉洗淨，切片，加鹽醃三十分鐘；大米淘洗乾淨，用水浸泡三十分鐘。

2.鍋置火上，加適量清水煮開，放入大米，煮至將熟，將牛里肌肉片下鍋中煮至變色，將雞蛋打入鍋中攪拌，粥熟後加鹽、蔥末、薑末、香菜末即可。

功效：牛里肌肉有滋補脾胃、強筋健骨的功效，對於頸椎部骨骼疼痛有很好的調理作用。

【一品豆腐湯：補鈣，呵護頸椎】

材料：老豆腐一〇〇克，水發海參、蝦仁、鮮干貝各二十五克，枸杞少許，鹽、白糖各適量。

做法：

1.豆腐洗淨，切小丁；水發海參剖開，去內臟後洗淨，切小丁；蝦仁去腸線後洗淨，切小丁；鮮干貝洗淨，切小丁；三種海鮮均焯水；枸杞清洗乾淨，備用。

2.鍋置火上，倒入適量清水燒開，放入豆腐丁、海參丁、蝦仁丁、鮮干貝丁、枸杞煮三分鐘，最後加入鹽、白糖調味即可。

功效：豆腐含有豐富的鈣，有助於防止頸椎病的發生。

失眠

失眠：心氣不虛可安眠

失眠，又稱入睡和維持睡眠障礙，為各種原因引起的入睡困難、睡眠深度不足或頻度過短（淺睡性失眠）、早醒及睡眠時間不足或品質差等。

出現慢性、長期的睡眠障礙，一般表現為：難以入眠，睡後易醒，睡眠不實，伴有疲勞、記憶力下降等症狀。

失眠是什麼原因引起的？

中醫認為，心主神志。睡眠的問題歸心管，一旦人氣血不足、心氣虛弱，就會出現失眠症狀。另外，還有一些人長期心情不愉快、情緒不舒暢，導致身體裡肝鬱氣滯。只要氣機不順暢，在身體內壅滯，不能到達該到的地方，就會化火擾心。中醫還認為，胃不和則臥不安。人的胃腸失調也會導致氣機失暢，進而內擾心神。

衡量失眠的標準

衡量失眠，首先不能以睡眠時間作為衡量標準，有的人可能每天只睡五個小時，就可保證一天精力充沛，這就不能叫失眠。睡眠時間因人而異，而判斷失眠的標準，就要看是否影響到工作和生活品質。

養心神、安眠的食物

百合：清心安神，促進睡眠。

酸棗仁：養肝寧心，安神斂汗，治虛煩不眠。

小麥：補心神，益心氣，適合神經衰弱、神志不寧、失眠者食用。

茯苓：利水滲濕，健脾安神，幫助睡眠。

失眠者在生活中的注意事項

養成良好的睡眠衛生習慣，如保持臥室清潔、安靜、遠離噪音、避開光線刺激等；避免睡前喝茶、飲酒等。晚飯不宜過飽，尤其需要注意睡前不宜大量進食，也不要大量飲水。

艾灸神門、心俞穴，養心安神促睡眠

在神門、心俞穴上艾灸，能夠調節臟腑功能、平衡陰陽、養心安神，從而改善失眠症狀。

溫和灸神門穴

方法：取坐位。點燃艾條，選擇合適的距離，在神門穴上溫和施灸，每次十～十五分鐘，每日一次。

功效：主治心悸、失眠、神經衰弱等症狀。

取穴原理：神門穴有益心安神、通經活絡的作用，能夠有效促進睡眠。

隔薑灸心俞穴

方法：患者取合適體位。選擇新鮮的老薑，切成〇．三公分的薄片，在薑上扎小孔。把薑放在心俞穴上，將艾炷放在薑片上，點燃，小心施灸五分鐘。

功效：安神，催眠。

取穴原理：艾灸心俞穴，有安定心神、催眠的功效，可調理心神不寧引起的失眠。

睡前按按百會穴，給你好睡眠

長期失眠是件很痛苦的事情，不僅影響第二天的工作和學習，長期如此，還會

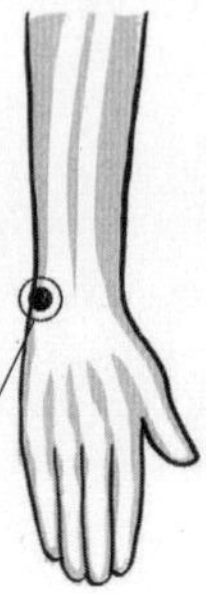

神門穴
位於腕前區，腕掌側遠端橫紋尺側端，尺側腕屈肌腱的橈側緣

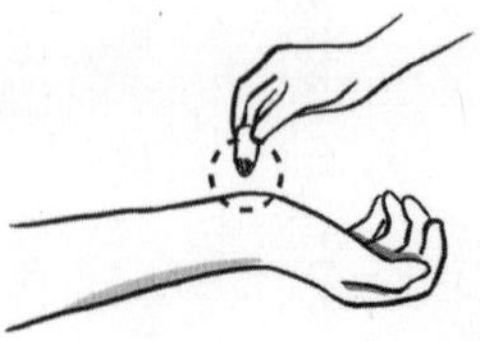

▲溫和灸神門

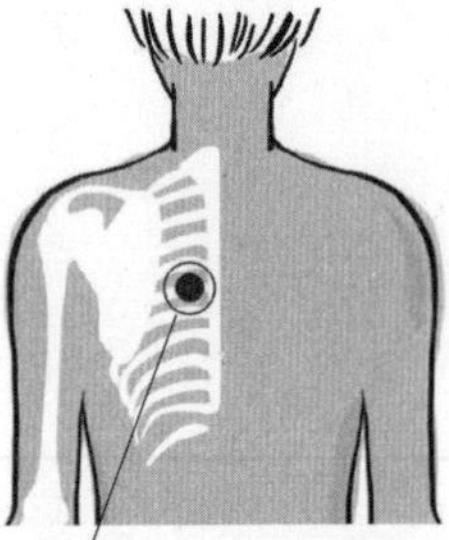

心俞穴
位於上背部，第五胸椎棘突下，後正中線旁開一．五寸

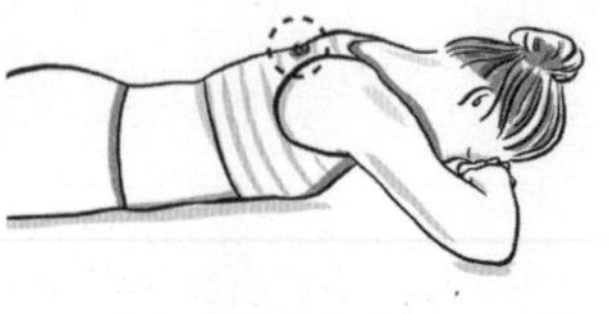

▲隔薑灸心俞

導致生理時鐘紊亂，臟器功能失常，並引發諸多疾病。如果經常有失眠的困擾，睡前按按百會穴就能幫助安眠。

按摩百會穴可改善失眠，提高睡眠品質

中醫認為，失眠是陰陽失衡、氣血失調引起的。頭為諸陽之會，凡五臟精華之

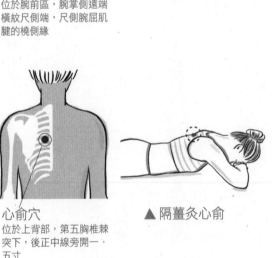

血、六腑清陽之氣，都匯於頭部。而百會穴就位於頭頂，深繫腦髓，可受天地之氣，隸屬督脈，通督全身之氣血。經常按按百會穴可以達到清心健腦、行氣活血的作用，對調理失眠很有幫助。

百會穴的具體按摩方法

按摩百會穴前，要全身放鬆，坐在椅子上或閉目仰臥在床上。然後用右手拇指外側或右手掌心，順時針方向按揉百會穴三～五分鐘，每晚睡前按摩一次。

艾灸百會穴的催眠效果也很顯著

每晚睡前，用艾條在距離百會穴一・五～三公分處懸灸十～十五分鐘。這種方

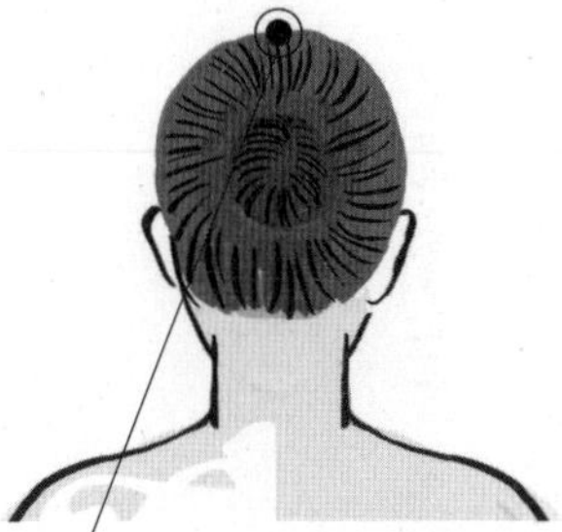

百會穴
位於頭部，兩耳尖連線的中點處

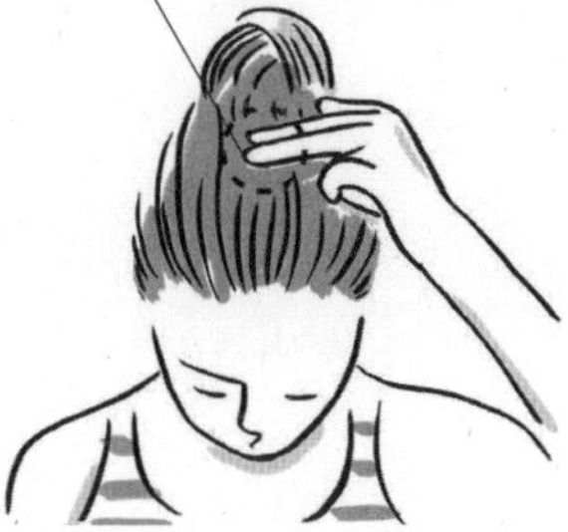

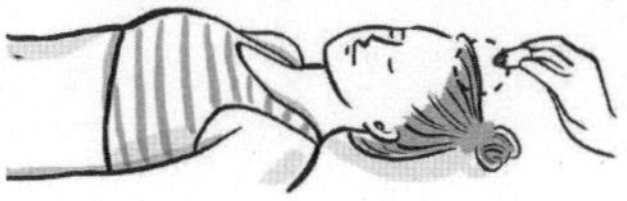

▲溫和灸百會

法在改善睡眠的同時，還能使很多伴隨症狀，如頭痛、頭暈、心慌、健忘等得到緩解。

以上兩種方法長期堅持，可以改善頭部血液循環，有效促進睡眠。

安眠好方法：泡腳踏石、睡前梳頭

睡眠不好時，可在睡前採用一些簡單又有效的安眠方法，不僅能夠疏通氣血，改善組織供氧、供血的能力，同時還能抑制過高的神經興奮，產生鎮靜、催眠等作用。

泡腳踏石

泡腳前，取一些小鵝卵石鋪在水盆底部，倒入溫水，一邊泡腳，一邊用腳踩踏石子，每晚一次，每次二十分鐘即可。

睡前梳頭

梳頭能夠達到按摩的作用，有利於血脈通暢，可增強腦細胞營養供應，延緩大腦衰老。而睡前梳頭，則可以改善與提高睡眠品質，但梳頭細節一定要注意。

梳頭時間：每次十分鐘，每一種梳五～六遍，整個頭髮一天梳理約一〇〇次為宜，即使頭髮少，也要堅持。

梳頭動作：要全頭梳，分段進行。先梳開髮尾打結處，從中段梳向髮尾，再由髮根輕輕刺激頭皮梳向髮梢，頭髮被梳拉的方向要與頭皮垂直，梳理的順序是先從前額的髮際向後梳，再沿髮際從後往前梳。然後從左、右耳的上方分別向各自相反方向梳理，最後讓頭髮向頭的四面披散開來梳理。

梳頭用具：使用黃楊木梳或牛角梳，儘量不要用塑膠、尼龍梳子，容易產生靜電，對頭皮、頭髮有害。梳齒宜寬大，以確保梳頭時既可有一定的按摩力度，又不至於劃傷皮膚。

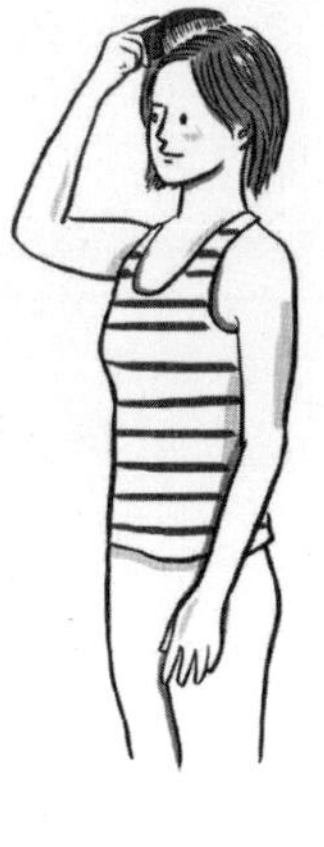

失眠調理食譜

【桂圓蓮子湯：安心神，促睡眠】

材料：桂圓肉三十克，芡實五十克，薏米四十克，蓮子、百合、沙參、玉竹各二十克，紅棗四個，冰糖適量。

做法：

1.薏米洗淨，放入清水中浸泡三小時；其他材料洗淨備用。

2.煲中放入芡實、薏米、蓮子、紅棗、百合、沙參、玉竹，然後加入適量清水，大火煮沸，轉至小火慢煮一小時，再加入桂圓肉煮十五分鐘，加入冰糖調味即可。

功效：益心脾，補氣血，安神助眠。

【糯米小麥粥：消除心煩，促進睡眠】

材料：糯米、小麥米（碾去小麥最外面的一層硬殼，還保持麥粒的形狀謂之）各三十克，花生仁十五克。

做法：

1.小麥米、糯米分別淘洗乾淨，小麥米用水浸泡一小時，糯米用水浸泡四小時；花生仁洗淨，用水浸泡四小時。

2.鍋置火上，倒入適量清水燒開，放入小麥米、花生仁大火煮沸，再放入糯米，轉小火熬煮三十分鐘，至米爛粥熟即可。

功效：除煩助眠功效良好，適合於心煩氣躁、睡眠不佳者。

經痛

經痛：寒濕導致氣血不通所致

天氣變冷以後，大多數女性會出現經痛症狀，並有加重的趨勢。中醫認為，這種情況下的經痛多半是冷出來的，尤其是長期穿露臍裝、低腰褲、衣著單薄的女性，其經痛的罪魁禍首絕對離不開寒濕的侵擾。

氣血不通則痛

中醫認為，胞宮（即子宮）的氣血運行不暢，「不通則痛」，或胞宮失於氣血濡養，「不榮則痛」，是經痛發作的原因。常見的經痛類型有氣血虛弱、氣滯血瘀、寒凝血瘀和濕熱蘊結。

因此，中醫治經痛向來以「通補氣血」為主，只要氣血充盈通暢了，經期自然也就不會再痛了。

女性生殖器官最怕冷

若說女性身體最怕冷的器官是什麼?那無疑是生殖器官了。就如人的血液循環不暢時,手腳容易冰涼一樣,女性的生殖器官若受寒,則氣血運行不暢,子宮不能維持正常溫度,甚至迅速下降,則經血無法順利按時盈虧,經期不能如常到來。若子宮長期受到寒氣的侵襲困擾就會形成宮寒,寒凝則氣血運行不暢,從而導致經痛、經期紊亂、月經失調,嚴重時造成排卵不正常、不孕等症狀。

女性經期最應該注意什麼?

注意並講究經期衛生,經前及經期少吃生冷和辛辣等刺激性強的食物。讓身體保持溫暖,避免受涼。

遠離咖啡、茶、可樂等含咖啡因的飲料;消除對經期的緊張、恐懼心理,勿胡思亂想,心情要愉快。可以適當參加休閒活動或運動,但要注意休息。

按摩中極、曲泉穴,女性經期無憂過

中醫認為,經痛是由氣滯血瘀、寒濕凝滯、身體虛弱等原因引起的。按摩中極、曲泉穴,可以調和氣血、祛除寒濕,改善經痛症狀。

按揉中極穴

方法：雙手搓熱，一隻手掌蓋住肚臍，另一隻手在中極穴上按揉一～二分鐘。

功效：中極穴對於調理內在不通的疾病效果很好，如女性月經不暢、經痛等都可以找它。

取穴原理：中極穴在下腹部，位於臍下四寸，是人體元氣藏聚的地方。按揉中極穴可補益元氣，呵護女性經期。

快速取穴：從肚臍中央向下量四寸處即是中極穴。

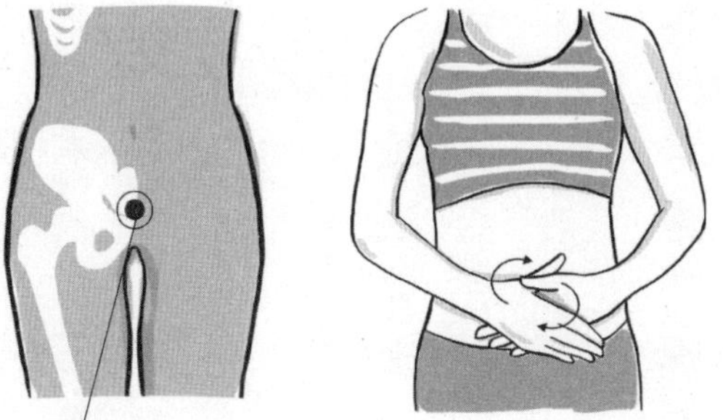

中極穴
從肚臍中央向下量四寸處即是中極穴

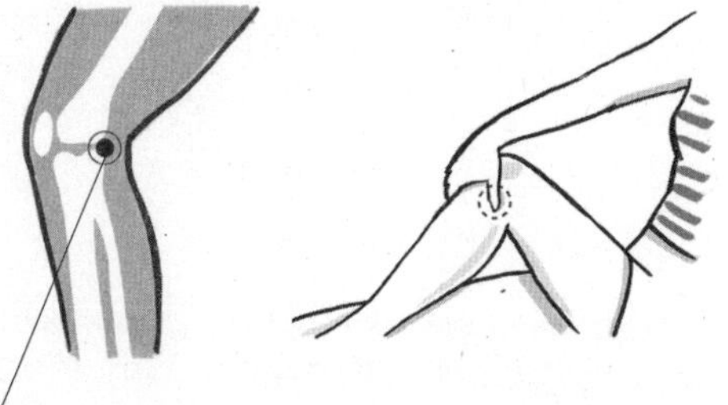

曲泉穴
位於膝內側橫紋頭上方，半腱肌、半膜肌止端的前緣凹陷處

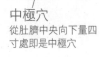

按壓曲泉穴

方法：以大拇指垂直按壓同側曲泉穴，兩手同時進行，每次五～十分鐘，每日早晚各一次。

功效：調節月經不調、經痛、腎炎、膝關節疼痛等。

取穴原理：現代醫學研究表明，按摩曲泉穴可調理男女生殖系統疾病，如月經不調、經痛、子宮脫垂、遺精、陽痿等。

快速取穴：膝內側，屈膝，在膝關穴節內側端，股骨內側髁的後緣，半腱肌、半膜肌止端的前緣凹陷處即是。

輕鬆緩解、遠離經痛的小祕方

很多女性朋友在「好朋友」來拜訪時都會有小腹墜脹、腹部寒冷、疼痛難忍等不舒服感受，如何才能安然度過那幾天呢？下面傳授一些小祕方：

經期尤其要注意腰腹的保暖

「子宮暖，氣色好；子宮寒，疾病生。」可見對女人來說，做好保暖，尤其是腰腹部的保暖，還有下半身要少受涼是非常重要的。經期女性的體內雌激素含量高，同時大量失血，比平時更怕冷，因此更要做好保暖工作，腰腹一暖和，就可以保證子宮的溫暖，同時，還能形成一個溫暖中心，使熱量由此向四肢傳導，帶動全身的溫度。

熱水袋敷小腹

此非常時期，要加速血液循環，並鬆弛肌肉，尤其是針對痙攣及充血的骨盆部位。除了多喝熱水、喝些薑紅茶外，用熱水袋、暖暖包等給腹部加溫，也是一個不錯的選擇。這樣能夠溫暖子宮，促進血液流通，會使血液的瘀阻迅速散開，從而緩解腹部脹痛。

泡腳外加搓腳心

中醫認為，腳是人的第二心臟，尤其是月經來潮時，直接用熱水或是加入生薑、艾葉、益母草、紅花、鹽等泡泡腳，不僅能驅除體內寒氣，趕走經痛元凶，還有助於經血的順暢排出。

泡完腳後，蓋好被子，仰臥在被窩中，伸直左腳，腳尖前伸，放平腳背，用右腳心搓左腳背一〇〇次；然後兩腳交換，同樣搓一〇〇次，搓熱即可。

一到冬天就手腳冰涼、睡不熱、兩腳不敢伸直、整夜蜷成一團的女性，經常堅持，不僅可以止痛暖身驅寒，還可促進睡眠。

婦科聖藥益母草，治經痛百試百靈

女性一提到經痛、月經不調，就會想到「婦科聖藥」益母草，它確實是女性治療經期不適的必備好友。

益母草對女性的好處

益母草為唇形科植物，原名茺蔚、坤草，以有益於女性而得名，始載於《神農本草經》，全草入藥，性涼，味苦、辛，歸肝、心包經，有很好的活血祛瘀調經、利尿消腫作用，常用於女性月經不調、經痛、經閉、難產、產後瘀血腹痛、惡露不盡等症狀，是歷代醫家用來治療婦科疾病的要藥，素有「血家聖藥」、「經產良藥」之稱。現代研究發現，益母草中的有效成分為益母草素、益母草鹼、水蘇鹼、益母草定、益母草寧等多種生物鹼，對子宮有強而持久的興奮作用，可增強其收縮力。

【黑豆蛋酒湯】

材料：黑豆一〇〇克，米酒一〇〇毫升，雞蛋兩個，紅糖適量。

做法：黑豆洗淨，提前浸泡二～四小時，加水煮至黑豆爛熟，加入紅糖，放入提前煮熟後去殼的雞蛋，倒入米酒煮沸即可。可分兩次食用，連服三～五天。

功效：黑豆搭配雞蛋、米酒、紅糖，四味一起煮湯後，養血、活血、止痛的效果很好，治經痛非常有效。

【益母草調經茶】

材料：益母草乾品五克，玫瑰花八朵。

做法：兩者一起放入杯中，沖入沸水，加蓋燜泡約八分鐘後飲用。

功效：有活血調經作用的益母草，再搭配有行氣活血、散瘀止痛作用的玫瑰花，非常適合經痛者服用。

經痛調理食譜

【紅糖小米粥：調氣補血，活血化瘀】

材料：小米、大米各五十克，紅糖適量。

做法：

1.小米、大米淘洗乾淨。

2.鍋置火上，加入適量清水煮沸，倒入小米、大米，大火煮沸後，轉小火熬煮至米爛熟，加入紅糖攪拌均勻即可。

功效：紅糖中含有葉酸、鈣、鐵等微量元素，可刺激機體的造血功能，加速血液循環，增加血容量；小米中含有豐富的蛋白質、脂肪、維生素和無機鹽，與紅糖一起熬粥食用，有調氣助脾、補血祛寒的功效。

【生薑艾葉薏米粥：溫經化瘀，散寒止痛】

材料：生薑二十五克，艾葉十克，薏米四十克。

做法：將前兩味水煎取汁，用薏米煮粥至八分熟，入藥汁同煮至熟。

功效：生薑含有的辛辣素能使血管擴張，血液循環加快，產生熱量；艾葉有散寒止痛、溫經止血的功效；薏米可利水滲濕、鎮靜止痛。

痛證

身體內難以忍受的苦楚：痛證

中醫學認為，身體內外產生的一種難以忍受的苦楚叫痛，痛中帶有一些痠感叫疼。臟腑、氣血、精神等任何一個方面出現失衡或破壞，所產生的苦楚，即疼痛，把這些以「疼痛」為主要症狀的疾病總稱為「痛證」。

痛證的主要症狀

臨床上痛證有多種表現，如脹痛、刺痛、冷痛、灼痛、絞痛、墜痛、隱痛、遊走性疼痛、固定性疼痛等。

引起痛證的原因

寒邪凝滯：寒邪入侵經絡，留滯在經絡，使氣凝滯，導致氣血運行不暢，不通則會產生痛。

痰濕阻絡：痰濕之邪入於經絡，阻滯脈絡，使氣運行受阻，不通則痛。

氣虛血瘀：血的正常運行依靠氣的推動，氣虛時，氣運無力，血行受到障礙，就會形成瘀血。瘀血阻滯，又會影響氣行，形成惡性循環，經絡不通則痛。

血虛失養：久病血虛或大失血後或氣虛不能生血，都可能造成血虛之象。陰血不足，不能正常濡養臟腑經絡細胞而導致虛痛證。

陽虛寒凝：陽氣虛弱，陽虛生內寒，使臟腑經絡失溫，氣血運行不暢，從而出現痛證。

調理痛證特效「妙藥」：阿是穴

阿是穴，又名不定穴、天應穴、壓痛點。這類穴位一般都隨病而定，多位於病變的附近，也可在與其距離較遠的部位，沒有固定的位置和名稱。它的取穴方法就是以痛為腧，即人們常說的「有痛便是穴」。

當身體感覺疼痛時，按摩或艾灸疼痛部位就可以達到止痛的效果，這就是阿是穴的妙處。

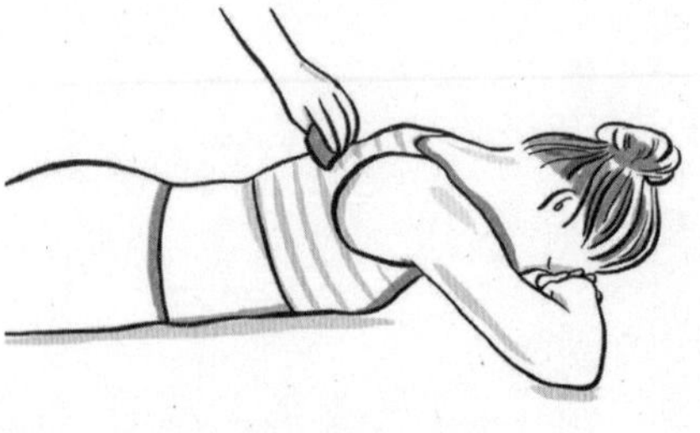

▲身體上的壓痛點就是阿是穴。

濕阻經絡，反映在身體上就是痛

經絡對於人體的健康有很重要的作用。經絡養護得好，氣血運行暢通無阻，身體則健康；反之，經絡壅塞受阻，就容易產生疾病，這就好比一條公路，如果一直堵車，便無法發揮運能，處處不順暢。

經絡就像人體內的道路

我們肉眼看不見經絡，但它卻是與生俱來的生命組成部分，一旦生命消失，經絡也就不復存在。古代醫家在數千年的實踐中，描述出經絡的形態：就好像是人體

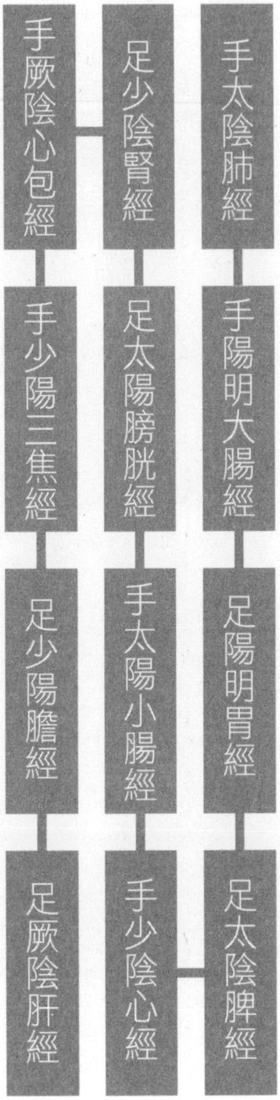

內的一條條道路。經是主幹道，在人體內由上向下、由下向上地直行，共十二條；而絡是泛指眾多的小路，在體內橫向或斜向穿行；還有功能特殊的八條脈，稱為奇經八脈；再加上分布在經絡上的幾百個穴位，其作用就像道路旁的加油站、汽車修護廠。這些經脈、絡脈、奇經八脈，有規律地遍布、縱橫在人體內，將人體的臟腑、肌肉、四肢有序的聯絡起來，形成一個看不見卻感觸強烈的生理系統，這就是人體的經絡系統。

經絡是人體健康的保護神

《黃帝內經》認為，經絡能夠「營陰陽、行氣血、決死生、處百病」。經絡的功能大致上有三種：一是運行氣血，使得全身的五臟六腑、五官九竅、四肢百骸得以濡養強壯。二是代謝垃圾，使得體內的濕濁、血濁、痰濁等化解排泄，增強自身抵禦外邪的能力。三是平衡陰陽，能夠讓陰虛、陽虛、氣虛、濕熱、痰濕等不同的偏頗體質，得以糾偏；能使喜、怒、憂、思、悲、驚、恐得到調節。

身體疼痛，多是濕阻經絡惹的禍

通與不通，是養護經絡的關鍵。雖然肉眼看不見經絡，但濕阻經絡常表現為身體有疼痛感，如頸肩腰腿疼痛，有可能是局部的經絡受到寒濕邪氣所阻不通了；督脈循行的背部冷痛，有可能是身體陽虛有內寒等。

既然不通則痛，我們養護經絡就要「疏通」，通了自然就不痛了。

全身莫名疼痛多，刮痧除邪疼痛解

刮痧能夠疏通經絡、活血化瘀、舒筋理氣、祛風散寒，是祛除全身莫名疼痛的好辦法。

刮痧對疼痛的好處

刮痧是傳統的自然療法，它以中醫經絡理論為基礎，用牛角、玉石、火罐等在皮膚相關部位刮拭，以達到疏通經絡、活血化瘀的目的。刮痧時，用刮痧板蘸刮痧油反覆刮動、摩擦患者皮膚，以使經絡穴位充血，改善局部微循環，是祛除邪氣、疏通經絡、祛風散寒、清熱除濕、活血化瘀、消腫止痛的方法，有扶正祛邪、防病治病的作用。

生活中，有不少人經常出現全身疼痛，卻找不到具體原因。此時可以試試刮痧，祛除身體的病邪，讓疼痛消失。

刮痧可拯救你的頸椎和腰椎

人們經常面對電腦，工作時坐著不動，頸椎的問題也越來越麻煩。在中醫看來，頸椎、腰椎的疼痛，大多是由風、寒、濕邪，或者由內生痰濕瘀血等邪氣侵襲機體，導致相應部位經絡受阻不通引起的。中醫認為「不通則痛」，只有讓瘀阻的經絡變通暢，疼痛才會消失。

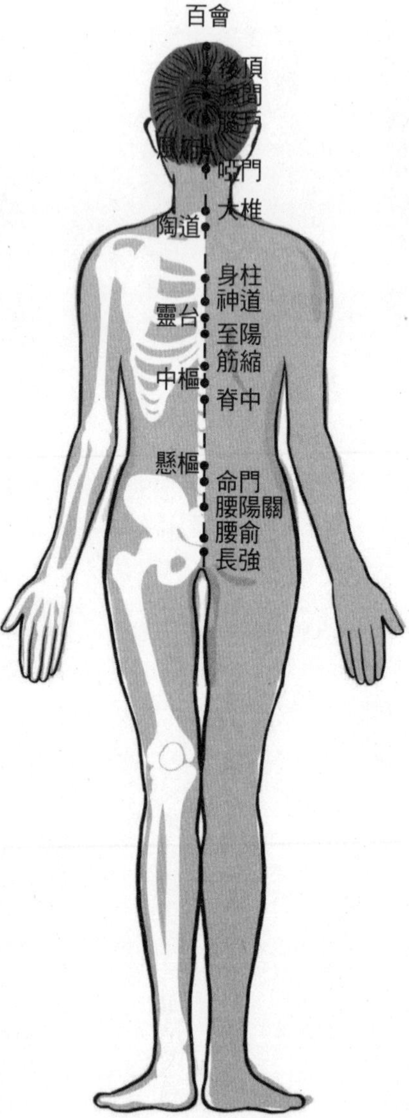

▲督脈經絡圖

中醫疏通經絡的方法很多，刮痧能夠一次性兼顧很多穴位，也有利於經脈中邪氣毒素的排出。因此，刮痧更適合刮除導致全身疼痛的邪氣。

督脈和膀胱經：止痛最佳的經脈

在實際調理中，並不是胳臂麻、痛就刮胳臂，腿無力、腿痛就刮腿，而是透過刮後背就能夠緩解胳臂、腿等處的疼痛症狀，這是因為背部有兩條很重要的經絡：一條是督脈，另一條是脊椎兩側的膀胱經。

刮督脈能夠振奮陽氣

督脈起於臉部，貫穿整個脊椎，主管頭腦、五官和四肢，像一般的後背疼痛、胳臂麻、腿無力等，都是因為督脈受邪引起，刮督脈能夠振奮陽氣、調節氣血、排除病邪毒素。

刮膀胱經可以抵禦外界風寒入侵

膀胱經是人體的排毒通道，也是身體抵禦外界風寒的重要屏障，如果這條經絡通暢，內毒及時排出，外邪就難以入侵。膀胱經上又有許多俞穴，是氣血輸注的通道，刮拭膀胱經就能夠調理內臟。

背部刮痧的順序

背部刮痧，要由上向下刮拭：先刮後正中線的督脈，再刮兩側的膀胱經和夾脊穴（指背部脊椎兩旁的穴位）。肩部應從頸部分別向兩側肩峰處刮拭。

整體刮痧的順序

整體刮拭時，要按從上而下的順序：先頭部、背部、腰部（或胸部、腹部），後四肢，可根據病情決定刮拭的先後順序。每個部位一般先刮陽經，再刮陰經，先刮拭身體左側，再刮拭身體右側。

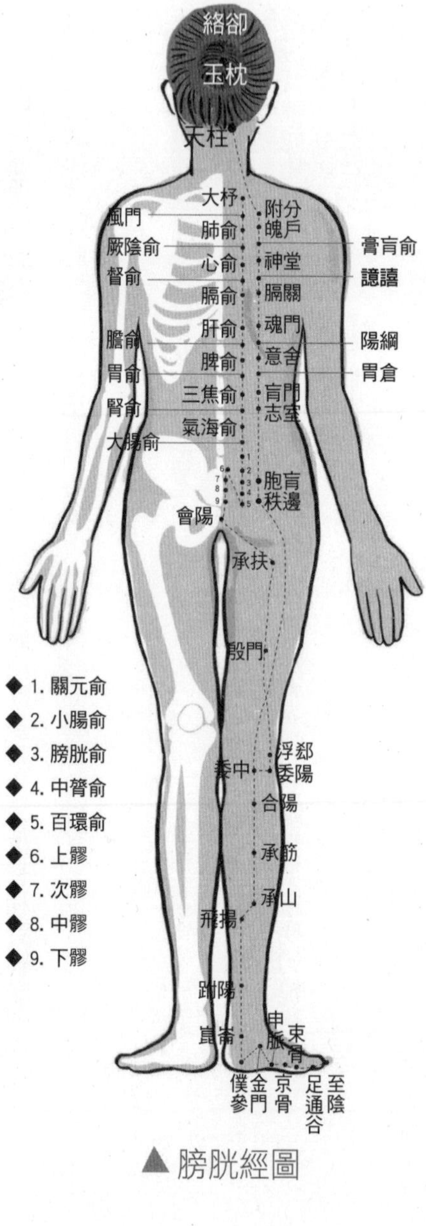

▲膀胱經圖

後語

別讓濕氣與病痛趁「虛」而入

人是水做的，所以天生濕氣就重。加上古人認為中國位居大地中央，中央屬土主濕，所以國人多濕土體質。風寒暑濕燥火，正常是養人的六氣，異常則成傷人的六淫。其中風為百病之長，濕乃百病之源，而濕為陰邪，最傷人陽氣，且重濁黏滯，最易化生痰濕，引發高血脂、高血壓、高血糖等三高，導致多種心腦血管疾病。所以痰濕為患是當今影響民眾健康的重要因素。

春天多風濕，夏天多濕熱，冬天多寒濕，一年四季都離不開濕的困擾，尤其人之體虛更易生濕和感受濕邪，然而濕邪也有它的剋星——脾。雖說濕氣通於脾最傷脾，但脾主運化，只要脾健就不怕濕邪作祟。人體的腎主陽氣的生發，如果腎不虛，濕邪就不能為患；肺主通調水道，肺氣盛，全身的水運正常，就不可能生濕。

濕邪再厲害，只要人體不虛，五臟充，那麼無論內濕外濕皆可清除。本書就是以補虛祛濕為主軸，全方位提供各種補五臟巧祛濕的妙法，旨在幫助大家破解祛濕不易這一難題，必將帶給讀者前所未有的健康資訊。最後，祝大家都能健康長壽，活到百歲！

楊力　於北京

野人家 231

《補身體的虛》【暢銷紀念版】

陽虛、陰虛、血虛、氣虛、濕虛，調養五虛體質

作　者　楊力

野人文化股份有限公司
社　長　張瑩瑩
總編輯　蔡麗真
責任編輯　陳瑾璇
專業校對　林昌榮
行銷企劃經理　林麗紅
行銷企劃　李映柔
封面設計　比比司設計工作室
美術設計　周亞萱、洪素貞

出　版　野人文化股份有限公司
發行平台　遠足文化事業股份有限公司（讀書共和國出版集團）
地址：231 新北市新店區民權路 108-2 號 9 樓
電話：（02）2218-1417　傳真：（02）8667-1065
電子信箱：service@bookrep.com.tw
網址：www.bookrep.com.tw
郵撥帳號：19504465 遠足文化事業股份有限公司
客服專線：0800-221-029
法律顧問　華洋法律事務所　蘇文生律師
印　製　博客斯彩藝有限公司
初　版　2018 年 1 月
二　版　2024 年 2 月

歡迎團體訂購，另有優惠，請洽業務部（02）22181417 分機 1124

ISBN 978-626-7428-10-8（平裝）
ISBN 978-626-7428-08-5（PDF）
ISBN 978-626-7428-09-2（EPUB）

國家圖書館出版品預行編目（CIP）資料

補身體的虛：陽虛、陰虛、血虛、氣虛、濕虛，調養五虛體質 / 楊力作 . -- 二版 . -- 新北市 : 野人文化股份有限公司出版 : 遠足文化事業股份有限公司發行 , 2024.02
面；　公分 . -- (野人家 ; 231)
ISBN 978-626-7428-10-8(平裝)

1.CST: 中醫 2.CST: 養生

413.21　　112022924

野人文化官方網頁

野人文化讀者回函

補身體的虛

線上讀者回函專用 QR CODE，你的寶貴意見，將是我們進步的最大動力。